国家医师资格考试用书

U0746326

临床执业助理医师资格考试
通关2000题

主　编	李云瑶	刘　颖	
副主编	齐国海	张凤兰	
编　者	马吉静	王海云	尹彩霞　史慧栋
	付　涛	刘　颖	刘艳清　刘德清
	齐国海	李云瑶	张凤兰　张晓慧
	邰晨燕	武云涛	赵素斌　赵瑞清
	胡基刚	董晓辉	谢素萍　魏　云
	魏保生		

中国健康传媒集团
中国医药科技出版社

内 容 提 要

为帮助考生高效突破临床执业助理医师资格考试的堡垒，本书力求集高效性和针对性为一体，参照历年考题，精心挑选了2000余道题，并针对难题、偏题做出解析，以帮助考生强化记忆、提高答题技巧，灵活应对考试。本书适合参加临床执业助理医师资格考试的考生参阅刷题使用。

图书在版编目（CIP）数据

临床执业助理医师资格考试通关2000题/李云瑶，刘颖主编. —北京：中国医药科技出版社，2024.10.
（国家医师资格考试用书）.

ISBN 978 – 7 – 5214 – 4898 – 6

Ⅰ. R4 – 44

中国国家版本馆 CIP 数据核字第 2024GY1893 号

美术编辑　陈君杞
责任编辑　刘孟瑞
版式设计　友全图文

出版　**中国健康传媒集团**｜中国医药科技出版社
地址　北京市海淀区文慧园北路甲 22 号
邮编　100082
电话　发行：010 – 62227427　邮购：010 – 62236938
网址　www. cmstp. com
规格　889×1194mm $\frac{1}{16}$
印张　13 $\frac{1}{2}$
字数　494 千字
版次　2024 年 10 月第 1 版
印次　2024 年 10 月第 1 次印刷
印刷　北京印刷集团有限责任公司
经销　全国各地新华书店
书号　ISBN 978 – 7 – 5214 – 4898 – 6
定价　40.00 元

获取新书信息、投稿、为图书纠错，请扫码联系我们。

版权所有　盗版必究
举报电话：010 – 62228771
本社图书如存在印装质量问题请与本社联系调换

编 写 说 明

　　国家医师资格考试是评价申请医师资格者是否具备执业所必需的专业知识与技能的考试，是一项行业准入性考试。

　　医师资格考试分为两级：执业医师资格考试和执业助理医师资格考试。四个类别：临床、中医（包括中医、民族医、中西医结合）、口腔、公共卫生。两个部分：实践技能考试和医学综合考试。

　　实践技能考试每年举行一次，一般在 6 月举行，采用多站考试的方式，医师资格考试实践技能考试总分值为 100 分，合格分数线为 60 分。实践技能考试合格者才能参加医学综合考试。

　　医学综合考试一般于每年 8 月举行，实行计算机化考试。执业医师考试分 4 个单元，总题量为 600 题；执业助理医师考试分 2 个单元，总题量为 300 题。全部采用选择题，分为 A1、A2、A3、A4、B1 型题。助理医师适当减少或不采用 A3、A4 型题。每单元考试时长为 2 小时。

　　为帮助广大考生高效复习，顺利通过考试，我们组织多年从事考前辅导和教学的专家老师，全面研究新版考纲，分析历年命题规律和考试趋势，结合考前辅导的实践经验，编写了《临床执业助理医师资格考试通关 2000 题》一书。书中题目按章节进行编排，涵盖了考纲要求的高频考点，出题角度和题目难度高仿真题，题型与真题完全一致，覆盖面全，针对性强，为考生的复习备考提供助力。

　　我们致力于为广大考生提供优秀的备考辅导图书，也欢迎读者给我们提出宝贵建议，我们将不断修订、完善。预祝各位考生复习顺利！

目　录

通关试题

通关试题

第一章　生物化学

A1/A2 型题

1. 下列关于胆色素的叙述，正确的是
A. 以血红素为主要成分
B. 胆汁酸为其代谢终产物
C. 在血中主要与球蛋白结合而运输
D. 是铁卟啉化合物的主要分解代谢产物
E. 可以转变成细胞色素

2. 甘油异生成糖时最重要的中间产物是
A. 草酰乙酸
B. 磷酸二羟丙酮
C. 脂肪酸
D. 柠檬酸
E. 乙酰乙酸

3. 可抑制细胞氧化磷酸化速率的物质是
A. 磷酸戊糖
B. 胰岛素
C. 细胞色素 C
D. 一氧化碳
E. 磷酸激酶

4. 参与构成蛋白质合成场所的 RNA 是
A. 信使 RNA
B. 核糖体 RNA
C. 核内小 RNA
D. 催化性 RNA
E. 转运 RNA

5. 直接影响基因转录的蛋白质是
A. 载脂蛋白
B. 脂蛋白
C. 血红蛋白
D. 白蛋白
E. 组蛋白

6. 酶催化的化学反应速度加快的原因是
A. 提高了反应温度
B. 提高了反应物浓度
C. 降低了产物浓度
D. 降低了活化能
E. 改变了环境 pH

7. 符号"U"代表的核酸分子的碱基组分是
A. 胞嘧啶
B. 鸟嘌呤
C. 腺嘌呤
D. 尿嘧啶
E. 胸腺嘧啶

8. 含胆固醇及其酯最多的脂蛋白是
A. CM
B. VLDL
C. IDL
D. LDL
E. HDL

9. 在磷酸戊糖途径中，具有重要生理意义的 2 个代谢产物是
A. 6 – 磷酸葡萄糖和 6 – 磷酸葡萄糖酸内酯
B. 6 – 磷酸葡萄糖酸和 5 – 磷酸核酮糖
C. 5 – 磷酸核酮糖和 CO_2
D. 5 – 磷酸核糖和 $NADPH + H^+$
E. 3 – 磷酸甘油醛和 6 – 磷酸果糖

10. 暗适应时间延长是由于缺乏
A. 维生素 D
B. 维生素 A
C. 维生素 E
D. 维生素 B_1
E. 维生素 C

11. 关于 pH 对酶促反应速度影响的论述中，错误的是
A. pH 影响酶、底物或辅助因子的解离度，从而影响酶促反应的速度
B. 最适 pH 是酶的特性常数
C. 最适 pH 不是酶的特性常数
D. pH 过高或过低可使酶发生变性
E. 最适 pH 是酶促反应速度最大时的环境 pH

12. 构成磷酸吡哆醛辅酶的维生素是
A. 维生素 B_1
B. 维生素 B_2
C. 维生素 PP
D. 维生素 B_6
E. 维生素 B_{12}

13. 糖酵解过程中催化 ATP 生成的酶是
A. 丙酮酸激酶
B. 葡萄糖激酶
C. 磷酸果糖激酶 – 1
D. 磷酸烯醇式丙酮酸羧激酶
E. 磷酸化酶激酶

14. 在糖酵解和糖异生中均有作用的酶是
A. 磷酸丙糖异构酶
B. 己糖激酶
C. 丙酮酸激酶
D. PEP 羧激酶
E. 丙酮酸羧化酶

15. 有关钙离子生理功能的叙述，错误的是
A. 作为凝血因子之一
B. 增加神经、肌肉的兴奋性
C. 作为激素的第二信使
D. 增强心肌收缩
E. 是多种酶的激活剂

16. 脂肪动员的限速酶是
A. 胰脂酶
B. 甘油一酯脂肪酶

C. 脂蛋白脂肪酶　　　　　D. 三酰甘油脂肪酶

E. 甘油二酯脂肪酶

17. 体内氨的主要来源是

A. 嘌呤、嘧啶分解产氨

B. 胺类物质分解产氨

C. 尿素经肠道细菌脲酶作用产氨

D. 组织中氨基酸脱氨基作用产氨

E. 肾中谷氨酰胺分解产氨

18. 脂肪酸 β 氧化的限速酶是

A. 脂酰 CoA 脱氢酶

B. 肉碱脂酰转移酶 I

C. 肉碱脂酰转移酶 II

D. 乙酰 CoA 羧化酶

E. β – 羟脂酰 CoA 脱氢酶

19. 蛋白质生物合成的起始复合物中不包含

A. mRNA　　　　　　　　B. DNA

C. 核蛋白体小亚基　　　　D. 核蛋白体大亚基

E. 蛋氨酰 – tRNA

20. 浓度升高时可加速氧化磷酸化的成分是

A. ATP　　　　　　　　　B. ADP

C. CoASH　　　　　　　　D. GTP

E. NADP$^+$

21. 对血浆 〔NaHCO$_3$〕/〔H$_2$CO$_3$〕缓冲体系的正确叙述是

A. 比值正常为 20/1　　　　B. 只缓冲挥发性酸

C. 不缓冲代谢性酸　　　　D. 能从体内排出 H$^+$

E. 缓冲固定酸时不消耗缓冲碱

22. 运输内源性三酰甘油的脂蛋白是

A. CM　　　　　　　　　B. VLDL

C. LDL　　　　　　　　　D. HDL

E. 清蛋白

23. 属于营养必需氨基酸的是

A. 甘氨酸　　　　　　　　B. 赖氨酸

C. 谷氨酸　　　　　　　　D. 精氨酸

E. 天冬氨酸

24. 当氢和电子经 NADH 氧化呼吸链传递给氧生成水时，可生成 ATP 的分子数是

A. 1　　　　　　　　　　B. 1.5

C. 2.5　　　　　　　　　D. 4

E. 5

25. 脂酰 CoA β 氧化反应的正确顺序是

A. 脱氢、再脱氢、加水、硫解

B. 硫解、脱氢、加水、再脱氢

C. 脱氢、加水、再脱氢、硫解

D. 脱氢、脱水、再脱氢、硫解

E. 加水、脱氢、再硫解、再脱氢

26. 下列关于双链 DNA 中碱基摩尔含量关系，哪一项是错误的

A. A = T　　　　　　　　B. A + G = C + T

C. A + T = G + C　　　　D. A + C = G + T

E. G = C

27. 属于酸性氨基酸的是

A. 谷氨酸　　　　　　　　B. 丝氨酸

C. 酪氨酸　　　　　　　　D. 赖氨酸

E. 苏氨酸

28. 酶活性测定的反应体系的叙述正确的是

A. 底物浓度与酶促反应速度呈直线函数关系

B. 温育时间必须在 120 分钟以上

C. 反应体系中不应该用缓冲溶液

D. 在 0 ~ 40℃范围内，反应速度随温度升高而加快

E. pH 为中性

29. 生物转化作用是指

A. 体内细胞组成成分的代谢转变过程

B. 营养物质在体内代谢转变的过程

C. 营养物质在体内氧化分解释放能量的过程

D. 非营养物质氧化分解释放能量的过程

E. 非营养物质通过代谢转变为容易被肾等器官排出的物质的过程

30. 下列属于终止密码的是

A. AAA CCC GGG　　　B. AUG AGA GAU

C. UAC CAC GAC　　　D. UUU UUC UUG

E. UAA UAG UGA

31. 血浆中的 HCO$_3^-$ 首先减少，但〔HCO$_3^-$〕/〔H$_2$CO$_3$〕仍为 20/1，这种酸碱失衡称为

A. 失偿性呼吸性酸中毒

B. 失偿性代谢性酸中毒

C. 代偿性呼吸性酸中毒

D. 代偿性代谢性碱中毒

E. 代偿性代谢性酸中毒

32. 有关酮体的叙述，正确的是

A. 肝内脂肪酸分解的异常中间产物

B. 所有细胞都合成，但以肝合成为主

C. 在肝组织生成，但在肝外组织氧化

D. 产生过多的原因是肝功能障碍

E. 产生过多的原因是糖类摄入过量

33. 属于次级胆汁酸的是

A. 牛磺胆酸　　　　　　　B. 鹅脱氧胆酸

C. 石胆酸　　　　　　　　D. 甘氨鹅脱氧胆酸

E. 胆酸

34. 胆固醇不能转变成

A. 胆汁酸　　　　　　　　B. 睾酮

C. 雄激素　　　　　　　　D. 乙酰 CoA

E. 维生素 D$_3$

35. 呼吸链中能直接将电子传递给氧的成分是

A. 铁硫蛋白　　　　　　　B. CoQ

C. Cyt c　　　　　　　　D. Cyt b

E. Cyt aa3

36. 三羧酸循环中有底物水平磷酸化的反应是
    A. 苹果酸→草酸乙酸
    B. 琥珀酸→延胡索酸
    C. α－酮戊二酸→琥珀酸
    D. 异柠檬酸→α－酮戊二酸
    E. 柠檬酸→异柠檬酸

37. 1 分子葡萄糖酵解时可净生成 ATP 的分子数是
    A. 1　　　　　　　　B. 2
    C. 3　　　　　　　　D. 4
    E. 5

38. 有关酶活性中心的叙述，错误的是
    A. 是酶分子特定的空间结构区域
    B. 具有结合基团
    C. 具有催化基团
    D. 酶分子中所有的必需基团均存在于活性中心上
    E. 底物在此转变为产物

39. 以醋酸纤维素薄膜作支持物进行血清蛋白质电泳的缓冲液常用 pH 为
    A. 3.5　　　　　　　B. 5.5
    C. 6.5　　　　　　　D. 7.5
    E. 8.6

40. 哺乳类动物体内氨的主要去路是
    A. 渗入肠道　　　　　B. 在肝中合成尿素
    C. 经肾泌氨随尿排出　D. 生成谷氨酰胺
    E. 合成氨基酸

41. 糖原合成时，葡萄糖供体的活性形式是
    A. 葡萄糖　　　　　　B. 6－磷酸葡萄糖
    C. GDPG　　　　　　D. UDPG
    E. CDPG

42. 氨基转移酶的辅酶是
    A. 磷酸吡哆醛　　　　B. 焦磷酸硫胺素
    C. 生物素　　　　　　D. 四氢叶酸
    E. 泛酸

43. 维生素 D_3 的活性形式是
    A. 25－(OH) D_3　　　B. 1,25－(OH)$_2D_3$
    C. 24,25－(OH)$_2D_3$　D. 1－(OH) D_3
    E. 24－(OH) D_3

44. 呼吸链中的递氢体是
    A. 铁硫蛋白　　　　　B. 细胞色素 c
    C. 细胞色素 b　　　　D. 细胞色素 aa3
    E. 辅酶 Q

45. 糖酵解途径的关键酶是
    A. 丙酮酸羧化酶　　　B. 磷酸果糖激酶－1
    C. 果糖二磷酸酶　　　D. 磷酸己糖异构酶
    E. 磷酸果糖激酶－2

46. 在 FMN 和 FAD 分子中含有的维生素是
    A. B_1　　　　　　　B. B_{12}
    C. PP　　　　　　　D. B_6
    E. B_2

47. 关于载脂蛋白生理功能的叙述，错误的是
    A. 稳定脂蛋白结构
    B. 转运游离脂肪酸
    C. 识别脂蛋白受体
    D. 调节脂蛋白代谢有关酶的活性
    E. 促进脂质在脂蛋白间交换

48. 核酸中核苷酸之间的连接方式是
    A. 2′,3′－磷酸二酯键
    B. 3′,5′－磷酸二酯键
    C. 2′,5′－磷酸二酯键
    D. 糖苷键
    E. 氢键

49. 有关辅酶的叙述，正确的是
    A. 为一种高分子化合物
    B. 与酶蛋白结合比较疏松
    C. 可决定酶的特异性
    D. 不参与质子、电子及化学基团转移
    E. 一种辅酶只能与一种酶蛋白结合

50. 在下列三羧酸循环的反应中，产生 ATP 最多的步骤是
    A. 柠檬酸→异柠檬酸
    B. 异柠檬酸→α－酮戊二酸
    C. α－酮戊二酸→琥珀酸
    D. 琥珀酸→苹果酸
    E. 苹果酸→草酰乙酸

51. 下列化合物中不含高能磷酸键的是
    A. ATP　　　　　　　B. GDP
    C. 磷酸肌酸　　　　　D. 1,6－双磷酸果糖
    E. 磷酸烯醇式丙酮酸

52. 含金属钴的维生素是
    A. 维生素 B_1　　　　B. 维生素 B_2
    C. 维生素 B_6　　　　D. 维生素 B_{12}
    E. 叶酸

53. 属于必需脂肪酸的是
    A. 软脂酸　　　　　　B. 硬脂酸
    C. 油酸　　　　　　　D. 亚油酸
    E. 月桂酸

54. 下列有关酶的论述中错误的是
    A. 酶有高度的催化效率
    B. 酶有高度的专一性
    C. 酶能催化化学上不可能进行的反应
    D. 酶具有代谢更新的性质
    E. 酶由活细胞产生，但在试管中仍有催化效能

55. RNA 病毒反转录酶具备的性质不包括
    A. RNA 指导的 DNA 合成活性
    B. DNA 指导的 DNA 合成活性
    C. 合成带病毒信息的双链 DNA 活性
    D. 杂化分子中 RNA 降解活性
    E. DNA 指导的 RNA 合成活性

56. 关于 DNA 二级结构的描述，错误的是

A. 两条 DNA 链走向相反

B. 碱基配对是 A 与 U，G 与 C

C. 两条链皆为右手螺旋

D. 双螺旋每周 10 对碱基

E. 碱基对之间形成氢键

57. 下列有关糖异生的叙述，正确的是

A. 原料为甘油、脂肪酸、氨基酸等

B. 主要发生在肝、肾、肌肉

C. 糖酵解的逆过程

D. 不利于乳酸的利用

E. 需要克服 3 个能障

58. 糖酵解中乳酸生成反应可维持糖酵解持续进行的原因是

A. 乳酸是酸性的

B. 使 $NADH + H^+$ 再氧化成 NAD^+

C. 反应为可逆的

D. 乳酸脱氢酶有 5 种同工酶

E. 阻断有氧氧化

59. 呼吸链中的递氢体不包括

A. NAD^+　　　　　　B. FAD

C. Cyt b　　　　　　D. CoQ

E. FMN

60. 某双链 DNA 中已知一条链中 A = 30%，G = 24%，其互补链的碱基组成是

A. T 和 C 46%　　　　B. A 和 G 54%

C. A 和 G 46%　　　　D. T 和 C 60%

E. T 和 C 54%

61. 胆固醇转变为胆汁酸反应过程的限速酶是

A. 3α – 羟化酶　　　B. 7α – 羟化酶

C. 12α – 羟化酶　　　D. 7α – 还原酶

E. 3α – 氧化酶

62. 体内氨的主要去路是

A. 合成谷氨酰胺　　　B. 合成尿素

C. 生成铵盐　　　　　D. 生成非必需氨基酸

E. 参与嘌呤、嘧啶合成

B1 型题

1.（共用备选答案）

A. AMP　　　　　　B. UMP

C. IMP　　　　　　D. GMP

E. CMP

（1）嘌呤核苷酸从头合成途径中先合成的前体是

（2）嘧啶核苷酸从头合成途径中直接合成的核苷酸是

2.（共用备选答案）

A. 胞液　　　　　　B. 溶酶体

C. 内质网　　　　　D. 线粒体内膜

E. 线粒体基质

（1）脂肪酸 β 氧化酶系存在于

（2）酮体合成酶系存在于

3.（共用备选答案）

A. cGMP　　　　　　B. cAMP

C. CaM　　　　　　D. DAG

E. IP_3

（1）参与激活蛋白激酶 C 的是

（2）有增加胞液 Ca^{2+} 水平作用的是

4.（共用备选答案）

A. 维生素 B_1　　　　B. 维生素 B_6

C. 烟酰胺　　　　　D. 泛酸

E. 四氢叶酸

（1）氨基转移酶的辅酶含有

（2）L – 谷氨酸脱氢酶的辅酶含有

5.（共用备选答案）

A. 双股 DNA 解链成 2 条单链 DNA

B. 解链的单股 DNA 恢复成双链

C. 50% 的 DNA 发生变性

D. DNA 和相应 mRNA 形成双链

E. 单股核苷酸链内形成局部螺旋

（1）属于 DNA 变性的是

（2）属于核酸杂交的是

6.（共用备选答案）

A. apo A I　　　　　B. apo A II

C. apo B 100　　　　D. apo C I

E. apo C II

（1）能作为 LPL 激活剂的是

（2）能被 HDL 受体识别的是

7.（共用备选答案）

A. F0 的 OSCP　　　　B. F0 亚单位

C. F1 的 γ 亚基　　　D. F1 的 β 亚基

E. F1 的 ε 亚基

（1）ATP 合酶中构成跨膜 H^+ 通道的是

（2）结合 ADP 和 Pi，催化 ATP 合成的是

8.（共用备选答案）

A. 辅阻遏蛋白　　　　B. 操纵基因

C. CAP　　　　　　D. 阻遏蛋白

E. 启动子

（1）参与乳糖操纵子正性调控的蛋白因子是

（2）与辅阻遏物结合后才与操纵基因结合的成分是

9.（共用备选答案）

A. CAP 结合区　　　　B. 5′– TTGACA

C. TATA 盒　　　　　D. 增强子结合蛋白

E. RNA 聚合酶 II

（1）属真核细胞顺式作用元件的是

（2）参与原核基因转录正性调控的是

10.（共用备选答案）

A. 6 – 磷酸果糖→1,6 – 双磷酸果糖

B. 1, 3 – 二磷酸甘油酸→3 – 磷酸甘油酸

C. 丙酮酸→乳酸

D. 6 – 磷酸葡萄糖→6 – 磷酸果糖

E. 丙酮酸→乙酰 CoA
（1）需消耗 ATP 的过程是
（2）发生底物水平磷酸化的过程是

11.（共用备选答案）
　　A. 5′－GCA－3′　　　B. 5′－GCG－3′
　　C. 5′－CCG－3′　　　D. 5′－ACG－3′
　　E. 5′－UCG－3′
（1）可被 tRNA 反密码 5′－TGC－3′识别的密码是

（2）模板链序列 5′－CGT－3′转录的密码是

12.（共用备选答案）
　　A. 糖酵解　　　　　　B. 磷酸戊糖途径
　　C. 糖醛酸途径　　　　D. 2,3－DPG
　　E. 还原型谷胱甘肽
（1）调节红细胞中 Hb 与 O_2 的亲和力的是
（2）为成熟红细胞提供 ATP 主要过程的是

第二章　生理学

A1/A2 型题

1. 目前最常用的评价肾小球滤过率的指标是
　　A. 血钠　　　　　　　B. 菊粉清除率
　　C. 内生肌酐清除率　　D. 血肌酐
　　E. 血尿素

2. 高浓度降钙素能迅速降低血钙水平的作用环节是
　　A. 减少肠对钙的吸收
　　B. 抑制甲状旁腺激素分泌
　　C. 抑制破骨细胞溶骨活动
　　D. 刺激成骨细胞成骨活动
　　E. 抑制肾小管对钙的重吸收

3. 肺的有效通气量是指
　　A. 肺活量　　　　　　B. 每分通气量
　　C. 肺泡通气量　　　　D. 补吸气量
　　E. 无效腔气量

4. 能引起骨骼肌神经－肌肉接头处产生终板电位的神经递质是
　　A. 去甲肾上腺素　　　B. 乙酰胆碱
　　C. 谷氨酸　　　　　　D. 多巴胺
　　E. 肾上腺素

5. CO_2 在血液中最主要的运输形式是
　　A. 去氧血红蛋白　　　B. 氨基甲酰血红蛋白
　　C. 物理溶解　　　　　D. 碳酸氢盐
　　E. 氧合血红蛋白

6. 正常人体内的主要供能物质是
　　A. 蛋白质　　　　　　B. 糖类
　　C. 氨基酸　　　　　　D. 三酰甘油
　　E. 脂肪酸

7. 完全不被肾小管重吸收的物质是
　　A. 葡萄糖　　　　　　B. 氨基酸
　　C. 电解质　　　　　　D. 尿素
　　E. 肌酐

8. 肾上腺素与其受体结合的特点是
　　A. 对 α 受体、β 受体结合力都很强
　　B. 对 α 受体结合力强，β 受体弱
　　C. 对 β 受体结合力强，α 受体弱

　　D. 只对 α 受体结合
　　E. 只对 β 受体结合

9. 心交感神经兴奋时可致心肌细胞
　　A. Ca^{2+} 通道开放概率增加
　　B. 自律细胞 4 期的内向电流减弱
　　C. 工作细胞复极期 K^+ 外流减慢
　　D. 肌钙蛋白与 Ca^{2+} 亲和力减弱
　　E. 抑制心肌细胞膜腺苷酸环化酶

10. 肺泡表面活性物质的生理作用是
　　A. 使肺泡趋向于缩小
　　B. 增加毛细血管滤过性
　　C. 降低肺的顺应性
　　D. 降低气道阻力
　　E. 降低肺的表面张力

11. 细胞膜 K^+ 的平衡电位是指
　　A. 膜两侧 K^+ 浓度差为零
　　B. 膜两侧 K^+ 电化学驱动力为零
　　C. 膜两侧电位差为零
　　D. 膜处于超极化状态
　　E. 膜外 K^+ 浓度大于膜内

12. 引发动作电位的刺激称为
　　A. 阈刺激　　　　　　B. 刺激阈
　　C. 阈下刺激　　　　　D. 阈强度
　　E. 阈电位

13. 引起骨骼肌兴奋－收缩耦联的离子是
　　A. Ca^{2+}　　　　　　B. Na^+
　　C. K^+　　　　　　　D. Cl^-
　　E. Mg^{2+}

14. Na^+ 跨膜转运的方式有
　　A. 被动转运
　　B. 经通道易化扩散
　　C. 被动转运和主动转运
　　D. 主动转运
　　E. 单纯扩散和主动转运

15. 具有特异性免疫功能的血细胞是
　　A. 中性粒细胞　　　　B. 嗜酸性粒细胞
　　C. 红细胞　　　　　　D. 淋巴细胞

E. 单核细胞

16. 如果呼吸频率减少与潮气量增加相同倍数时则表现为

A. 肺通气量增加　　　　B. 最大随意通气量增加
C. 肺活量增加　　　　　D. 肺泡通气量不变
E. 肺泡通气量增加

17. 氧分压最高的部位是

A. 肺静脉　　　　　　　B. 肺动脉
C. 毛细血管　　　　　　D. 细胞内液
E. 组织液

18. 凝血酶原复合物包括

A. Ｖa、Ｘa、Ca^{2+}　　　　　B. Ca^{2+}、Ⅻa
C. PL、Ｖa、Ｘa、Ca^{2+}　　D. Ⅻa、Ｘa、Ca^{2+}
E. Ｘa、Ｖa

19. 反射活动中最易发生疲劳的部位是

A. 感受器　　　　　　　B. 传入神经
C. 中枢的突触　　　　　D. 传出神经
E. 效应器

20. 肠－胃反射可以

A. 加强胃的排空和胃液分泌
B. 抑制胃的排空和胃液分泌
C. 抑制胃的排空，加强胃液分泌
D. 加强胃的排空，抑制胃液分泌
E. 抑制小肠黏膜释放胃肠激素

21. 胃液的成分不包括

A. 盐酸　　　　　　　　B. 胃蛋白酶原
C. 糜蛋白酶原　　　　　D. 黏液
E. 内因子

22. 每分肺泡通气量是指

A. 每分钟进或出肺的气体总量
B. （潮气量－无效腔气量）×呼吸频率
C. 肺活量×呼吸频率
D. 最大通气量×呼吸频率
E. 潮气量×呼吸频率

23. 心室肌前负荷增加时，将出现

A. 心室舒张末期室内压下降
B. 心室收缩时最大张力下降
C. 心室开始收缩时的速度减慢
D. 心室收缩时间延长
E. 心室收缩时最大张力增加

24. 糖皮质激素的作用是

A. 增加外周组织对葡萄糖的利用
B. 减少红细胞和淋巴细胞的数目
C. 减弱脂肪酸的氧化，促进体内脂肪合成
D. 促进 DNA 和蛋白质合成，使组织蛋白增多
E. 增强机体抗伤害刺激的能力

25. 一次大量饮清水后尿量增加的原因主要是

A. 抗利尿激素分泌减少
B. 醛固酮分泌减少

C. 血浆胶体渗透压降低
D. 有效滤过压增高
E. 肾血流量增多

26. 葡萄糖从细胞外液进入红细胞内属于

A. 单纯扩散　　　　　　B. 经通道易化扩散
C. 经载体易化扩散　　　D. 主动转运
E. 入胞作用

27. 关于头期胃液分泌的特点，错误的是

A. 易受情绪和食欲的影响
B. 分泌量占整个消化期分泌量的30%
C. 胃液分泌的酸度和胃蛋白酶均高
D. 主要以胃酸的分泌量增加为主
E. 是由进食动作引起的

28. 血压突然升高时可迅速恢复正常，这属于

A. 正反馈调节　　　　　B. 负反馈调节
C. 局部调节　　　　　　D. 体液调节
E. 自身调节

29. 影响肺通气的主要因素是

A. 呼吸膜厚度　　　　　B. 气体溶解度
C. 气体分子量　　　　　D. 呼吸膜面积
E. 呼吸道口径

30. 心肌组织中传导速度最慢的部位是

A. 窦房结　　　　　　　B. 心房
C. 房室交界区　　　　　D. 浦肯野纤维
E. 心室

31. 能增加心排血量的因素是

A. 心迷走神经兴奋　　　B. 后负荷增加
C. 体位由直立转为平卧　D. 颈动脉窦兴奋
E. 心室舒张末期容积减少

32. 血浆与组织液相同的是

A. 血浆胶体渗透压　　　B. 凝血因子
C. 15%葡萄糖浓度　　　D. 白蛋白浓度
E. 血浆晶体渗透压

33. 房室延搁的生理意义是

A. 使心室肌不发生强直收缩
B. 增强心肌收缩力
C. 使心肌有效不应期延长
D. 心房与心室不发生同步收缩
E. 心室肌动作电位幅度增加

34. 影响血细胞内外水分布的主要因素是

A. 组织液中蛋白含量
B. 血浆蛋白含量
C. 血浆晶体物含量
D. 血脂含量
E. 葡萄糖含量

35. 刺激是指

A. 组织发生反应的能力
B. 外环境因素的变化
C. 机体可感受的环境变化

D. 内环境的化学因素变化

E. 机体内物理因素的变化

36. 心室肌的后负荷是指

A. 心房压力

B. 快速射血期心室内压

C. 减慢射血期心室内压

D. 等容收缩初期心室内压

E. 大动脉血压

37. 形成神经纤维静息电位的主要机制是

A. 钾电压门控通道开放

B. 钠电压门控通道开放

C. N_2 型阳离子受体通道开放

D. 钙电压门控通道开放

E. 钠 – 钙通道开放

38. 关于促胃液素的叙述，正确的是

A. 由胃体、胃底黏膜内 G 细胞合成分泌

B. 盐酸和脂肪酸是刺激此释放的主要因素

C. 主要作用是刺激壁细胞分泌盐酸

D. 最小活性片段是其 N 端的 4 个氨基酸

E. 胃窦切除的患者此分泌不受影响

39. 心室的血液充盈主要取决于

A. 心房收缩的挤压作用

B. 胸内负压促进静脉回流

C. 心室舒张时的"抽吸"作用

D. 骨骼肌活动的挤压作用

E. 血液依赖地心引力而回流

40. 促进静脉回流的主要因素是

A. 中心静脉压升高

B. 血流速度加快

C. 脉搏压增大

D. 舒张期心室内压降低

E. 血管舒张

41. 在下列哪一种情况下抗利尿激素分泌增加

A. 血浆胶体渗透压降低

B. 血浆晶体渗透压降低

C. 血浆胶体渗透压升高

D. 血浆晶体渗透压升高

E. 循环血量增加

42. 下列哪一项不属于突触传递的特征

A. 单向传播　　　　　B. 突触延搁

C. 兴奋节律的改变　　D. 兴奋的总和

E. 不易疲劳

43. 人类出现去大脑僵直，提示

A. 脊髓疾患　　　　　B. 丘脑疾患

C. 大脑疾患　　　　　D. 中脑疾患

E. 小脑疾患

44. 副交感神经的作用是

A. 瞳孔扩大　　　　　B. 胃肠道活动减弱

C. 逼尿肌收缩　　　　D. 骨骼肌血管舒张

E. 气道阻力减小

45. 瞳孔对光反射的意义主要是了解

A. 眼的折光能力　　　B. 眼的感光能力

C. 晶状体的弹性　　　D. 中枢神经的功能状态

E. 色觉功能

46. 不存在于血浆中的凝血因子是

A. V 因子　　　　　　B. III 因子

C. X 因子　　　　　　D. XII 因子

E. VII 因子

47. 下列哪一项不属于生长激素的作用

A. 增加蛋白合成　　　B. 加速脂肪分解

C. 使血糖升高　　　　D. 促进大脑发育

E. 促进软骨的生长

48. 低氧对呼吸的兴奋作用是通过

A. 直接兴奋延髓吸气神经元

B. 直接兴奋脑桥调整中枢

C. 刺激外周化学感受器

D. 刺激中枢化学感受器

E. 直接刺激呼吸中枢

49. 生长激素的促生长作用依赖于

A. 肾上腺髓质激素介导

B. 生长激素介质的介导

C. 糖皮质激素的介导

D. 甲状腺激素的介导

E. 生长激素释放激素的介导

50. 增加肺通气的因素是

A. 降低肺泡表面活性物质

B. 降低肺顺应性

C. 降低肺泡表面张力

D. 迷走神经兴奋

E. 肺泡膜的厚度与面积

51. 细胞膜上以电紧张形式传播的电活动是

A. 动作电位　　　　　B. 静息电位

C. 局部电位　　　　　D. 兴奋收缩 – 耦联

E. 阈电位

52. 河豚毒素可使神经轴突的

A. 静息电位值减小，动作电位幅度加大

B. 静息电位值加大，动作电位幅度减小

C. 静息电位值不变，动作电位幅度减小

D. 静息电位值加大，动作电位幅度加大

E. 静息电位值减小，动作电位幅度不变

53. 窦房结细胞的电生理特性是

A. 自律性高　　　　　B. 传导速度快

C. 收缩速度慢　　　　D. 0 期去极化速度快

E. 复极化快

54. 可兴奋细胞对刺激发生反应的能力称为

A. 适应性　　　　　　B. 兴奋性

C. 兴奋　　　　　　　D. 反馈

E. 反射

55. 中性粒细胞增多常见于

    A. 过敏反应   B. 急性化脓菌感染

    C. 免疫反应   D. 寄生虫病

    E. 化脓菌感染的晚期

56. 在动作电位形成机制中，K^+ 外流使膜发生

    A. 去极化   B. 超极化

    C. 复极化   D. 超射

    E. 极化

57. 细胞产生动作电位的最大频率取决于

    A. 不应期长短   B. 阈强度

    C. 刺激频率   D. 刺激波宽

    E. 刺激时间

58. 引起神经纤维动作电位去极化的是

    A. 钾离子   B. 钠离子与钙离子

    C. 钙离子   D. 氯离子

    E. 钠离子

59. Wolff – Chaikoff 效应指

    A. 甲状腺激素的合成随着外源碘增多而增加

    B. 甲状腺聚碘作用随血碘不足而减弱

    C. 过量碘所产生的抗甲状腺聚碘作用

    D. 甲状腺聚碘作用随血碘增加而加强

    E. 甲状腺激素的合成随外源碘减少而下降

60. 可兴奋组织兴奋的客观标志是发生

    A. 去极化   B. 局部电位

    C. 局部电流   D. 峰电位

    E. 电紧张

61. 关于促肾上腺皮质激素（ACTH），错误的是

    A. 为 39 个氨基酸的多肽

    B. 促进肾上腺皮质增生

    C. 促进糖皮质激素的合成和释放

    D. 糖皮质激素负反馈调节 ACTH 的分泌

    E. 由神经垂体合成

62. 在心动周期中占时间最长的时期是

    A. 心室收缩期   B. 心室射血期

    C. 心室舒张期   D. 心室充盈期

    E. 心房舒张期

63. 机体保钠排钾的主要激素是

    A. 抗利尿激素   B. 雌激素

    C. 醛固酮   D. 生长素

    E. 糖皮质激素

64. 帕金森病患者出现震颤麻痹是由于

    A. 红核胆碱递质系统功能受损

    B. 小脑 5 – 羟色胺递质系统功能受损

    C. 纹状体 GABA 递质系统功能受损

    D. 黑质多巴胺神经递质系统功能受损

    E. 边缘叶谷氨酸神经递质系统功能受损

65. γ – 运动神经元的功能是

    A. 肌梭感受器敏感性降低

    B. 肌梭的传入冲动减少

    C. α – 运动神经元受抑制

    D. 使梭外肌舒张

    E. 使梭内肌收缩

66. 人安静时产热量最大的器官是

    A. 肾脏   B. 大脑

    C. 肝脏   D. 骨骼肌

    E. 胃肠道

67. 胃大部分切除患者出现巨幼红细胞贫血的主要原因是

    A. 胃酸减少   B. 黏液减少

    C. HCO_3^- 减少   D. 内因子减少

    E. 胃蛋白酶活性减弱

68. 肺通气的原动力来自

    A. 肺的节律性舒缩运动

    B. 肺的弹性和回缩力

    C. 呼吸肌的舒缩

    D. 肺内压的节律性变化

    E. 肺内压和胸膜腔内压之差

69. 胸膜腔内负压的生理意义是

    A. 防止胸膜腔粘连   B. 促进静脉血回流

    C. 使气道阻力降低   D. 促进肺回缩

    E. 促进胸廓回缩

70. A 型红细胞与 B 型血清混合时，则发生

    A. 凝集   B. 凝固

    C. 聚集   D. 叠连

    E. 黏着

71. 平静呼气末，肺内的气体量相当于

    A. 残气量   B. 呼气储备量

    C. 功能残气量   D. 吸气储备量

    E. 总肺容量

72. 兴奋在同一细胞传导的特点是

    A. 电紧张可传导到整个细胞

    B. 传导方式是电 – 化学 – 电

    C. 有髓纤维的跳跃传导速度快

    D. 无髓纤维以电紧张传导速度快

    E. 动作电位的幅度随直径增加而降低

73. 有关糖皮质激素的作用，错误的是

    A. 对血管升压素的缩血管效应具有允许作用

    B. 增强胃内盐酸和胃蛋白酶的分泌

    C. 抑制胎儿肺泡表面活性物质的生成

    D. 降低毛细血管的通透性以维持血容量

    E. 增强机体抗伤害刺激的能力

74. 下列对感觉的非特异性投射系统的描述，正确的是

    A. 点对点的投射至皮层特定区域

    B. 引起各种清晰的皮肤、内脏及视听感觉

    C. 受到破坏时动物出现昏睡现象

    D. 受到刺激时动物脑电图呈现同步化慢波

    E. 不易受药物作用的影响而改变其功能状态

75. 促进醛固酮分泌的因素是
    A. 血糖浓度增高   B. 血 Ca^{2+} 浓度降低
    C. 血 K^+ 浓度增高   D. 循环血量增多
    E. 血 Na^+ 浓度增高

76. 常温下皮肤的散热速率主要取决于
    A. 环境湿度   B. 环境温度
    C. 空气对流的速度   D. 皮肤与环境的温度差
    E. 皮肤总面积

77. 关于胰液的作用不包括
    A. 中和进入十二指肠的盐酸
    B. 胰淀粉酶分解淀粉为二糖和三糖
    C. 胰蛋白酶激活肠激酶
    D. 胰酶水解脂肪为脂肪酸和甘油一酯
    E. 胰蛋白酶分解蛋白质为多肽和氨基酸

78. 正常生理状态下终尿的量主要取决于
    A. 肾小球的滤过功能
    B. 近端小管对水的重吸收量
    C. 滤过膜的通透性
    D. 远曲小管和集合管对水的重吸收量
    E. 髓袢对水的重吸收量

79. 红细胞的主要功能是
    A. 悬浮稳定性   B. 渗透脆性
    C. 形成血浆渗透压   D. 运输气体
    E. 可塑变形性

80. 成人细胞外液占体重的百分比是
    A. 35%   B. 30%
    C. 40%   D. 20%
    E. 25%

81. 人体铁吸收率最高的部位是
    A. 十二指肠及空肠上段
    B. 空肠及回肠上段
    C. 升结肠及横结肠上段
    D. 胃及十二指肠上段
    E. 回肠及升结肠上段

B1 型题

1.（共用备选答案）
    A. 腺垂体释放的促甲状腺激素的调节
    B. 下丘脑 – 腺垂体 – 甲状腺反馈调节轴正常
    C. 下丘脑促甲状腺激素释放激素的调节
    D. Wolff – Chaikoff 效应
    E. 交感神经的兴奋作用
（1）保持血中甲状腺激素的稳定依靠的是
（2）过量碘产生的抗甲状腺聚碘作用是

2.（共用备选答案）
    A. 气道阻力增大   B. 肺泡容易扩张
    C. 肺顺应性增大   D. 肺泡表面张力增大
    E. 肺活量增加
（1）肺泡表面活性物质分泌减少，将使
（2）迷走神经兴奋时，将使

3.（共用备选答案）
    A. 残气量   B. 肺活量
    C. 功能残气量   D. 用力肺活量
    E. 补呼气量
（1）反映肺一次最大通气能力的指标是
（2）一次最大吸气后，尽力尽快呼出的最大气体量是

4.（共用备选答案）
    A. 运动失语   B. 失写症
    C. 流畅失语症   D. 感觉失语症
    E. 失读症
（1）Broca 区受损引起
（2）额中回后部受损引起
（3）Wernicke 区受损引起
（4）颞上回后部受损引起
（5）角回受损引起

5.（共用备选答案）
    A. 脊髓   B. 延髓
    C. 中脑   D. 下丘脑
    E. 大脑皮质
（1）发汗反射中枢位于
（2）摄食行为调节中枢位于
（3）水平衡调节中枢位于
（4）体温调节中枢位于

6.（共用备选答案）
    A. 0 期除极速度快   B. 无 1 期复极
    C. 4 期自动除极   D. 无平台期
    E. 复极时程短
（1）自律细胞的电活动主要特征是
（2）工作细胞的电活动主要特征是

7.（共用备选答案）
    A. 去极化   B. 复极化
    C. 超极化   D. 极化
    E. 超射
（1）以静息电位为准，膜内电位负值增大的称为
（2）动作电位形成机制中 K^+ 外流引起

8.（共用备选答案）
    A. 肺弹性阻力   B. 胸廓弹性阻力
    C. 气道阻力   D. 惯性阻力
    E. 肺弹性纤维的回缩力
（1）肺顺应性主要反映的是
（2）维持单位时间内气体流量所需的压力差是指

9.（共用备选答案）
    A. 对阈上刺激不发生反应
    B. 对阈上刺激才能产生反应
    C. 对阈刺激能产生动作电位
    D. 对阈下刺激可发生反应
    E. 自动发放神经冲动
（1）可兴奋细胞在发生兴奋的相对不应期内
（2）可兴奋细胞在发生兴奋的绝对不应期内

10.（共用备选答案）

    A. 胃液的酸度和胃蛋白酶含量均高

    B. 胃液的酸度和胃蛋白酶含量均低

    C. 以胃蛋白酶含量增高为主

    D. 以胃液的酸度增高为主

    E. 胃液的分泌量较少

（1）进食动作引起胃液分泌的特点是

（2）食糜入胃引起胃液分泌的特点是

11.（共用备选答案）

    A. 多巴胺   B. 谷氨酸

    C. γ-氨基丁酸   D. 甘氨酸

    E. 门冬氨酸

（1）属于抑制性氨基酸类神经递质的是

（2）属于兴奋氨基酸类神经递质的是

第三章　病理学

A1/A2 型题

1. 最常发生湿性坏疽的是

    A. 四肢   B. 肝

    C. 脾   D. 肾

    E. 肺

2. 以肾小球壁层上皮增生为主的肾炎类型是

    A. 膜增生性肾小球肾炎

    B. 微小病变型肾小球肾炎

    C. 新月体性肾小球肾炎

    D. 系膜增生性肾小球肾炎

    E. 急性弥漫性增生性肾小球肾炎

3. 侵袭性葡萄胎与葡萄胎在病理上的主要区别点是

    A. 绒毛细胞滋养层细胞

    B. 绒毛合体滋养层细胞增生

    C. 于宫深肌层见水疱状绒毛

    D. 绒毛间质血管消失

    E. 绒毛水肿呈水疱状

4. 在我国最多见的淋巴瘤类型是

    A. 弥漫性大 B 细胞淋巴瘤

    B. NT/T 细胞淋巴瘤

    C. MALT 淋巴瘤

    D. 蕈样霉菌病

    E. 滤泡性淋巴瘤

5. 肝硬化时，脾肿大的主要原因是

    A. 脾窦巨噬细胞增多

    B. 脾索纤维组织增生

    C. 脾窦扩张，红细胞淤滞

    D. 淋巴小结内大量中性粒细胞浸润

    E. 脾窦淋巴细胞聚集

6. 下列来源于上皮组织的恶性肿瘤是

    A. 恶性淋巴瘤   B. 恶性脑膜瘤

    C. 乳头状囊腺癌   D. 绿色瘤

    E. 恶性畸胎瘤

7. 下列关于流行性乙型脑炎病理改变的叙述，错误的是

    A. 神经细胞变性，坏死

    B. 血管套形成

    C. 软化灶形成

    D. 蛛网膜下隙有脓性渗出物

    E. 胶质细胞增生

8. 乳腺癌最常见的病理组织学类型是

    A. 鳞状细胞癌   B. 浸润性导管癌

    C. 浸润性小叶癌   D. 髓样癌

    E. 湿疹样癌

9. 肾炎时，肾小球毛细血管管壁增厚呈车轨状或分层状见于

    A. 急性弥漫性增生性肾小球肾炎

    B. 系膜增生性肾小球肾炎

    C. 膜增生性肾小球肾炎

    D. 硬化性肾小球肾炎

    E. 新月体性肾小球肾炎

10. 肺心病肺动脉高压的形成，最重要的原因是

    A. 肺小血管闭塞   B. 肺毛细血管床减少

    C. 血容量增加   D. 血液黏稠度增加

    E. 肺细小动脉痉挛

11. 下列关于化生的说法，不正确的是

    A. 是一种适应性形态表现

    B. 鳞状上皮化生最为常见

    C. 肠上皮化生常见于萎缩性胃炎

    D. 机化属于间质性化生

    E. 化生的上皮细胞可以发生恶性转化

12. 高血压病最严重的并发症是

    A. 左心室肥大   B. 颗粒性固缩肾

    C. 脑软化   D. 脑出血

    E. 视网膜出血

13. 血管壁玻璃样变性常见于

    A. 恶性高血压病的细动脉

    B. 良性高血压病的细动脉

    C. 动脉粥样硬化的纤维斑块

    D. 肾梗死硬化的肾动脉

    E. 慢性肾炎时纤维化的肾小球

14. 葡萄球菌感染引起的炎症反应中，病灶中主要的炎细胞是

    A. 单核细胞   B. 淋巴细胞

    C. 中性粒细胞   D. 嗜酸性粒细胞

    E. 浆细胞

15. 下列哪一项不是恶性肿瘤

A. 精原细胞瘤　　　　　B. 畸胎瘤

C. 黑色素瘤　　　　　　D. 神经母细胞瘤

E. 髓母细胞瘤

16. 良性高血压病晚期的肾脏病变特点为

A. 肾的多发性大瘢痕凹陷

B. 肾脏单发性贫血性梗死

C. 颗粒性固缩肾

D. 肾脏淤血

E. 肾动脉瘤形成

17. 下列对炎症渗出性病变的叙述，错误的是

A. 微循环首先发生血流动力学改变

B. 血流变慢和血管通透性增加是渗出的必备条件

C. 液体和细胞从毛细血管和细静脉渗出

D. 所有渗出的白细胞都具有吞噬作用

E. 渗出的液体和白细胞被称为渗出物

18. 微血栓的主要成分是

A. 红细胞　　　　　　　B. 血小板

C. 血小板梁　　　　　　D. 白细胞

E. 纤维素

19. 干酪样坏死是一种特殊的

A. 液化性坏死　　　　　B. 湿性坏疽

C. 干性坏疽　　　　　　D. 气性坏疽

E. 凝固性坏死

20. 风湿病增生期最具特征性的病理变化是

A. 黏液样变性　　　　　B. 纤维素样变性

C. 风湿小体形成　　　　D. 心瓣膜纤维组织增生

E. 心外膜纤维蛋白渗出

21. 容易发生贫血性梗死的器官是

A. 心、肺、肾　　　　　B. 心、脾、肾

C. 肾、肺、肠　　　　　D. 肺、肠、脾

E. 心、肠、肾

22. 子宫颈癌的主要播散方式是

A. 淋巴转移和种植

B. 血行转移和淋巴转移

C. 直接蔓延和种植

D. 直接蔓延和淋巴转移

E. 血行转移

23. 慢性肾炎的主要病变部位是

A. 肾小动脉　　　　　　B. 肾小管

C. 肾小球　　　　　　　D. 肾间质

E. 肾集合管系统

24. 病毒性肝炎肝细胞最常见的变性是

A. 胞质疏松化和气球样变

B. 嗜酸性变

C. 毛玻璃样变

D. 脂肪变性

E. 黏液样变性

25. 心肌梗死常发生在

A. 右心室

B. 左心室

C. 左室前壁、心尖部、室间隔前 2/3

D. 左室前壁和室间隔后 1/3

E. 左、右心室侧壁

26. 下列对非典型增生的叙述，不正确的是

A. 不能恢复正常

B. 通常可见正常核分裂象

C. 多发生在皮肤、黏膜表面的鳞状上皮

D. 增生细胞有一定的异型性

E. 分轻、中、重三型

27. 结核结节中最具有诊断意义的细胞成分是

A. 淋巴细胞和上皮样细胞

B. 朗格汉斯细胞和淋巴细胞

C. 朗格汉斯细胞和上皮样细胞

D. 异物巨细胞和成纤维细胞

E. 上皮样细胞和异物巨细胞

28. 下列属于增生性改变的是

A. 乳腺发育　　　　　　B. 室壁瘤

C. 动脉瘤　　　　　　　D. 赘生物

E. 脓肿

29. 湿性坏疽常发生在

A. 脑、脾、肝　　　　　B. 脑、肠、子宫

C. 肺、肠、肝　　　　　D. 肺、肠、子宫

E. 肺、肾、脑

30. 关于血栓形成的条件不包括

A. 心血管内膜损伤　　　B. 血小板激活

C. 血流缓慢　　　　　　D. 血液凝固性增高

E. 纤溶酶活化

31. 炎症是指

A. 致炎因子引起局部组织的增生性反应

B. 致炎因子引起局部组织的变质性损伤

C. 致炎因子诱发局部组织的血管充血反应

D. 具有血管系统的活体组织对损伤的反应

E. 具有血管系统的活体组织对损伤因子发生的防御反应

32. 化脓性炎症病灶内最多见的炎细胞是

A. 浆细胞　　　　　　　B. 淋巴细胞

C. 单核细胞　　　　　　D. 嗜酸性粒细胞

E. 中性粒细胞

33. 关于肿瘤恶性程度的叙述，正确的是

A. Ⅰ级分化细胞恶性程度高

B. Ⅲ级分化细胞接近正常分化程度

C. 高分化者较低分化者核分裂多

D. 低分化者较高分化者核分裂多

E. Ⅰ级分化较Ⅲ级分化细胞排列紊乱

34. 良性肿瘤的异型性主要表现在

A. 肿瘤组织结构方面

B. 瘤细胞超微结构方面

C. 瘤细胞形态的多形性

D. 瘤细胞胞浆的嗜碱性

E. 瘤细胞核的多形性

35. 急性炎症局部组织变红的主要原因是

A. 炎症灶内炎细胞浸润

B. 肉芽组织增生

C. 血管扩张，血流加快

D. 炎症灶内血栓形成

E. 组织间隙水肿

36. 高血压病的心脏病变特征是

A. 右心室肥大　　　　　B. 右心房扩张

C. 左心室向心性肥大　　D. 室壁瘤形成

E. 乳头肌扁平

37. 关于对萎缩的理解，正确的是

A. 细胞、组织或器官体积减小

B. 实质细胞小而少、间质可增生

C. 细胞或间质水分减少

D. 一旦发生，不可恢复

E. 组织或间质胶原纤维少

38. 结核性病变的特征性细胞是

A. 中性粒细胞　　　　　B. 浆细胞

C. 淋巴细胞　　　　　　D. 异物巨细胞

E. 上皮样细胞

39. 属于慢性肉芽肿性炎的疾病是

A. 结核　　　　　　　　B. 伤寒

C. 肠阿米巴病　　　　　D. 慢性支气管炎

E. 慢性阑尾炎

40. 心肌梗死最常发生的部位在

A. 室间隔后 1/3　　　　B. 左心室前壁

C. 左心室后壁　　　　　D. 右心室前壁

E. 左心室侧壁

41. 小叶性肺炎最具特征性的病变是

A. 病灶相互融合或累及全叶

B. 病变累及肺小叶范围

C. 病灶多位于背侧和下叶

D. 支气管化脓性炎

E. 细支气管及周围肺泡化脓性炎

42. 消化性溃疡最常发生在

A. 胃小弯侧幽门部　　　B. 胃大弯窦部

C. 十二指肠球部　　　　D. 胃体和胃底交界处

E. 十二指肠下段

43. 肝硬化最基本的病变是

A. 小胆管增生　　　　　B. 纤维条索形成

C. 弥漫性纤维化　　　　D. 星状细胞增生

E. 假小叶形成

44. 下列关于乳腺浸润性小叶癌的叙述，错误的是

A. 癌细胞突破基底膜

B. 可累及双侧乳腺

C. 边界不清，质硬

D. 癌细胞大，显著异型

E. 单行细胞呈线状浸润间质

45. 确定肿瘤良恶性的依据是肿瘤的

A. 大小　　　　　　　　B. 异型性

C. 颜色　　　　　　　　D. 生长方式

E. 硬度

46. 下列属于原位癌的是

A. 隐性肺癌

B. 子宫颈早期浸润癌

C. 早期肺癌

D. 局限于管、泡内的乳腺小叶癌

E. 小肝癌

47. 表面有多个瘢痕、体积固缩，但肾盂黏膜正常，应考虑是

A. 慢性肾小球肾炎

B. 动脉粥样硬化性固缩肾

C. 高血压性肾病

D. 良性高血压性肾病

E. 慢性肾盂肾炎

48. 对风湿病具有诊断意义的病变是

A. 淋巴细胞浸润　　　　B. 浆液渗出

C. Aschoff 小体　　　　D. 纤维素样坏死

E. 黏液样变性

49. 诊断慢性肺源性心脏病的主要依据是

A. 慢性支气管 – 肺疾病病史

B. 发绀、呼吸困难

C. 肺动脉高压、右心室肥大

D. 两肺干湿啰音

E. 酸碱平衡失调

50. 肝细胞碎片状坏死常发生在

A. 小叶中央　　　　　　B. 小叶界板肝细胞

C. Disse 腔隙　　　　　D. 汇管区

E. 肝血窦

51. 淤血常见的原因中不包括

A. 静脉受压　　　　　　B. 静脉血栓形成

C. 静脉栓塞　　　　　　D. 器质性二尖瓣膜病

E. 动脉栓塞

52. 下列关于慢性肾盂肾炎的肉眼病变特征的描述，不正确的是

A. 肾盂肾盏变形变硬　　B. 肾表面不规则瘢痕

C. 肾外形不变　　　　　D. 病灶部位肾皮质变薄

E. 双侧肾脏病变不对称

53. 槟榔肝是指肝脏发生了

A. 硬化　　　　　　　　B. 慢性炎症

C. 脂肪沉积　　　　　　D. 慢性淤血

E. 亚急性红色（黄色）萎缩

54. 肿瘤实质是指

A. 血管内皮 B. 成纤维细胞
C. 肌成纤维细胞 D. 肿瘤细胞
E. 免疫细胞

55. 肉芽肿内最主要的细胞成分是
A. 淋巴细胞 B. 成纤维细胞
C. Langhans 巨细胞 D. 浆细胞
E. 巨噬细胞

56. 肉芽组织的成分不包括
A. 血管内皮细胞 B. 成纤维细胞
C. 平滑肌细胞 D. 炎症细胞
E. 肌成纤维细胞

57. 肿瘤发生淋巴道转移时，肿瘤细胞首先聚集在淋巴结的
A. 包膜 B. 髓窦
C. 淋巴滤泡 D. 边缘窦
E. 门部

58. 对判定肿瘤的良恶性来说，最有价值的是
A. 生长方式 B. 生长速度
C. 出血与坏死 D. 对机体影响
E. 肿瘤的异型性

59. 良性高血压病时，细动脉硬化的病理改变是
A. 动脉壁脂质沉着 B. 动脉壁纤维素样坏死
C. 动脉壁水肿 D. 动脉壁玻璃样变性
E. 动脉壁纤维化

60. 坏疽是指坏死组织表现为
A. 淤血性改变 B. 缺血性改变
C. 干酪样改变 D. 充血性改变
E. 腐败菌感染

61. 流行性乙型脑炎的炎症性质是
A. 纤维素性炎 B. 变质性炎
C. 化脓性炎 D. 肉芽肿性炎
E. 出血性炎

62. 男，50岁。乙型病毒性肝炎病史30年，腹胀，乏力，双下肢水肿伴尿少1个月。B超：肝脏回声增粗，不均匀，中等量腹水，该患者肝脏病理最可能的表现是
A. 肝细胞脂肪变性 B. 假小叶形成
C. 淤血性改变 D. 淋巴细胞浸润
E. 小胆管普遍淤血

63. 男，75岁。平素身体健康。社区体检发现血压150/70mmHg，脉压差大。其发生的机制是
A. 交感神经活性亢进 B. 肾脏水钠潴留
C. 大动脉硬化 D. 胰岛素抵抗
E. 激素异常

B1 型题

1.（共用备选答案）
A. 泡沫细胞
B. 枭眼样细胞或毛虫样细胞
C. 小动脉内膜洋葱皮样增厚
D. 细动脉硬化
E. 动脉瘤形成
（1）动脉粥样硬化复合病变的表现是
（2）风湿性肉芽肿内出现
（3）急进性高血压特征性的病变表现是

2.（共用备选答案）
A. 子宫颈息肉 B. 子宫颈糜烂
C. 腺瘤 D. 子宫颈癌
E. 乳腺癌
（1）子宫颈出现菜花状肿块、质硬脆、易出血，应考虑是
（2）乳头下陷、同侧腋窝淋巴结肿大，应考虑是

3.（共用备选答案）
A. 窦道 B. 糜烂
C. 空洞 D. 瘘管
E. 溃疡
（1）肺内干酪样坏死灶液化并经支气管排出，形成
（2）慢性子宫颈炎局部黏膜上皮坏死脱落，形成
（3）慢性化脓性骨髓炎向皮肤表面破溃后，形成

4.（共用备选答案）
A. 静脉性充血 B. 肺动脉栓塞
C. 心肌梗死 D. 血栓形成
E. 出血
（1）股静脉血栓脱落，可引起
（2）冠状动脉血栓形成，可引起

5.（共用备选答案）
A. 变质性炎症 B. 浆液性炎症
C. 增生性炎症 D. 化脓性炎症
E. 出血性炎症
（1）伤寒病属于
（2）病毒性肝炎属于
（3）流行性脑脊髓膜炎属于

6.（共用备选答案）
A. 碎片状坏死和桥接坏死
B. 肝细胞质广泛疏松化和气球样变
C. 嗜酸性变和嗜酸性坏死
D. 大片坏死和结节状再生
E. 大片状坏死和肝体积快速显著缩小
（1）亚急性重型肝炎的主要病变是
（2）中、重度慢性肝炎的主要病变是
（3）急性普通型肝炎的主要病变是

7.（共用备选答案）
A. 溶解、吸收 B. 分离、排出
C. 机化 D. 包裹、钙化
E. 硬化
（1）大块干酪样坏死病变愈合一般通过
（2）下肢干性坏疽的自然结局是
（3）纤维素性炎痊愈是通过

8.（共用备选答案）
A. 溃疡呈环形与肠的长轴垂直

B. 溃疡呈长椭圆形与肠的长轴平行

C. 溃疡呈烧瓶状，口小底大

D. 溃疡边缘呈堤状隆起

E. 溃疡表浅呈地图状

（1）肠伤寒的肠溃疡特征为

（2）细菌性痢疾的肠溃疡特征为

9.（共用备选答案）

　　A. 淋巴道转移　　　　　　B. 血道转移

　　C. 种植性转移　　　　　　D. 直接蔓延

　　E. 医源性种植

（1）肝表面可见"癌脐"，表明发生了

（2）出现 Krukenberg 瘤，表明发生了

（3）肿块同侧腋窝淋巴结肿大、灰白，表明发生了

10.（共用备选答案）

　　A. 细胞水肿　　　　　　　B. 玻璃样变

　　C. 黏液变性　　　　　　　D. 淀粉样变

　　E. 脂肪沉积（脂肪变性）

（1）虎斑心为

（2）病毒性肝炎时，肝细胞气球样变为

（3）浆细胞胞质内的 Russell 小体为

11.（共用备选答案）

　　A. 淋巴转移和种植

　　B. 血行转移和淋巴转移

　　C. 直接蔓延和种植

　　D. 直接蔓延和淋巴转移

　　E. 血行转移

（1）子宫颈癌的主要播散方式为

（2）绒毛膜癌的主要播散方式为

12.（共用备选答案）

　　A. 血管肉瘤　　　　　　　B. 移行细胞癌

　　C. 乳头状瘤　　　　　　　D. 畸胎瘤

　　E. 脂肪瘤

（1）来源于上皮组织的恶性肿瘤是

（2）含有多个胚层成分的肿瘤是

（3）来源于间叶组织的恶性肿瘤是

第四章　药理学

A1/A2 型题

1. 下列抗菌药物中，可作为耐青霉素肺炎链球菌肺炎治疗首选的是

　　A. 阿奇霉素　　　　　　　B. 头孢曲松

　　C. 阿米卡星　　　　　　　D. 阿莫西林

　　E. 头孢呋辛

2. 控制支气管哮喘气道慢性炎症最有效的药物是

　　A. 糖皮质激素　　　　　　B. β_2 受体激动剂

　　C. 白三烯调节剂　　　　　D. M 受体拮抗剂

　　E. H 受体拮抗剂

3. 治疗无显著血流动力学障碍的持续性室速，下列药物应首选

　　A. 毛花苷丙　　　　　　　B. 腺苷

　　C. 利多卡因　　　　　　　D. 地尔硫䓬

　　E. 比索洛尔

4. 普萘洛尔的药理作用为

　　A. 松弛支气管平滑肌

　　B. 升高眼内压

　　C. 拮抗交感神经活性

　　D. 促进肾素释放

　　E. 促进血小板聚集

5. 可用于延缓普鲁卡因局部吸收的药物是

　　A. 肾上腺素　　　　　　　B. 异丙肾上腺素

　　C. 胰岛素　　　　　　　　D. 去甲肾上腺素

　　E. 庆大霉素

6. 治疗上消化道出血应采用

　　A. 肾上腺素皮下注射

　　B. 肾上腺素肌内注射

　　C. 去甲肾上腺素稀释后口服

　　D. 异丙肾上腺素肌内注射

　　E. 异丙肾上腺素气雾吸入

7. 用硝酸甘油治疗心绞痛时，舌下含化给药的目的是

　　A. 增加药物的吸收

　　B. 增加药物的分布

　　C. 避免药物被胃酸破坏

　　D. 避免药物的首过消除

　　E. 减少药物的副作用

8. 青霉素 G 最严重的不良反应是

　　A. 听神经损害　　　　　　B. 肾脏损害

　　C. 肝脏损害　　　　　　　D. 神经 - 肌肉麻痹

　　E. 过敏性休克

9. 用异烟肼时，合用维生素 B_6 的目的是

　　A. 促进吸收

　　B. 增强疗效

　　C. 延缓耐药性产生

　　D. 降低对神经的毒性

　　E. 减轻对肝脏的毒性

10. 异烟肼的作用特点是

　　A. 杀灭静止期的结核杆菌

　　B. 杀灭活动期的结核杆菌

　　C. 结核杆菌对其不易产生抗药性

　　D. 对革兰阴性菌也有效

　　E. 不宜作为预防用药

11. 能防止或逆转血管壁增厚和心肌肥大的抗高血压药是

A. 利尿药

B. β 受体阻断药

C. 血管紧张素 I 转化酶抑制剂

D. α₁ 受体阻断药

E. 钙拮抗剂

12. 呋塞米的主要不良反应是

A. 水与电解质紊乱　　　　B. 高尿酸血症

C. 肝毒性　　　　D. 血管神经性水肿

E. 肾衰竭

13. 治疗革兰阴性菌感染常选用

A. 氯霉素　　　　B. 庆大霉素

C. 多西环素　　　　D. 氨苄西林

E. 利福平

14. 甲苯磺丁脲降血糖的机制是

A. 促进胰岛 B 细胞合成胰岛素

B. 促进胰岛 B 细胞释放胰岛素

C. 延缓食物中葡萄糖的吸收

D. 减少糖原异生

E. 抑制碳水化合物水解为葡萄糖

15. 丁卡因不用于下列哪一种麻醉

A. 表面麻醉　　　　B. 传导麻醉

C. 蛛网膜下隙麻醉　　　　D. 硬膜外麻醉

E. 浸润麻醉

16. 长期大量应用氯丙嗪治疗精神病时，最常见的不良反应是

A. 直立性低血压　　　　B. 锥体外系反应

C. 肾脏损害　　　　D. 肝脏损害

E. 内分泌紊乱

17. 抗风湿作用强，对胃肠道损伤轻的药物是

A. 阿司匹林　　　　B. 对乙酰氨基酚

C. 吲哚美辛　　　　D. 保泰松

E. 布洛芬

18. 利多卡因适用于治疗

A. 房室传导阻滞

B. 阵发性室上性心动过速

C. 各种室性心律失常

D. 窦性心动过缓

E. 房性期前收缩

19. 糖皮质激素类药物的禁忌证是

A. 中毒性菌痢

B. 感染性休克

C. 活动性消化性溃疡病

D. 重症伤寒

E. 类风湿关节炎

20. 青霉素类药物的抗菌机制是

A. 抑制细菌叶酸合成

B. 抑制细菌核酸合成

C. 抑制细菌蛋白质合成

D. 抑制细菌细胞壁黏肽合成

E. 影响细菌胞质膜的通透性

21. 雷尼替丁主要用于

A. 消化性溃疡　　　　B. 支气管哮喘

C. 荨麻疹　　　　D. 胃肠功能紊乱

E. 晕动病

22. 支气管哮喘与心源性哮喘鉴别有困难时，忌用

A. 特布他林　　　　B. 氨茶碱

C. 异丙嗪　　　　D. 泼尼松

E. 吗啡

23. 限制哌替啶应用的主要不良反应是

A. 眩晕　　　　B. 成瘾性

C. 抑制呼吸　　　　D. 恶心，呕吐

E. 直立性低血压

24. 治疗癫痫持续状态的首选药是

A. 苯妥英钠　　　　B. 苯巴比妥

C. 丙戊酸钠　　　　D. 地西泮

E. 乙琥胺

25. 普鲁卡因不宜用于

A. 浸润麻醉　　　　B. 传导麻醉

C. 蛛网膜下隙麻醉　　　　D. 硬膜外麻醉

E. 表面麻醉

26. 胰岛素的药理作用不包括

A. 促进糖原合成　　　　B. 抑制脂肪分解

C. 促进蛋白质合成　　　　D. 促进糖原异生

E. 促进 K⁺ 进入细胞

27. 生物利用度是指

A. 药物在体内消除的程度和速度

B. 药物在体内分布的程度和速度

C. 口服药物被机体吸收利用的速度

D. 药物在体内消除的百分率

E. 到达血液循环内药物的百分率

28. 治疗细菌性痢疾最常选用的药物是

A. 磺胺嘧啶　　　　B. 庆大霉素

C. 妥布霉素　　　　D. 阿米卡星

E. 多西环素

29. 磺胺药的抗菌机制为

A. 抑制二氢叶酸合成酶

B. 抑制二氢叶酸还原酶

C. 抑制转肽酶

D. 抑制 DNA 回旋酶

E. 抑制 RNA 多聚酶

30. 能通过血－脑屏障的药物的特点是

A. 分子较小，脂溶性高

B. 分子较小，脂溶性低

C. 分子较大，脂溶性低

D. 分子较大，极性高

E. 分子较大，脂溶性高

31. 毛果芸香碱滴眼可引起

A. 缩瞳、升高眼内压、调节痉挛

B. 缩瞳、降低眼内压、调节麻痹

C. 扩瞳、降低眼内压、调节麻痹

D. 扩瞳、升高眼内压、调节痉挛

E. 缩瞳、降低眼内压、调节痉挛

32. 阿托品用于全身麻醉前给药的目的是

A. 增强麻醉效果

B. 减少麻醉药用量

C. 减少呼吸道腺体分泌

D. 预防心动过缓

E. 辅助骨骼肌松弛

33. 阿托品抗休克的主要机制是

A. 加快心率，增加心排血量

B. 扩张肾血管，改善肾功能

C. 扩张血管，改善微循环

D. 兴奋中枢，提高机体功能

E. 收缩血管，升高血压

34. 药物的副作用是指

A. 继发于治疗作用之后出现的一种不良后果

B. 用量过大或用药时间过长出现的有害作用

C. 在治疗量内出现的与用药目的无关的作用

D. 与用药剂量无关的一种病理性免疫反应

E. 停药后血药浓度降至阈浓度以下时出现的生物效应

35. 吗啡的适应证为

A. 分娩止痛
B. 感染性腹泻

C. 心源性哮喘
D. 颅脑外伤止痛

E. 支气管哮喘

36. 氯丙嗪对下列哪一种原因引起的呕吐无效

A. 恶性肿瘤
B. 放射病

C. 胃肠炎
D. 晕动病

E. 药物

37. 首关消除发生在哪一种给药途径

A. 口服给药
B. 肌内注射

C. 吸入给药
D. 舌下含化

E. 静脉注射

38. 解热镇痛作用强而抗炎作用很弱的药物是

A. 阿司匹林
B. 布洛芬

C. 哌替啶
D. 氢化可的松

E. 对乙酰氨基酚

39. 强心苷中毒所致的心律失常中，最常见的是

A. 房性期前收缩
B. 心房颤动

C. 房室传导阻滞
D. 室上性心动过速

E. 室性期前收缩

40. 能抑制血管紧张素转化酶的抗高血压药是

A. 维拉帕米
B. 卡托普利

C. 硝酸甘油
D. 哌唑嗪

E. 氯沙坦

41. 甲状腺功能亢进伴室上性心动过速患者宜选用

A. 普萘洛尔
B. 胺碘酮

C. 维拉帕米
D. 奎尼丁

E. 普罗帕酮

42. 血管紧张素转换酶抑制药能降低慢性心力衰竭死亡率的根本原因是

A. 扩张血管，减轻心脏负荷

B. 减慢心率，降低耗氧

C. 逆转左心室肥大

D. 改善血流动力学

E. 改善左室射血功能

43. 治疗变异型心绞痛首选药物是

A. 普萘洛尔
B. 硝酸甘油

C. 硝苯地平
D. 维拉帕米

E. 阿司匹林

44. 能阻断钾通道、钠通道和钙通道，明显延长 APD 的药物是

A. 维拉帕米
B. 普萘洛尔

C. 利多卡因
D. 胺碘酮

E. 奎尼丁

45. 对青霉素类过敏的 G^+ 菌感染者可选用

A. 苯唑西林
B. 氨苄西林

C. 红霉素
D. 头孢噻肟

E. 甲硝唑

46. 特布他林的平喘作用机制为

A. 阻断 M 受体

B. 抑制磷酸二酯酶

C. 激动支气管平滑肌的 β_2 受体

D. 抑制肥大细胞释放过敏物质

E. 对抗组胺等过敏介质的作用

47. 伴水肿的轻度高血压患者，应首选

A. 氢氯噻嗪
B. 硝苯地平

C. 卡托普利
D. 哌唑嗪

E. 呋塞米

48. 毛果芸香碱的临床用途不包括

A. 闭角型青光眼
B. 开角型青光眼

C. 虹膜炎
D. 解救阿托品中毒

E. 解救毒蕈类中毒

49. 治疗二度、三度房室传导阻滞宜选用

A. 多巴胺
B. 多巴酚丁胺

C. 异丙肾上腺素
D. 去甲肾上腺素

E. 肾上腺素

50. 用药后可造成机体病理性损害，并可预知的不良反应是

A. 继发反应
B. 特异性反应

C. 毒性反应
D. 变态反应

E. 副作用

51. 用下列药物给家兔滴眼后，可使瞳孔明显扩大的药物是

A. 异丙肾上腺素
B. 新斯的明

C. 阿托品
D. 多巴胺

E. 毛果芸香碱

52. 与巴比妥类药物比较，地西泮治疗失眠的优点是

A. 易诱导入睡

B. 使睡眠持续时间延长

C. 停药后无反跳性多梦现象

D. 缩短快动眼睡眠时相

E. 缩短慢动眼睡眠时相

53. 哌替啶不同于吗啡的临床用途是可以用于

A. 癌症疼痛　　　　B. 心源性哮喘

C. 分娩止痛　　　　D. 心肌梗死剧痛

E. 创伤剧痛

54. 治疗强心苷中毒所致的室性心律失常，首选药物是

A. 胺碘酮　　　　　B. 普萘洛尔

C. 苯妥英钠　　　　D. 阿托品

E. 普罗帕酮

55. 用于控制疟疾复发和传播的药物是

A. 氯喹　　　　　　B. 奎宁

C. 青蒿素　　　　　D. 伯氨喹

E. 乙胺嘧啶

56. 雷尼替丁属于

A. H_1 受体阻断药　　　B. H_2 受体阻断药

C. M 受体阻断药　　　D. 质子泵抑制药

E. 中和胃酸药

57. 糖皮质激素对血液系统的影响是使血液循环中

A. 淋巴细胞减少　　　B. 中性粒细胞减少

C. 红细胞减少　　　　D. 血小板减少

E. 血红蛋白减少

58. 地高辛治疗心房颤动的主要机制是

A. 抑制窦房结　　　　B. 降低心房自律性

C. 减慢房室传导　　　D. 降低心室自律性

E. 延长心房有效不应期

59. 阿司匹林引起胃肠道反应的主要原因是

A. 直接抑制胃黏液分泌

B. 刺激延脑催吐化学感受区

C. 促使胃酸分泌增加

D. 促使胃蛋白酶分泌增加

E. 抑制胃黏膜合成前列腺素

60. 可防止和逆转高血压患者心血管重构的药物是

A. 利尿降压药

B. 钙拮抗剂

C. β 受体阻断剂

D. 血管紧张素转换酶抑制剂

E. α_1 受体阻断剂

61. 选择性激动 β_2 受体而扩张支气管的药物是

A. 肾上腺素　　　　B. 硝苯地平

C. 特布他林　　　　D. 氯苯那敏

E. 氨茶碱

62. 治疗焦虑症最好选用

A. 氯丙嗪　　　　　B. 地西泮

C. 硝西泮　　　　　D. 苯妥英钠

E. 苯巴比妥

63. 新斯的明禁用于

A. 尿潴留　　　　　B. 腹胀气

C. 尿路梗阻　　　　D. 重症肌无力

E. 阵发性室上性心动过速

64. 阻断 H_2 受体而抑制胃酸分泌的药物是

A. 雷尼替丁　　　　B. 奥美拉唑

C. 哌仑西平　　　　D. 阿托品

E. 硫糖铝

65. 长期大量应用糖皮质激素可引起的不良反应是

A. 高血钾　　　　　B. 低血压

C. 低血糖　　　　　D. 高血钙

E. 水钠潴留

66. 奥美拉唑的临床应用适应证是

A. 胃肠平滑肌痉挛　　B. 萎缩性胃炎

C. 消化道功能紊乱　　D. 慢性腹泻

E. 消化性溃疡

67. 对乙酰氨基酚用于治疗

A. 急性痛风　　　　B. 类风湿关节炎

C. 急性风湿热　　　D. 感冒发热

E. 预防血栓形成

68. 男，56 岁。间断活动时憋喘 1 年余，近期加重，重体力活动即感喘憋，有夜间憋醒。既往高血压病 8 年余，糖尿病 4 年余。查体：BP 150/100mmHg，双肺呼吸音清。心率 76 次/分，律齐。患者经药物治疗症状好转，为改善预后需要长期使用的药物是

A. 洋地黄类药物

B. 肾上腺素能受体激动剂

C. 磷酸二酯酶抑制剂

D. 利尿剂

E. 血管紧张素转换酶抑制剂

B1 型题

1.（共用备选答案）

A. 硝酸甘油　　　　B. 普萘洛尔

C. 卡托普利　　　　D. 硝苯地平

E. 维拉帕米

（1）既可预防也可迅速终止心绞痛发作的药物是

（2）不宜用于治疗变异型心绞痛的药物是

（3）对变异型心绞痛疗效最好的药物是

2.（共用备选答案）

A. 哌替啶　　　　　B. 吲哚美辛

C. 氯丙嗪　　　　　D. 布洛芬

E. 对乙酰氨基酚

（1）在物理降温配合下，可使体温降至正常以下，用于人工冬眠的药物是

（2）仅降低发热者体温，不影响正常体温，常用于感冒发热的药物是

（3）抗炎抗风湿作用强，胃肠道不良反应轻的药物是

3.（共用备选答案）

    A. 青霉素 G   B. 氨基糖苷类

    C. 大环内酯类   D. 头孢菌素类

    E. 四环素类

（1）治疗流行性脑脊髓膜炎首选的药物是

（2）治疗支原体肺炎首选的药物是

（3）治疗斑疹伤寒首选的药物是

4.（共用备选答案）

    A. 胃肠道反应   B. 二重感染

    C. 造血系统损害   D. 肾损害

    E. 过敏性休克

（1）氯霉素最严重的不良反应是

（2）四环素最常见的不良反应是

（3）青霉素 G 最严重的不良反应是

5.（共用备选答案）

    A. 周围神经炎   B. 二重感染

    C. 血液系统损害   D. 肾脏损害

    E. 过敏性休克

（1）异烟肼易引起的不良反应是

（2）庆大霉素最严重的不良反应是

6.（共用备选答案）

    A. 肾上腺素   B. 特布他林

    C. 雷尼替丁   D. 氯苯那敏

    E. 奥美拉唑

（1）阻断 H_2 受体而治疗消化性溃疡的药物是

（2）选择性激动 β_2 受体而治疗支气管哮喘的药物是

（3）抑制胃壁细胞分泌 H^+ 而治疗消化性溃疡的药物是

第五章　医学心理学

A1/A2 型题

1. 人正常生活的最基本心理条件是

    A. 人际和谐   B. 情绪稳定

    C. 人格完整   D. 智力正常

    E. 适应环境

2. 精神分析学派认为，在心理地形图中，当前能被注意到的各种心理活动为

    A. 想象   B. 前意识

    C. 意识   D. 表象

    E. 潜意识

3. 根据沙赫特有关情绪研究的观点，对个体情绪的性质和程度起决定性作用的是

    A. 心理应对方式   B. 认知方式

    C. 人格特点   D. 社会支持程度

    E. 智力水平

4. 患者，女，22 岁。在与恋人的一次激烈争吵之后，倍感气愤、烦闷，次晨出现双下肢瘫痪、无法起立行走的症状，经查无神经系统器质性病变的临床依据。如欲对该患者实施尝试性心理治疗，首选的方法为

    A. 暗示疗法   B. 认知疗法

    C. 自由联想   D. 支持疗法

    E. 放松训练

5. 某大学三年级医学生，学习成绩一直不理想，来到学校心理咨询室，诉其在大学生活中不知道自己该干什么，没有主见，经常轻信他人，轻率改变自己的方向。该心理咨询师分析该医学生在意志力上出现的问题是

    A. 动摇   B. 武断

    C. 执拗   D. 独断

    E. 盲从

6. 人对客观现实稳定的态度和与之相适应的习惯化的行为方式是指

    A. 态度   B. 行为

    C. 性格   D. 气质

    E. 能力

7. 行为主义理论认为心理障碍的心理学原因是

    A. 不良的认知模式

    B. 潜意识内的心理冲突

    C. 获得性学习结果

    D. 个人成长受到阻抑

    E. 心理 – 神经 – 内分泌 – 免疫机制作用

8. 价值观形成和发展的关键期是

    A. 幼儿期   B. 儿童期

    C. 青少年期   D. 青年期

    E. 中年期

9. 青少年期心理卫生的重点是

    A. 发展良好的自我意识

    B. 接受现实，确立奋斗目标

    C. 消除心理代沟

    D. 性心理和生理健康、性道德和法制教育

    E. 以上都正确

10. 韦氏量表诊断智力缺损的智商临界值是

    A. 110～119   B. 90～109

    C. 80～89   D. 70～79

    E. 69 以下

11. 先吃糖，后喝苦药，会觉得药更苦，属于

    A. 感觉的适应   B. 感觉对比

    C. 感受性的补偿   D. 感受性的发展

    E. 后像

12. 下列疾病中，不属于心身疾病的是

    A. 支气管哮喘   B. 十二指肠溃疡

    C. 癌症   D. 焦虑症

E. 糖尿病

13. 从事研究不同年龄人的心理发展特点，运用教育和培训手段，帮助人们形成健全的人格和正常的心理过程，适应社会环境，预防疾病，消除不良行为的专业是
A. 临床心理学　　　　　B. 变态心理学
C. 心理生理学　　　　　D. 心理卫生学
E. 环境心理学

14. 心理过程包括
A. 动机、兴趣、世界观
B. 认知、人格、行为
C. 认知、情绪、意志
D. 气质、性格、能力
E. 自我认识、自我体验、自我调控

15. 在患者中心疗法中，设身处地地理解和分享患者内心世界的感情是指
A. 无条件积极尊重　　　B. 通情
C. 真诚　　　　　　　　D. 一致性
E. 接纳

16. 心理应激的核心概念强调
A. 生理反应　　　　　　B. 心理反应
C. 生理刺激物　　　　　D. 心理刺激物
E. 适应和应对"过程"

17. 中年人心理卫生的重点是
A. 处理心理矛盾，保持心理健康
B. 形成正确世界观的社会行为
C. 培养自我意识
D. 修炼人格
E. 以上都正确

18. "前有悬崖，后有追兵"产生的动机冲突属于
A. 双趋冲突
B. 双避冲突
C. 趋避冲突
D. 双重趋避冲突
E. 多重趋避冲突

19. 某患者单独进入百货商场购物时，就会感到胸闷、出冷汗，所以一直回避这些场所。心理治疗师详尽地了解了患者焦虑的场合和回避的程度，训练患者学习放松技术，制定了一张等级表进行分级暴露。这种治疗方法为
A. 快速暴露法　　　　　B. 厌恶疗法
C. 示范法　　　　　　　D. 系统脱敏法
E. 消退法

20. 不属于医学心理学分支学科的是
A. 健康心理学　　　　　B. 教育心理学
C. 变态心理学　　　　　D. 神经心理学
E. 临床心理学

21. 某种心理测验在某一人群中测查结果的标准量数是
A. 常模　　　　　　　　B. 标准化

C. 量表　　　　　　　　D. 信度
E. 效度

22. 情绪相对于情感而言，具有的特点是
A. 是情感的外在表现
B. 与社会需要是否获得满足有关
C. 是高级的心理活动
D. 具有稳定性
E. 具有深刻性

23. "食之无味，弃之可惜"属于动机冲突中的
A. 双趋冲突　　　　　　B. 双避冲突
C. 趋避冲突　　　　　　D. 双重趋避冲突
E. 多重趋避冲突

24. 在精神分析中，治疗师会潜意识恋慕或憎恨患者，称为
A. 疏泄　　　　　　　　B. 反移情
C. 负移情　　　　　　　D. 正移情
E. 自由联想

25. 患者，女，28岁。遇应激事件后，喜欢用钻牛角尖的方式来处理，这种反应属于
A. 自我防御反应　　　　B. 行为反应
C. 情绪反应　　　　　　D. 生理反应
E. 认知反应

26. 医学心理学的基本观点不包括
A. 遗传决定论的观点
B. 主动适应与调节的观点
C. 情绪因素作用的观点
D. 个性特征作用的观点
E. 认知评价的观点

27. 患者，女，18岁。某大学一年级新生，入学后对新的学习环境和教学模式不适应，出现情绪焦虑、失眠等情况。该学生的辅导员老师及同学们给予其热情的帮助、疏导和安慰，使该学生逐渐走出适应不良的状态。这种应对应激的方法属于
A. 催眠心理治疗
B. 运用自我防御机制
C. 专业思想教育
D. 取得社会支持
E. 回避应激源

28. 根据霍尔姆斯的调查，若生活变化单位（LCU）累计得分在200～299，则第2年的患病率约为
A. 20%　　　　　　　　B. 35%
C. 50%　　　　　　　　D. 65%
E. 80%

29. 某中学生因车祸受伤，在昏迷中被送往医院，手术后醒来时，发现自己的左下肢被切除，开始时愤怒异常，大喊大叫，后来不吃不喝，也不与任何人说话。这种情况属于患者角色转化中的
A. 角色行为冲突　　　　B. 角色行为减退
C. 角色行为强化　　　　D. 角色行为缺如
E. 角色行为异常

30. 直接影响活动效率，使活动得以顺利完成的个性心理特征是
    A. 兴趣　　　　　　B. 习惯
    C. 能力　　　　　　D. 人格
    E. 气质

31. 某中年人，童年生活受挫折，个性克制，情绪压抑，经

常焦虑抑郁，又不善于宣泄，过分谨慎，强求合作调和。他的行为模式最容易患的躯体疾病是
    A. 冠心病　　　　　B. 脑出血
    C. 慢性结肠炎　　　D. 甲状腺功能亢进
    E. 癌症

第六章　医学伦理学

A1/A2 型题

1. 下列不属于医学伦理学研究对象的是
    A. 医务人员与患者之间的关系
    B. 医务人员与医学发展之间的关系
    C. 医务人员与其家庭成员之间的关系
    D. 医务人员与社会之间的关系
    E. 医务人员相互之间的关系

2. 医患交谈中，能够使沟通更为有效与顺畅的方法是
    A. 尽量多用书面沟通
    B. 避免表达态度和情感
    C. 善用问句引导话题
    D. 尽量使用医学术语
    E. 提供的信息越多越好

3. 医师在旅游途中救治了1位突发心脏病的旅客，该医师履行的是
    A. 岗位职责　　　　B. 医师职权
    C. 政治义务　　　　D. 法律义务
    E. 道德义务

4. 协调医务人员之间关系的首要思想基础和道德要求是
    A. 彼此信任，相互协作
    B. 维护健康，救治生命
    C. 彼此独立，相互支持
    D. 彼此平等，相互尊重
    E. 互相学习，共同提高

5. 患者虽已住院，但仍坚持工作，提出出院要求。这种患者角色转变的类型为
    A. 角色行为强化　　B. 角色行为异常
    C. 角色行为冲突　　D. 角色行为减退
    E. 角色行为缺如

6. 患者的道德义务有
    A. 保持健康和恢复健康的责任
    B. 服从医生制定的医疗方案
    C. 帮助医务人员工作
    D. 服从医院的行政领导
    E. 要求家属帮助护士工作

7. 下列关于医学行为目的和手段的认识，不正确的是
    A. 医学行为目的合乎道德是医学行为合乎道德的必要条件
    B. 道德的医学行为有时需要"必要伤害"的手段，因

此，伤害性手段是医学必需的
    C. 医务人员选择的医学手段应该是经过医学实践证明是最佳的
    D. 医务人员选择医学手段应该实事求是
    E. 总体上注意行为目的和手段的统一

8. 适用于慢性患者的医患模式为
    A. 主动－被动型　　B. 指导－合作型
    C. 共同参与型　　　D. 平等－互补型
    E. 共同协商型

9. 社会舆论的作用不包括
    A. 指导　　　　　　B. 调整
    C. 约束　　　　　　D. 规范
    E. 疏导

10. 医德修养的方法是
    A. 积极参加医院的各种政治学习
    B. 让领导多督促自己
    C. 让同事多提醒自己
    D. 让患者多监督自己
    E. 追求慎独

11. 正确处理医务人员之间关系的思想基础是
    A. 彼此平等、互相尊重
    B. 彼此独立、互相支持和帮助
    C. 彼此信任、互相协作和监督
    D. 互相学习、共同提高和发挥优势
    E. 共同维护患者利益和社会公益

12. 医学模式转变对医务人员提出的要求是
    A. 建立新的医患模式
    B. 建立新的医际关系
    C. 加大继续教育的力度
    D. 改变传统的医德观念
    E. 改变传统的问诊方式

13. 传统习俗的作用是
    A. 约束　　　　　　B. 调整
    C. 疏导　　　　　　D. 规范
    E. 指导

14. 适用于婴幼儿患者的医患模式为
    A. 平等－互补型　　B. 指导－合作型
    C. 共同参与型　　　D. 主动－被动型
    E. 共同协商型

15. 现实中的医疗伤害现象，依据其与医方主观意愿的关系，可以分为
    A. 有意伤害、可知伤害、可控伤害和责任伤害
    B. 有意伤害、无意伤害、可控伤害和责任伤害
    C. 有意伤害、可知伤害、可预见伤害和责任伤害
    D. 有意伤害、可知伤害、可控伤害和不可控伤害
    E. 有意伤害、无意伤害、可控伤害和不可控伤害

16. 医患关系的性质是
    A. 医患关系是一般的契约关系
    B. 医患关系是纯粹的信托关系
    C. 医患关系是在信托关系基础上的契约关系
    D. 医患关系是信托关系就不是契约关系
    E. 医患关系是契约关系就不是信托关系

17. 现代医学伦理学中，对生命的看法已转变为
    A. 生命神圣论
    B. 生命质量论
    C. 生命价值论
    D. 生命质量与生命价值相统一的理论
    E. 生命神圣、生命质量与生命价值相统一的理论

18. 内心信念的作用是
    A. 行为之中的调整作用
    B. 行为之前的预测作用
    C. 行为之前的选择作用
    D. 行为之中的监督作用
    E. 行为之后的评价、评判和自我校正

19. 医际关系与医患关系
    A. 没有联系
    B. 有联系，但关系不大
    C. 有联系，和谐的医患关系能促进良好医际关系的确立
    D. 有联系，和谐的医患关系以良好的医际关系为前提
    E. 有联系，两者都是医院经济效益的源泉

20. 关于患者知情同意权的描述，正确的是
    A. 如果患者拒绝医生的治疗方案，医生只能听之任之
    B. 家属可以代替患者行使知情同意权，因此，如果患者拒绝而家属同意，医生也可执行自己制定的治疗方案
    C. 患者知情同意的前提是不影响医患关系的确立
    D. 患者知情同意的前提是不影响医生治疗方案的选择
    E. 只要患者有知情同意的能力，就要首先考虑患者自己的意志

21. 医德与医术的关系是
    A. 医术是最重要的，有了精湛的医术必然有高尚的医德
    B. 医德是最重要的，有了高尚的医德必然有精湛的医术
    C. 医德与医术密不可分，医学道德以医学技术为依托，医学技术以医学道德为指导
    D. 医德与医术没有关系，医德高尚的不一定医术精湛
    E. 医德与医术没有关系，医术精湛的不一定是医德高尚

22. 医务人员应当保守的医疗秘密是
    A. 患者的病情
    B. 患者的医疗方案
    C. 患者的性别
    D. 患者及其家庭生活
    E. 医院及医务人员的特色、特长

23. 在自己独处、无人监督的情况下，仍能按照医学道德规范的要求行事。指的是
    A. 内省
    B. 反省
    C. 省悟
    D. 慎独
    E. 自律

24. 医患关系出现物化趋势的最主要原因是
    A. 医学高技术手段的大量应用
    B. 医院分科越来越细，医生日益专科化
    C. 医生工作量加大
    D. 患者对医生的信任感降低
    E. 患者过多依赖医学高技术的检测手段

25. 出自《大医精诚》的是
    A. "天覆地载，万物悉备，莫贵于人"
    B. "凡有疾厄来求救者，不论长幼妍媸、善亲怨友、华夷愚智，皆普同一等"
    C. "欲救人而学医则可，欲谋私利而学医则不可"
    D. "仁者，爱人"
    E. "无伤者，是乃仁术"

26. 医学伦理学是
    A. 研究人与人之间关系的科学
    B. 研究人与社会之间关系的科学
    C. 研究医务人员的医德意识和医德活动的科学
    D. 研究科学道德或科学哲学的学科
    E. 研究医疗人际关系的学科

27. 医疗伤害带有一定的
    A. 可控性
    B. 必然性
    C. 可预见性
    D. 责任性
    E. 可知性

28. 患者权利受到普遍关注的原因是
    A. 人们的生活水平提高
    B. 人们的文化水平提高
    C. 人们已意识到医源性疾病所致的严重危害性
    D. 患者的医疗消费能力不足
    E. 患者的医疗消费水平提高

29. 患者，女，50岁。因子宫肌瘤行子宫切除术，术中医生发现患者左侧卵巢有病变应切除，在未征得患者及其家属同意的情况下，将左侧卵巢与子宫一并切除，术中患者恢复良好，该例中，医生违背的临床诊疗伦理原则是
    A. 最优化原则
    B. 知情同意原则
    C. 守信原则
    D. 保密原则
    E. 患者至上原则

30. 遇到突发公共卫生事件时，个人利益将服从社会利益，

这属于
- A. 全社会参与原则
- B. 社会公益原则
- C. 社会公正原则
- D. 互助协同原则
- E. 信息公开原则

31. 医生劝病人"你应该参加一些晨间锻炼",这种医患关系属于
- A. 主动－被动型
- B. 指导－合作型
- C. 共同参与型
- D. 强制－被动型
- E. 指导－参与型

32. 男性患者,胃癌晚期,保守治疗。医生在诊疗过程中,未告知患者和家属,给病人开价格昂贵的进口药物。该案例中,医生违背的临床诊疗伦理原则是
- A. 患者至上原则
- B. 有利原则
- C. 知情同意原则
- D. 最优化原则
- E. 尊重原则

第七章　卫生法规

A1/A2 型题

1. 患者有损害,但医疗机构不承担赔偿责任的是
- A. 在抢救生命垂危患者等紧急情况下未尽到合理的诊疗义务
- B. 患者或者其近亲属不配合医疗机构进行符合诊疗规范的诊疗
- C. 未经患者同意公开其病历资料
- D. 未尽到与当时医疗水平相应的诊疗义务
- E. 未签订知情同意书

2. 下列应按照假药论处的药品是
- A. 未标明有效期的药品
- B. 擅自添加矫味剂的药品
- C. 更改生产批号的药品
- D. 超过有效期的药品
- E. 被污染的药品

3. 《精神卫生法》中关于精神障碍医学鉴定的要求是
- A. 鉴定人应当对鉴定过程进行实时记录并签名
- B. 就诊者未经精神障碍医学鉴定,医疗机构不得实施住院治疗
- C. 不能确定就诊者为严重精神障碍的应当经医学鉴定
- D. 鉴定报告应当经精神障碍患者或者其监护人签字同意
- E. 鉴定人不应当到收治精神障碍患者的医疗机构面见、询问患者

4. 患者查阅医疗记录和复印部分病历的权利属于
- A. 平等就医权
- B. 特殊干涉权
- C. 隐私保护权
- D. 损害赔偿权
- E. 知情同意权

5. 医务人员收受药品生产企业的财物,情节尚不严重时,依法应对其给予的处罚是
- A. 没收违法所得
- B. 罚款
- C. 吊销执业证书
- D. 追究刑事责任
- E. 警告

6. 医疗机构的医务人员违反《献血法》规定,将不符合国家规定标准的血液用于患者的,由县级以上卫生行政部门给予的行政处罚是
- A. 警告
- B. 罚款
- C. 吊销《医疗机构执业许可证》
- D. 责令改正
- E. 限期整顿

7. 患者的基本医疗权不包括
- A. 医疗保健不受民族、性别、财产状况影响的权利
- B. 生病后得到及时的医疗的权利
- C. 平等享受医疗服务的权利
- D. 应该得到基本医疗保健服务的权利
- E. 能够选择自己应该得到何种医疗的权利

8. 根据医疗事故处理条例的规定,医疗事故可分为
- A. 二级三等
- B. 三级九等
- C. 四级十二等
- D. 五级十等
- E. 六级十二等

9. 下列关于病历资料的说法,正确的是
- A. 医疗机构应按要求书写病历资料并由患者或其家属保管
- B. 因抢救急危患者,未及时书写病历的,要在抢救结束后12小时内据实补记
- C. 医务人员书写病历时可以涂改
- D. 发生医疗事故争议时,可封存病历资料的复印件
- E. 病历资料不包括会诊意见

10. 申请输血时核准签字的人是
- A. 经治医师
- B. 主治医师
- C. 副主任医师
- D. 主任医师
- E. 科室负责人

11. 医师亲自接产后,医疗机构可以出具的证明文件是
- A. 出生证明书
- B. 死亡证明书
- C. 健康证明书
- D. 医疗鉴定结论
- E. 死亡报告书

12. 某直辖市人民医院为了治疗患者需配制某种制剂以供本单位使用,该医院有取得法定资格的药学技术人员刘某和徐某等人,并且有保证制剂质量的设施、管理制度、检验仪器和卫生条件,于是该医院按规定申请《医疗机构制剂许可证》。该医院申请时必须经
- A. 该市卫生行政部门审核同意,由市工商行政管理部门批准
- B. 该市工商行政管理部门审核同意,由市卫生行政部门批准

C. 该市卫生行政部门审核同意，由该市人民政府批准

D. 该市卫生行政部门审核同意，由该市药品监督管理部门批准

E. 该市药品监督管理部门审核同意，由该市卫生行政部门批准

13. 医疗机构施行特殊检查时，应

A. 由经治医师所在科室集体讨论后实施

B. 由医疗机构负责人批准后实施

C. 由经治医师决定后实施

D. 征得患者同意，并取得其家属或关系人同意及签字后实施

E. 征得患者或其家属同意后实施

14. 医疗事故的行为主体在医疗活动中违反了

A. 法律、行政规章

B. 行政法规和规章

C. 医疗卫生管理法律、行政法规、部门规章和诊疗护理规范、常规

D. 卫生国际条约

E. 部门规章

15. 对不予医师执业注册，有异议的可以

A. 申请复议或申诉　　　B. 申请复议或起诉

C. 申诉或起诉　　　　　D. 先申请复议再起诉

E. 先申诉再申请复议

16. 公卫医师何某在取得医师资格证书和执业许可证后的1年里，擅自从事婚前医学检查、遗传病诊断和产前诊断，虽经卫生行政部门制止，仍不改正，并又施行终止妊娠手术。依据《母婴保健法》规定，应对其给予的行政处罚是

A. 处以罚款　　　　　　B. 没收违法所得

C. 没收非法财物　　　　D. 吊销执业许可证

E. 行政拘留

17. 何某因意外事故受伤被同事送到医院抢救，何某被送到医院时已昏迷，此时何某急需输血治疗但其家人还未赶到医院，对何某输血时采取的以下措施哪项是符合临床输血技术规范的

A. 报何某所在单位同意、备案，并记入病历

B. 在何某家人赶到且同意后再输血

C. 报医院主管领导同意、备案，并记入病历

D. 报经治医师所在科室主任同意、备案，并记入病历

E. 由何某同事同意并签字、备案，并记入病历

18. 国家对传染病管理实行的方针是

A. 预防为主、防治结合、统一管理、健康教育、依靠群众

B. 预防为主、防治结合、分类管理、依靠科学、依靠群众

C. 预防为主、防治结合、划区管理、依靠科学、依靠教育

D. 预防为主、防治结合、分片管理、健康教育、依靠群众

E. 预防为主、防治结合、层级管理、依靠科学、健康教育

19. 某县从事母婴保健工作的医师胡某，违反母婴保健法规定，出具有关虚假医学证明而且情节严重。该县卫生局应依法给予胡某的处理是

A. 通报批评　　　　　　B. 警告

C. 取消执业资格　　　　D. 罚款

E. 降职降薪

20. 下列有关医疗事故鉴定的描述，错误的是

A. 医疗事故鉴定由负责医疗事故技术鉴定工作的医学会组织

B. 省级地方医学会负责医疗事故的再次鉴定工作

C. 医疗事故技术鉴定，实行合议制，鉴定组人数应为单数

D. 医疗事故鉴定可以由卫生行政部门提起

E. 当事人对首次医疗事故技术鉴定结论不服的，可以申请复议

21. 构成医疗事故的要件之一是

A. 行为主体主观上是故意

B. 行为主体主观上是过失

C. 行为主体的行为造成了患者的损害

D. 行为主体客观上实施了违反法律法规的行为

E. 行为主体客观上实施了医疗行为

22. 医疗机构开展诊疗活动必须符合的条件是

A. 向卫生行政部门登记，领取《医疗机构执业许可证》

B. 向卫生行政部门登记即可

C. 有符合条件的卫生技术人员

D. 有符合条件的场所

E. 有符合条件的医疗仪器、设备和卫生技术人员

23. 申请执业注册时，以下可以注册的情形是

A. 受刑事处罚，自刑罚执行完毕之日起至申请注册之日已3年

B. 受刑事处罚，自刑罚执行完毕之日起至申请注册之日已1年

C. 不具有完全民事行为能力

D. 受吊销医师执业证书行政处罚，自处罚决定之日起至申请注册之日已6个月

E. 受吊销医师执业证书行政处罚，自处罚决定之日起至申请注册之日已1年

24. 婚前医学检查的主要内容是指

A. 进行性卫生知识、生育知识的教育

B. 进行遗传病知识的教育

C. 对有关婚配问题提供医学意见

D. 对有关生育保健问题提供医学意见

E. 对严重遗传疾病、指定传染病等的检查

25. 传染病暴发、流行时，所在地县级以上地方人民政府应当

A. 立即组织力量，按照预防、控制预案进行防治，切断传染病的传播途径

B. 限制或者停止集市

C. 停工、停业、停课

D. 封闭或封存被传染病病原体污染的公共饮用水源

E. 控制或扑杀染疫野生动物、家畜家禽

26. 执业医师法适用于

A. 医疗机构中的工作人员

B. 保健机构中的医务人员

C. 乡村医生

D. 计划生育技术服务机构的医师

E. 疾病预防控制机构的医务人员

27. 为乙类传染病而按照甲类传染病管理的一类传染病是

A. 脊髓灰质炎　　　　　B. 猩红热

C. 肺炭疽　　　　　　　D. 艾滋病

E. 肺结核

28. 对甲类传染病实施隔离措施时，应当遵循的公共卫生处理原则是

A. 全社会参与原则　　　B. 信息公开原则

C. 以病人为中心原则　　D. 互相协同原则

E. 社会公正原则

29. 当处方遇有特殊情况需要修改时，可由

A. 药房划价人员修改并签字

B. 药房调配人员修改并签字

C. 处方医师修改并签字

D. 患者修改并签字

E. 任何医师都可修改

30. 男，48岁。印刷厂工人，出现神经衰弱1月，到医院就诊。经查，医生考虑应是患者长期处于苯超标的环境中，导致慢性苯中毒。医生告知患者及家属后，还应告知的是

A. 医疗卫生机构医务部

B. 用人单位

C. 安监部门

D. 国务院行政部门

E. 县级以上卫生行政部门

A3/A4 型题

（共用题干）某医院未经批准新设医疗美容科，营业并接诊病人，未出现医疗事故，卫生行政部门例行检查时发现医院未经报备审批进行美容诊疗。

（1）该医疗机构的行为性质属于

A. 非法行医

B. 超范围行医

C. 正常医疗行为

D. 特殊情况

E. 开展新技术

（2）卫生行政部门应给予的处置是

A. 责令整改，处以5000元以下罚款

B. 予以警告，责令整改

C. 责令整改，处以3000元以下罚款

D. 吊销"医疗机构执业许可证"

E. 责令整改，没收违法所得

B1 型题

1.（共用备选答案）

A. 一级甲等医疗事故

B. 一级乙等医疗事故

C. 二级甲等医疗事故

D. 二级乙等医疗事故

E. 不属于医疗事故

（1）医务人员在医疗活动中违反诊疗护理常规，造成患者死亡的，属

（2）医务人员在医疗活动中违反诊疗护理常规，造成患者器官严重畸形的，属

（3）医务人员在医疗活动中因不可抗力给患者造成不良后果的，属

2.（共用备选答案）

A. 医师在执业活动中，人格尊严、人身安全不受侵犯

B. 医师在执业活动中，应当遵守法律、法规，遵守技术操作规范

C. 对医学专业技术有重大突破，做出显著贡献的医师，应当给予表彰或者奖励

D. 医师应当使用经国家有关部门批准使用的药品

E. 对考核不合格的医师，可以责令其接受培训和继续医学教育

（1）属于医师执业权利的是

（2）属于医师执业义务的是

（3）属于医师执业规则的是

3.（共用备选答案）

A. 进行消毒处理

B. 立即进行卫生处理、就近火化

C. 进行卫生处理后按照规定深埋

D. 在疾病预防控制机构的指导下，进行严格的消毒

E. 须依法实施消毒和无害化处置

（1）医疗机构内被传染病病原体污染的场所、物品，应

（2）患甲类传染病、肺炭疽死亡的，应将尸体

4.（共用备选答案）

A. 由卫生行政部门给予处分，没收违法所得

B. 由工商行政管理部门处1万元以上20万元以下的罚款

C. 由卫生行政部门吊销其执业证书

D. 依法追究刑事责任

E. 依法承担赔偿责任

（1）医疗机构违反法律规定，给药品使用者造成损害的，应

（2）医疗机构负责人收受药品生产企业给予的财物的，应

（3）医疗机构在药品购销中暗中给予、收受回扣或者其他利益的，应

5.（共用备选答案）

A. 准予注册　　　　　　B. 不予注册

C. 注销注册　　　　　　D. 重新注册

E. 撤销注册

（1）中止执业 2 年以上的，应

（2）不具有完全民事行为能力的，应

（3）受刑事处罚的，应

6.（共用备选答案）

    A. 实施隔离措施   B. 停工、停业、停课

    C. 宣布为疫区   D. 实施封锁

    E. 对出入疫区的人员、物资和交通工具实施卫生检疫

（1）对已经发生甲类传染病病例的场所，所在地县级以上地方人民政府可以

（2）对本行政区域内的甲类传染病疫区，省级人民政府可以

（3）甲类传染病暴发、流行时，县级以上人民政府报上一级人民政府，经决定可以

第八章 预防医学

A1/A2 型题

1. 预防接种异常反应是指

    A. 心理因素引起的个体心因性反应

    B. 疫苗本身特性引起的接种后一般反应

    C. 合格疫苗在实施规范接种过程中给受种者造成损害

    D. 受种者在接种时正处于某种疾病的前驱期，接种后偶合发病

    E. 接种单位违反预防接种方案给受种者造成损害

2. 有关筛检的说法，错误的是

    A. 筛检试验应费用低廉

    B. 应能迅速出结果

    C. 目的是早期发现罕见病病例

    D. 检查对象为表面上无病的人

    E. 筛检试验应对人体无害

3. 为尽量发现病人，在制订筛选方法标准过程中，常采用的做法是

    A. 提高假阴性率

    B. 降低假阳性率

    C. 提高方法的特异度

    D. 提高方法的灵敏度

    E. 使假阴性率与假阳性率相等

4. 编制统计表时，做法错误的是

    A. 同一指标的小数位数保留一致

    B. 表内数据一律用阿拉伯数字表示

    C. 统计表需要标题

    D. 表中必须有竖线

    E. 表中若缺或未记录可用"…"表示

5. 描述一组正态分布资料离散程度大小的最佳指标是

    A. 四分位数间距   B. 标准差

    C. 极差   D. 离均差平方和

    E. 百分位数

6. 急性苯中毒主要损害

    A. 呼吸系统   B. 神经系统

    C. 造血系统   D. 消化系统

    E. 心血管系统

7. 膳食纤维素的营养作用不包括

    A. 供给机体热能

    B. 降低血胆固醇

    C. 刺激肠蠕动

    D. 预防大肠病、直肠癌

    E. 增加粪便体积

8. 预防地方性甲状腺肿最方便、可靠的措施是

    A. 投碘化剂   B. 食用碘化食糖

    C. 食用碘化食盐或食油   D. 食用碘化水质

    E. 移民

9. 流行病学主要研究的是

    A. 医院内的患者及患病有关因素

    B. 正常人群的健康水平

    C. 亚健康人群的健康水平

    D. 人群中疾病与健康状况的分布及其影响因素

    E. 社区内高危人群及健康水平

10. 水的消毒方法有下列几种，除了

    A. 氯化消毒法

    B. 煮热消毒法

    C. 紫外线、臭氧消毒法

    D. 碘消毒法

    E. 硫酸铝消毒法

11. 用以表示某市近 10 年某病病死率的统计图是

    A. 直条图   B. 线图

    C. 圆形图   D. 统计地图

    E. 散点图

12. 自 1945 年至 1975 年间，观察到做夜光表（放射性核素）的 1000 名女工中得骨癌者 20 例，而同期 1000 名话务员中得骨癌者 4 例。本研究方法是

    A. 前瞻性研究   B. 回顾性研究

    C. 临床试验研究   D. 实验流行病学研究

    E. 现况调查研究

13. 生态系统中物质和能量交换的基本方式是

    A. 新陈代谢   B. 信息传递

    C. 能量流动   D. 物质循环

    E. 食物链

14. 某地方病研究所普查地方性甲状腺肿病，半个月内查完全乡 12000 人，查出各型患者 420 人，则该乡地方性甲状腺肿病的

    A. 患病率为 3.5%   B. 生存率为 3.5%

    C. 发病率为 3.5%   D. 罹患率为 3.5%

    E. 感染率为 3.5%

15. 观察各种死亡原因所占的比重大小，最好绘制的图形为

A. 直条图   B. 直方图
C. 圆形图   D. 普通线图
E. 半对数线图

16. 小白菜在烹调过程中最易损失的营养素为
A. 维生素 A   B. 维生素 E
C. 维生素 D   D. 维生素 B
E. 维生素 C

17. 某现象发生的频率或强度的表示用
A. 构成比   B. 指标
C. 观察单位   D. 率
E. 百分比

18. 社区卫生服务的特点中，说法错误的是
A. 以基层卫生保健为主要内容
B. 提供综合性、连续性服务
C. 提供的是可及性服务
D. 进行协调性服务
E. 针对疑难杂症

19. 切断传播途径的措施不包括
A. 早期发现患者   B. 预防接种
C. 开展健康教育   D. 杀虫
E. 隔离患者

20. 河豚毒素含量最高的是
A. 脑、肝   B. 肾、精囊
C. 卵巢、肝脏   D. 皮肤、眼
F. 血液、鳃

21. 某地区欲找出对患者生命威胁最大的疾病，以便制定防治对策，需要计算和评价的统计指标为
A. 某病病死率   B. 某病患病率
C. 某病死亡率   D. 某病患病构成比
E. 某病发病率

22. 预防饮水所致地方性氟中毒的首要措施是
A. 改善营养   B. 更换水源
C. 移民   D. 水中除氟
E. 投药

23. 饮水消毒的主要目的是
A. 保持水中有余氯
B. 改善水物理性状
C. 消灭大肠埃希菌
D. 杀灭病原菌，预防介水传染病
E. 消灭虫卵，预防血吸虫病

24. 在恶性肿瘤的主要危险因素中最主要的是
A. 生物因素   B. 物理因素
C. 化学因素   D. 体力活动
E. 社会心理因素

25. 可使人群易感性升高的因素，除了
A. 新生儿增加
B. 免疫人口免疫力的自然消退
C. 易感人口的迁入

D. 隐性感染发生后
E. 免疫人口的迁出或死亡

26. 在一项队列研究中，非暴露组 150 名中有 15 人患高血压，暴露组 200 人中有 30 人患高血压，归因危险度为
A. 0.15   B. 0.1
C. 1.5   D. 0.05
E. 0.25

27. 影响健康的生活方式是
A. 吸烟，抑郁
B. 酗酒，衰老
C. 高盐饮食，缺少运动
D. 药物依赖，生活压力事件
E. 成熟，发育

28. 在流行病学调查中，系统抽样的方法是
A. 将对象编号，再用随机数字表抽样
B. 先将对象按照主要特征分层，再随机抽样
C. 按一定顺序，机械地每隔一定的数量单位抽样
D. 将总体分为若干亚群，然后随机抽样
E. 以上都不对

29. 关于健康教育的概念，正确的是
A. 健康教育是促使人们被动采纳有益于健康行为的、系统的、有计划的学习活动的综合
B. 健康教育是促使人们自觉采纳有益于健康行为的、系统的、有计划的学习活动的综合
C. 健康教育是促使人们自觉采纳有益于健康行为的学习活动
D. 健康教育是为促使整个身体、精神和社会生活的完好状态而进行的学习活动
E. 以上都不对

30. 在同一正态总体中抽样，有 99% 的样本均数在下述范围内
A. $\bar{\chi} \pm 2.58 S_{\bar{x}}$ B. $\bar{\chi} \pm 1.96 S_{\bar{x}}$
C. $\mu \pm 1.96 S_{\bar{x}}$ D. $\mu \pm 2.58 S_{\bar{x}}$
E. $\bar{\chi} \pm 2.58 \sigma_{\bar{x}}$

31. 计算麻疹疫苗接种后血清检查的阳转率，分母为
A. 麻疹易感儿童
B. 麻疹患儿人数
C. 麻疹疫苗接种人数
D. 麻疹疫苗接种后的阳转人数
E. 以上均不是

32. 某年夏季，某工地 20 余名工人晚餐吃炒米饭后约 1～3 小时，20 余名工人中有 10 多名工人出现恶心、上腹痛、剧烈呕吐、腹泻等，不发热，首先应考虑的食物中毒是
A. 沙门属菌食物中毒
B. 葡萄球菌肠毒素食物中毒
C. 副溶血性弧菌食物中毒
D. 亚硝酸盐食物中毒
E. 有机磷农药食物中毒

33. 传染源是指

A. 体内有病原体的人

B. 体内有病原体的人和动物

C. 体内有病原体繁殖的人和动物

D. 体内有病原体繁殖并排出病原体的人

E. 体内有病原体繁殖并排出病原体的人和动物

34. 预防医学是研究环境因素与

A. 人体内环境的关系　　B. 人体外环境的关系

C. 人体健康的关系　　　D. 人体状况的关系

E. 人体功能的关系

35. 下列均为大气污染对健康的直接损害，除外

A. 急性中毒

B. 机体免疫力下降

C. 儿童佝偻病的发生率增加

D. 变态反应

E. 致癌作用

36. 在驾驶员、接线员、银行出纳员等人群中，高血压的患病人数增加，此病属于

A. 工伤　　　　　　　B. 职业病

C. 职业特征　　　　　D. 工作有关疾病

E. 非职业性疾病

37. 在成组病例对照研究中，对 OR 值的描述正确的是

A. OR > 1，说明某因素是危险因素

B. OR < 1，说明某因素是危险因素

C. OR = 1，说明某因素是危险因素

D. OR = 1，说明某因素是保护因素

E. 以上均不是

38. 一个 300 万人口的城市，过去每年发生伤寒患者 30 例左右，某年发生了 300 例，此种情况称

A. 暴发　　　　　　　B. 散发

C. 流行　　　　　　　D. 大流行

E. 世界大流行

39. 某市 120 名 12 岁男孩的身高 $\bar{\chi} = 143.10\text{cm}$，$S = 5.67\text{cm}$，则身高在 $131.99 \sim 154.21\text{cm}$ 范围内的理论频数为

A. 114 人　　　　　　B. 119 人

C. 64 人　　　　　　D. 72 人

E. 96 人

40. 统计工作的步骤不包括

A. 搜集资料　　　　　B. 统计设计

C. 分析资料　　　　　D. 整理资料

E. 得出结论

41. 为观察甲型病毒性肝炎疫苗的预防效果，研究对象最好选择

A. 近期曾有甲型病毒性肝炎暴发地区人群

B. 甲型病毒性肝炎高发区无免疫人群

C. 甲型病毒性肝炎低发区无免疫人群

D. 医院中非肝炎患者

E. 医院中血液制品接触者

42. 用人单位开展就业前健康检查的主要目的是

A. 及时发现就业禁忌证

B. 便于安排工人从事特殊作业

C. 全面掌握工人的健康状况

D. 确定工作岗位及转岗

E. 便于人事部门对工人的管理

43. 不属于食品污染的是

A. 肉类制品检出过量亚硝酸盐

B. 压榨花生油过程中混入黄曲霉毒素

C. 河豚中检出河豚毒素

D. 粮食中残留有机磷杀虫药

E. 动物性食品中检出沙门菌

44. 说明样本均数抽样误差大小的指标是

A. 标准差　　　　　　B. 极差

C. 四分位数间距　　　D. 变异系数

E. 标准误

45. 谷类和豆类食物的互补氨基酸是

A. 赖氨酸和酪氨酸

B. 赖氨酸和丙氨酸

C. 赖氨酸和甘氨酸

D. 赖氨酸和谷氨酸

E. 赖氨酸和色氨酸

46. 下列疾病的发生与吸烟所致危害关系不大的是

A. 糖尿病　　　　　　B. 阿尔茨海默病

C. 男性性功能障碍　　D. 冠心病

E. 慢性阻塞性肺疾病

47. 属于环境中二次污染的是

A. 汞　　　　　　　　B. 二手烟

C. 镉　　　　　　　　D. 光化学烟雾

E. 二氧化碳

48. 国外某镇一学者开展了一项持续多年的啤酒狂欢节饮酒者与心血管疾病死亡关系的研究。研究初，有 70 名啤酒狂欢节饮酒者和 1500 名非饮酒者，在研究结束时，7 名啤酒狂欢节饮酒者死于心血管疾病，45 名非啤酒狂欢节饮酒者死于心血管疾病，该研究为

A. 病例对照研究　　　B. 横断面研究

C. 队列研究　　　　　D. 临床试验

E. 生态学研究

49. 研究者在某市开展一项对 35 岁以上高血压患者的健康状况研究，调查了下列指标，其中属于等级资料的是

A. 年龄　　　　　　　B. 病情的严重程度

C. 腰围　　　　　　　D. ABO 血型

E. 体重

50. 豆类食物中含蛋白质最高的是

A. 豌豆　　　　　　　B. 大豆

C. 绿豆　　　　　　　D. 蚕豆

E. 豆浆

51. 流行病学的基本原则不包括

A. 群体原则　　　　　B. 现场原则

C. 对比原则　　　　　D. 隔离原则

E. 代表性原则

52. 在流行病学的病例对照研究中，选择对照的最佳条件是

A. 产生病例人群中的非患者，其他非研究因素和特征与病例组有可比性

B. 产生病例人群中非病例的一个非随机样本

C. 产生病例人群中的非患者，其他非研究因素与病例组相同

D. 未患所研究疾病的人

E. 未患所研究疾病的人，其他非研究因素与病例组有可比性

53. 某公司有 100 员工，集体食堂吃饭，近来一周其中 30 人相继突发腹泻，为描述病例发生的频率可用的是

A. 罹患率　　　　　　B. 患病率

C. 发病率　　　　　　D. 续发率

E. 感染率

A3/A4 型题

1.（共用题干）若对某疾病进行流行病学的研究，选用病例对照调查。

（1）那么，调查对象应是

A. 病例组应选择怀疑患某病的患者，对照组应选不患某病的人

B. 病例组应是确定患某病的患者，对照组选怀疑患某病的人

C. 病例组应是确定患某病的患者，对照组也是患某病的人

D. 病例组和对照组都选未被确定患某病的人

E. 病例组应是确定患某病的人，对照组应是不患某病的人

（2）研究中应注意混杂因素的影响，混杂因素是指

A. 影响研究结果判定的因素

B. 影响统计处理的因素

C. 与研究的病和所研究的暴露因素都有联系的因子

D. 仅与研究的病有联系

E. 仅与对照组有联系

2.（共用题干）某工人从事开山凿岩的野外工作，工龄 1 年半，近来经常出现胸闷，气短，咳嗽，平时无吸烟习惯。

（1）考虑该工人患的是

A. 速发型硅沉着病　　B. 晚发型硅沉着病

C. 急性苯中毒　　　　D. 慢性苯中毒

E. 肺癌

（2）为确诊该病应做的检查，不包括的是

A. 现场空气二氧化硅的测定

B. 工人呼吸功能的检查

C. 工人血液、尿液的检查

D. 检查工作场所防护情况

E. 检查工人个人防护情况

（3）目前诊断该病分期的最主要依据是

A. 接触矽尘职业史　　B. 临床症状和体征

C. 化验检查结果　　　D. X 线胸片检查所见

E. 肺功能测定结果

B1 型题

1.（共用备选答案）

A. 维生素 A 与胡萝卜素　　B. 维生素 B_1

C. 维生素 B_2　　　　　　D. 维生素 C

E. 以上都不是

（1）参与碳水化合物的代谢，维持神经、肌肉、消化、循环的正常功能的物质是

（2）参与组织呼吸及氧化还原过程，并与视网膜的感光作用和生长发育有关的物质是

（3）可维持牙齿、血管、骨骼的正常功能，增加抗病能力，促进伤口愈合，促进铁吸收，阻断亚硝胺的形成，具有抗癌防癌的作用；与铅、苯、汞、砷等重金属离子络合，可减少其毒性作用的物质是

2.（共用备选答案）

A. 家庭自制发酵食品　　B. 鱼、虾、蟹、贝类

C. 剩饭　　　　　　　　D. 肉类、禽类、蛋类

E. 谷类

（1）引起沙门菌属食物中毒好发的食品是

（2）引起肉毒中毒好发的食品是

3.（共用备选答案）

A. 样本率与总体率比较的目的

B. 配对计数资料的比较目的

C. 2 个样本率比较的目的

D. 多个样本率比较的目的

E. 将 2 个或多个样本构成比比较的目的

（1）通过单一样本数据推断 2 种处理结果有无差别是

（2）推断样本率所代表的总体率与总体率是否相等是

（3）推断 2 个样本各自代表的两总体率是否相等是

4.（共用备选答案）

A. 血液运氧功能障碍　　B. 组织利用氧功能障碍

C. 空气中氧含量减少　　D. 血液循环障碍

E. 肺通气量减少

（1）氰化氢中毒缺氧主要因为

（2）一氧化碳中毒缺氧主要因为

5.（共用备选答案）

A. 诊断试验　　　　　B. 队列研究

C. 筛检　　　　　　　D. 病例对照研究

E. 现况研究

（1）由果追因的研究属于

（2）由因及果的研究属于

6.（共用备选答案）

A. 烟酸　　　　　　　B. 尼古丁

C. 焦油　　　　　　　D. 一氧化碳

E. 苯并芘

（1）在烟草烟雾中，使红细胞失去携氧能力的物质是

（2）烟草中使人成瘾的成分是

第九章　呼吸系统

A1/A2 型题

1. 下列肺炎中最易并发肺脓肿的是
   A. 真菌性肺炎
   B. 干酪性肺类
   C. 金黄色葡萄球菌肺炎
   D. 肺炎支原体肺炎
   E. 肺炎链球菌肺炎

2. 支气管扩张患者因感染反复加重多次住院，再次因感染加重行抗感染治疗时，应特别注意的病原体是
   A. 大肠埃希菌
   B. 耐甲氧西林金黄色葡萄球菌
   C. 军团菌
   D. 铜绿假单胞菌
   E. 耐青霉素肺炎链球菌

3. 慢性阻塞性肺疾病患者存在的"持续气流受限"是指
   A. 阻塞性通气功能障碍不能完全恢复
   B. 支气管舒张试验阳性
   C. 功能残气量显著增加
   D. 支气管激发试验阳性
   E. 存在限制性通气功能障碍

4. 明确诊断肺血栓栓塞症的首选检查是
   A. CT 肺动脉造影
   B. 血 D - 二聚体
   C. 动脉血气分析
   D. 肺通气灌注扫描
   E. 超声心动图

5. 下列表现属于肺癌的副癌综合征的是
   A. 一侧眼睑下垂、瞳孔缩小
   B. 声音嘶哑
   C. 胸壁静脉曲张
   D. 吞咽困难
   E. 杵状指

6. 患者，女，25 岁。低热伴干咳 2 个月，抗感染治疗无效。胸片示未见异常；痰涂片找到抗酸杆菌。最可能的诊断是
   A. 支原体肺炎　　　　B. 过敏性肺炎
   C. 支气管扩张症　　　D. 结节病
   E. 支气管内膜结核

7. 患者，女，30 岁。喘息、呼吸困难发作 1 天，过去有类似发作史。体检：呼吸浅快、发绀，双肺满布哮鸣音，心率 120 次/分，律齐，无杂音。院外已用过氨茶碱、特布他林无效。对该患者除立即吸氧外，应首先给予的治疗措施为
   A. 联合应用氨茶碱、特布他林静脉滴注
   B. 联合应用抗生素静脉滴注
   C. 琥珀酸氢化可的松静脉滴注
   D. 二丙酸倍氯米松气雾吸入
   E. 5% 碳酸氢钠静脉滴注

8. 患者，男，65 岁。确诊慢性支气管炎、肺气肿 5 年，此次再次发作，呼吸困难加重且伴有发绀入院，未吸氧。下列血气结果与之相符的是
   A. PaO_2 降低，$PaCO_2$ 升高
   B. PaO_2 正常，$PaCO_2$ 升高
   C. PaO_2 升高，$PaCO_2$ 正常
   D. PaO_2 升高，$PaCO_2$ 升高
   E. PaO_2 正常，$PaCO_2$ 降低

9. 治疗多根多处肋骨骨折的重点是
   A. 止痛，保持呼吸道通畅
   B. 加压包扎
   C. 面罩吸氧
   D. 雾化吸入
   E. 预防并发症

10. 结核性胸膜炎与癌性胸膜炎的最主要鉴别点是
    A. 胸水 ADA 测定　　　B. 胸水生长速度
    C. 胸痛程度　　　　　D. 胸水 CEA 测定
    E. 胸水细胞学和细菌学检查

11. 支气管扩张引起大咯血的原因为
    A. 支气管动脉先天性解剖畸形
    B. 支气管动脉与肺动脉终末支扩张血管瘤破裂
    C. 合并重度支气管炎
    D. 支气管发生囊性扩张
    E. 支气管黏膜溃疡

12. 患者，男，32 岁。咳嗽 1 月余，伴低热、痰中带血 10 天。胸片示：右肺上叶尖段炎症，伴有空洞形成。最可能的诊断是
    A. 肺脓肿　　　　　　B. 浸润型肺结核
    C. 支气管扩张症　　　D. 癌性空洞伴感染
    E. 金黄色葡萄球菌肺炎

13. 我国引起肺心病最常见的病因是
    A. 肺间质纤维化　　　B. 重症肺结核
    C. 慢性阻塞性肺疾病　D. 支气管扩张
    E. 原发性肺动脉高压

14. 患者，男，46 岁。反复咳嗽、咳痰、喘 5 年余，冬季加重，1 周前上述症状加重，经治疗无效住院。查体：胸廓对称，双肺干湿啰音。X 线胸片示双肺纹理增强。其诊断可能为
    A. 慢性支气管炎急性发作
    B. 慢性喘息性支气管炎急性发作
    C. 慢性支气管炎迁延期
    D. 慢性喘息性支气管炎迁延期

E. 慢性喘息性支气管炎缓解期

15. 与呼吸困难无明显关系的疾病是
A. 肺炎　　　　　　　　　　　B. 急性胃炎
C. 大量腹腔积液　　　　　　　D. 急性一氧化碳中毒
E. 脑出血

16. 下列关于咳嗽的描述，正确的是
A. 只有在呼吸道感染时才能引起咳嗽
B. 干咳仅见于肺癌早期
C. 支气管扩张症咳嗽往往于清晨或夜间变动体位时加重，并伴咳痰
D. 中枢神经因素引起的咳嗽，是从脑桥发出的冲动所致
E. 感染因素引起的咳嗽较重，非感染因素引起的咳嗽较轻

17. Ⅱ型呼吸衰竭氧疗时，适宜的吸氧浓度为
A. 25%～34%　　　　　　　　B. 35%～40%
C. 41%～45%　　　　　　　　D. 46%～50%
E. 51%～60%

18. 对细胞内结核菌无效的杀菌剂是
A. 异烟肼　　　　　　　　　　B. 乙胺丁醇
C. 链霉素　　　　　　　　　　D. 吡嗪酰胺
E. 利福平

19. 下列哪一种情况不宜做支气管造影
A. 术前明确支气管扩张部位和范围
B. 反复大咯血，胸片未见明显病变
C. 病变位于左下肺反复感染且不易控制
D. 病变较重累及双侧肺
E. 病变重且局限于右中下肺

20. 肋骨骨折后，保持呼吸道通畅，首先
A. 止痛　　　　　　　　　　　B. 胶布固定
C. 多头胸带包扎　　　　　　　D. 雾化吸入
E. 气管插管

21. 导致哮喘反复发作的最重要原因是
A. 气道慢性炎症
B. 气道黏膜水肿
C. 支气管平滑肌功能失调
D. 气道内黏液栓
E. 气道高反应

22. 下列哪一项不适宜肺心病心力衰竭的治疗
A. 持续低流量吸氧
B. 早期足量应用强心剂
C. 及时控制呼吸道感染
D. 保持呼吸道通畅
E. 静脉应用支气管扩张剂

23. 诊断慢性支气管炎急性发作伴细菌感染的主要依据是
A. 咳白色泡沫黏痰
B. 咳嗽增多，痰量较多，呈脓性
C. 痰量较多，呈脓性
D. 肺底部有细湿啰音

E. 吸气延长伴哮鸣音

24. 慢性支气管炎最主要病因是
A. 免疫功能降低　　　　　　　B. 大气污染
C. 气候因素　　　　　　　　　D. 真菌感染
E. 长期吸烟

25. 关于 Horner 综合征，错误的描述是患侧
A. 上眼睑下垂　　　　　　　　B. 眼裂变小
C. 眼球塌陷　　　　　　　　　D. 瞳孔放大
E. 颜面无汗

26. 治疗肋骨骨折后疼痛，最有效的方法是
A. 口服药物　　　　　　　　　B. 肌内注射镇痛药物
C. 患者控制镇痛　　　　　　　D. 肋间神经封闭
E. 硬脊膜外腔插管镇痛

27. 湿啰音的特点不包括
A. 性质如水泡破裂声　　　　　B. 部位较恒定
C. 性质不变　　　　　　　　　D. 咳嗽后可消失
E. 呼气末明显

28. 诊断支气管哮喘的主要依据是
A. 有阻塞性通气功能障碍
B. 血嗜酸性粒细胞增高
C. 反复发作且呼吸困难
D. 气道激发试验阳性
E. 血清特异性 IgE 升高

29. 医院内获得性肺炎，最常见的致病菌是
A. 病毒　　　　　　　　　　　B. 革兰阳性球菌
C. 厌氧菌　　　　　　　　　　D. 革兰阴性杆菌
E. 真菌

30. 胸部损伤的外科治疗原则是
A. 纠正酸碱平衡失调　　　　　B. 纠正电解质紊乱
C. 给予脱水利尿剂　　　　　　D. 给予止痛，输血
E. 纠正循环、呼吸功能障碍

31. 患者，男，65 岁。吸烟40 余年，慢性咳嗽、咳痰20 余年，近 2 年来劳累时有气急。查体：两肺呼吸音减弱，肺下界下移，两肺底有细小湿啰音。最可能的诊断是
A. 大叶性肺炎　　　　　　　　B. 肺气肿
C. 胸腔积液　　　　　　　　　D. 支气管哮喘
E. 气胸

32. 患者，女，30 岁。1 周来发热伴呼吸困难，体检右上肺语颤增强，其病因可除外
A. 胸膜增厚　　　　　　　　　B. 大叶性肺炎
C. 肺结核空洞　　　　　　　　D. 肺梗死
E. 肺脓肿

33. 患者，女，26 岁。因反复心慌气短 1 年，加重 2 天入院。平时劳累和感冒时症状加重，不能平卧，痰中带血。7 年前有关节疼痛史。查体：BP 150/60mmHg，半坐位，颈静脉充盈，颈部搏动明显，双侧肺底部湿性啰音。胸骨左缘 3 肋间舒张期叹气样杂音，向心尖部传导；心尖部舒张期隆隆样杂音，无传导；周围血管征阳

性。胸片示"靴形心"。若经过检查证实二尖瓣无器质性病变，则心尖部舒张期杂音原因为

A. Austin Flint 杂音

B. Graham Steell 杂音

C. 主动脉瓣杂音传导所致

D. 三尖瓣关闭不全

E. 合并了肺动脉瓣关闭不全

34. 患者，男，35 岁。高热伴咳嗽、咳痰 3 天。体检：右上肺语颤增强，可闻及湿啰音和支气管呼吸音。血白细胞 $12.0 \times 10^9/L$，中性粒细胞 80%。下列哪一项诊断可能性最大

A. 急性支气管炎 　　B. 细菌性肺炎

C. 肺结核 　　D. 支原体肺炎

E. 病毒性肺炎

35. 患者，男，57 岁。吸烟 40 年，近 2 周痰中带血，伴发热，X 线胸片示右上肺以肺门为中心的炎症改变。应首先考虑为

A. 右上肺炎 　　B. 右上肺结核

C. 右上肺中央型肺癌 　　D. 支气管异物

E. 支气管腺瘤

36. 呼吸困难伴一侧胸痛见于

A. 心包积液 　　B. 阻塞性肺气肿

C. 肺栓塞 　　D. 肺间质纤维化

E. 支气管哮喘

37. 下列关于开放性气胸的病理生理改变的描述，错误的是

A. 伤侧负压消失 　　B. 伤侧肺萎陷

C. 肺内部分气体对流 　　D. 纵隔扑动

E. 伤侧有反常呼吸

38. 关于慢性阻塞性肺疾病肺气肿的体征，不正确的是

A. 呼气相延长，呼气相哮鸣音

B. 呼吸音减低

C. 心音遥远

D. 胸膜摩擦音

E. 桶状胸

39. 患者，女，32 岁。哮喘急性发作入院。入院查体发现过度通气体征，与肺气肿十分相似。此时最好的鉴别方法是

A. 拍摄 X 线胸片

B. 血气检查

C. 支气管舒张试验

D. 高分辨 CT

E. 支气管镜检查

40. 下列关于支气管扩张的叙述，不正确的是

A. 发生在直径大于 2mm、中等大小的近端支气管

B. 支气管壁肌肉和弹性组织破坏引起

C. 与机体免疫功能失调无关

D. 炎症是发生支气管扩张的主要原因

E. 可发展为肺心病

41. 判断肺结核有传染性的最主要依据是

A. 结核菌素试验阳性

B. 血沉增快

C. 反复痰中带血

D. 胸部 X 线片有空洞

E. 痰结核杆菌检查阳性

42. 患者，男，72 岁。有慢性支气管炎、阻塞性肺气肿病史 20 年，胸闷、气短加重 1 周。血气检查：pH 7.29，$PaCO_2$ 78mmHg，PaO_2 58mmHg，HCO_3^- 32mmol/L，BE 5mmol/L。据此结果，该患者酸碱失衡的类型最可能是

A. 失代偿性呼吸性碱中毒

B. 代谢性酸中毒

C. 失代偿性呼吸性酸中毒

D. 代偿性呼吸性酸中毒

E. 代偿性呼吸性碱中毒

43. 最有助于临床诊断肺脓肿的症状是

A. 畏寒高热 　　B. 咳嗽伴咯血

C. 呼吸困难 　　D. 咳大量脓臭痰

E. 剧烈胸痛

44. 一般不会出现结核菌素试验阴性的情况是

A. 结核病极严重的患者

B. 肺结核病灶已纤维钙化

C. 结核菌感染 3 周

D. 细胞免疫功能低下

E. 长期用肾上腺皮质激素

45. 一急性肺脓肿患者，经内科积极治疗 4 个月，症状有改善，但仍有 3cm 大小脓腔未闭合，进一步治疗应考虑

A. 气管内给药 　　B. 继续用抗生素

C. 体位引流 　　D. 纤支镜吸引

E. 外科手术

46. 下列哪一项不是咯血的常见原因

A. 肺结核

B. 风心病二尖瓣狭窄伴肺动脉高压

C. 肺癌

D. 支气管扩张症

E. 胸膜炎

47. 患者，男，20 岁。数月来低热乏力，渐感呼吸困难，体检气管偏右，左下肺叩诊浊音，语颤消失，听诊左上肺有支气管呼吸音，而其下方肺泡呼吸音消失，提示患者为

A. 左侧肺炎性病变

B. 左侧气胸

C. 左侧胸腔积液

D. 左侧阻塞性肺不张

E. 左侧胸腔积液伴支气管炎

48. 吸气性呼吸困难时，不包括下列哪一种表现

A. 吸气费力

B. 常伴有干咳

C. 重者出现吸气时"三凹征"

D. 高调吸气性喉鸣音

E. 呼气时伴有哮鸣音

49. 关于慢性肺心病急性加重期使用强心剂的指征，以下各项中不正确的是

A. 感染控制，呼吸功能改善，但仍有反复水肿的心力衰竭患者

B. 以右心衰竭为主要表现，而无明显急性感染的患者

C. 合并冠心病出现急性左心衰竭者

D. 合并高血压心脏病出现急性左心衰竭者

E. 心率 >120 次/分，有房性期前收缩者

50. 诊断肋骨骨折下述哪一项是可靠的

A. 直接疼痛 B. 局部肿胀

C. 间接疼痛 D. 皮下气肿

E. 伤部皮下瘀斑

51. 下列关于右侧胸腔积液体征的描述，不正确的是

A. 右肺叩诊浊音 B. 右肺语颤减弱

C. 右侧胸廓饱满 D. 右侧呼吸音减弱

E. 右侧肺下界降低

52. 下列关于慢性支气管炎典型病变不正确的是

A. 黏膜上皮鳞状化生

B. 支气管腺体和杯状细胞增生

C. 支气管内有多量泡沫细胞

D. 支气管壁有炎性细胞浸润

E. 黏膜下平滑肌断裂、萎缩

53. 患者，男，60 岁。高热咳嗽 1 周伴气急发绀，有肺气肿史。痰为脓性带血，呈胶状。最可能的诊断是

A. 支原体肺炎 B. 浸润型肺结核

C. 肺炎链球菌肺炎 D. 肺炎杆菌肺炎

E. 军团菌肺炎

54. 患者，男，54 岁。有吸烟史 30 年，咳嗽 3 个月，曾有痰血。1 周前发热，咳大量脓痰，胸片示左下肺阴影伴空洞，有液平。除考虑肺脓肿外，应重点鉴别的疾病是

A. 肺结核 B. 细菌性肺炎

C. 支气管囊肿 D. 支气管肺癌

E. 支气管扩张症

55. 胸部受伤患者，急诊入院，经吸氧，呼吸困难无好转，有发绀，休克。查体：左胸饱满，气管向右移位，左侧可触及骨擦音，叩之鼓音，听诊呼吸音消失，皮下气肿明显，诊断首先考虑是

A. 肋骨骨折

B. 张力性气胸

C. 肋骨骨折并张力性气胸

D. 血心包

E. 闭合性气胸

56. 患者，男，70 岁。反复咳嗽、咳痰 30 年，活动后气短 12 年。动脉血气分析示 $PaCO_2$ 50mmHg，PaO_2 45mmHg。能够延长寿命，防止肺动脉高压发展的最有效的家庭治疗是

A. 抗生素控制感染 B. 支气管舒张剂治疗

C. 吸入糖皮质激素 D. 呼吸肌锻炼

E. 长期家庭氧疗

57. 降低肺心病患者肺动脉高压的关键治疗是

A. 呼吸兴奋剂 B. 支气管舒张剂

C. 强心剂 D. 氧疗

E. 利尿剂

58. 胸部语颤增强出现的情况是

A. 肺气肿 B. 大叶性肺炎

C. 气胸 D. 大量胸腔积液

E. 胸膜增厚

59. 原发性肺脓肿最常见的病原菌是

A. 金黄色葡萄球菌 B. 肺炎球菌

C. 厌氧菌 D. 真菌

E. 链球菌

60. 胸膜摩擦音听诊的时相为

A. 吸气初期 B. 吸气中期

C. 吸气末期 D. 呼气期

E. 呼吸两相

61. 患者，男，34 岁。确诊支气管扩张 5 年，半天前突然咯血数十口。应首选的治疗药物是

A. 呼吸兴奋剂 B. 止咳剂

C. 镇静剂 D. 凝血剂

E. 垂体后叶素

62. 患者，男，65 岁。有肺结核史 10 年，未曾正规治疗。X 线胸片示右上肺 3.5cm 大小球形病灶。内有 2cm 大小的空洞。水平裂增厚上移，两下肺散在钙化灶。诊断应首先考虑

A. 浸润型肺结核 B. 慢性血源播散型肺结核

C. 慢性纤维空洞型肺结核 D. 结核球

E. 慢性肺脓肿

63. 患者，男，30 岁。午后发热 1 周伴干咳、左胸痛，活动后气急 2 天。胸片提示左侧胸腔积液，血白细胞 $7.8 \times 10^9/L$，胸水为淡血性渗出液，淋巴细胞 65%。最可能的诊断是

A. 化脓性胸膜炎

B. 癌性胸腔积液

C. 细菌性肺炎伴胸膜炎

D. 结核性胸膜炎

E. 肺栓塞并胸腔积液

64. 患者，女，45 岁。诊断为右下肺炎，痰培养为肺炎链球菌。下列治疗错误的是

A. 青霉素为首选药

B. 青霉素过敏可选用第一代头孢菌素

C. 胸片所示阴影消散后停用抗生素

D. 抗生素疗程一般为 14 天

E. 休息，适当支持疗法

65. 患者，女，32 岁。咳嗽，间断咯血 3 周伴低热、乏力、食欲减退、进行性消瘦，胸部 X 线片示右肺上叶虫蚀样空洞，该患者最可能的诊断是

A. 浸润型肺结核　　　　　B. 肺癌

C. 肺脓肿　　　　　　　　D. 肺囊肿合并感染

E. 支气管扩张

66. 下列因高铁血红蛋白血症引起发绀的情况是

　　A. 右心衰竭　　　　　　　B. 缩窄性心包炎

　　C. 肠源性发绀　　　　　　D. 法洛四联症

　　E. 大量胸腔积液

67. 关于速发型哮喘反应的描述，不正确的是

　　A. 6 小时左右发病

　　B. 平滑肌收缩

　　C. B 细胞合成特异性 IgE

　　D. 有肥大细胞脱颗粒

　　E. 有 T 细胞参与

68. 支气管扩张大咯血的病理基础是

　　A. 感染所致黏膜充血水肿

　　B. 病灶部位毛细血管通透性增高

　　C. 动脉终末支扩张形成动脉瘤

　　D. 慢性溃疡侵蚀肺小血管

　　E. 支气管壁破坏

69. 咯血伴脓痰见于

　　A. 血液病　　　　　　　　B. 肺梗死

　　C. 支原体肺炎　　　　　　D. 支气管扩张症

　　E. 肺炎球菌肺炎

70. 一脓胸患者，反复胸腔穿刺后发现脓汁变混浊，不易抽出。查体：胸下部仍有大片叩诊浊音区。此时应考虑

　　A. 加大抗生素剂量　　　　B. 改用大号针头穿刺

　　C. 胸腔闭式引流　　　　　D. 胸腔开放引流

　　E. 纤维板剥除术

71. 引起大叶性肺炎最常见病原菌为

　　A. 葡萄球菌　　　　　　　B. 溶血性链球菌

　　C. 肺炎链球菌　　　　　　D. 肺炎克雷伯杆菌

　　E. 结核菌

72. 慢性支气管炎最主要的并发症是

　　A. 肺出血　　　　　　　　B. 支气管扩张

　　C. 小叶性肺炎　　　　　　D. 肺栓塞

　　E. 肺气肿、肺心病

73. 诊断阻塞性肺气肿最有价值的检查是

　　A. 心电图　　　　　　　　B. 胸部 X 线片

　　C. 肺功能　　　　　　　　D. 动脉血气分析

　　E. 胸部超声波

74. 管样呼吸音见于下列哪一项病变

　　A. 支气管哮喘发作　　　　B. 肺水肿

　　C. 肺气肿　　　　　　　　D. 肺炎实变

　　E. 胸腔积液

75. 重度哮喘发作缓解期首选的治疗药物是

　　A. 酮替芬　　　　　　　　B. 丙酸倍氯米松

　　C. 色甘酸钠　　　　　　　D. 沙丁胺醇

　　E. 异丙托溴铵

76. 下列哪一项不是肺动脉高压的病因

　　A. 慢性缺氧　　　　　　　B. 肺血管阻力增加

　　C. 肺小动脉痉挛　　　　　D. 血黏度增加

　　E. 左心功能不全

77. 肺炎病变部位没有空洞形成，常见于

　　A. 肺炎链球菌肺炎

　　B. 病毒性肺炎

　　C. 肺炎克雷伯杆菌肺炎

　　D. 金黄色葡萄球菌肺炎

　　E. 肺炎支原体肺炎

78. 结核性胸膜炎处理原则中不包括

　　A. 口服三联或四联抗结核药物

　　B. 加强营养支持

　　C. 常规使用小剂量糖皮质激素

　　D. 定期检测肝功能

　　E. 反复胸腔穿刺抽液

79. 下列病变中，可表现为一侧胸廓膨隆且呼吸音消失的是

　　A. 胸廓畸形　　　　　　　B. 肺炎

　　C. 气胸　　　　　　　　　D. 肺气肿

　　E. 胸膜肥厚

80. 患者，女，35 岁。诊断为支气管哮喘 2 年，间断口服糖皮质激素及氨茶碱治疗，时有发作。该患者应采取的主要治疗措施是

　　A. 规律使用氨茶碱

　　B. 规律口服糖皮质激素

　　C. 规律使用吸入型糖皮质激素

　　D. 规律吸入 β_2 受体激动剂

　　E. 肌内注射长效糖皮质激素

81. 患者，男，71 岁，COPD 患者。长期家庭氧疗，近 10 天因呼吸困难，增加氧流量，1 小时前被发现无法唤醒而就诊。查体：昏睡，球结膜充血水肿，双肺呼吸音低，双侧巴氏征阳性，动脉血气（鼻导管吸氧 1.5L/min），PaO_2 为 71mmHg，$PaCO_2$ 为 76mmHg，该患者出现意识障碍最可能的原因是

　　A. 电解质紊乱　　　　　　B. 脑梗死

　　C. 感染中毒性脑病　　　　D. 二氧化碳潴留

　　E. 氧中毒

82. 支气管哮喘发作时典型的临床体征是

　　A. 咳嗽　　　　　　　　　B. 两肺布满哮鸣音

　　C. 胸闷　　　　　　　　　D. 呼气相缩短

　　E. 反复喘息

83. 男，60 岁，突发喘憋 1 小时。查体：BP 160/70mmHg，双肺满布湿性啰音，心率 105 次/分，该患者最适宜的治疗措施是

　　A. 口服氨苯蝶啶

　　B. 静脉滴注小剂量多巴胺

　　C. 静脉推注呋塞米

　　D. 口服螺内酯

　　E. 口服氢氯噻嗪

A3/A4 型题

1. （共用题干）患者，男，70 岁。慢性咳嗽、咳痰 20 余年，每年持续 3 ~ 4 个月，近 2 ~ 3 年出现活动后气短，有时双下肢水肿。今日晨起突感左上胸针刺样疼痛，与呼吸有关，继之出现呼吸困难、大汗，不能平卧，来院就诊。

（1）询问病史的重点应是
    A. 胸痛的部位、性质及伴随症状
    B. 冠心病、心绞痛病史
    C. 吸烟史
    D. 近期心电图检查情况
    E. 近期胸部 X 线片检查情况

（2）体检重点应是
    A. 肺部啰音　　　　　　　B. 心脏听诊
    C. 胸膜摩擦音　　　　　　D. 肺下界位置
    E. 胸部叩诊音及呼吸音双侧对比

（3）以下检查中最有价值的是
    A. 外周血象检查　　　　　B. 心电图检查
    C. 胸部 X 线片检查　　　　D. 血气分析
    E. 超声波检查

2. （共用题干）患者，女，45 岁。支气管哮喘急性发作 3 天，体检：呼吸 30 次/分，两肺叩诊过清音、闻及广泛哮鸣音，心率 110 次/分，律齐。

（1）此时行肺功能测定，最可能的表现是
    A. 限制性通气功能障碍
    B. 阻塞性通气功能障碍伴弥散功能障碍
    C. 混合性通气功能障碍
    D. 弥散功能障碍
    E. 阻塞性通气功能障碍

（2）为判断病情严重度，应选哪一项检查
    A. 痰涂片和培养　　　　　B. 血白细胞
    C. 胸片　　　　　　　　　D. 动脉血气分析
    E. 血清 IgE

3. （共用题干）患者，男，29 岁。车祸 40 分钟，胸闷，极度呼吸困难，颈胸部皮下气肿，右侧胸部叩诊鼓音，呼吸音消失。

（1）最可能的诊断是
    A. 心脏压塞　　　　　　　B. 闭合性气胸
    C. 张力性气胸　　　　　　D. 进行性血胸
    E. 连枷胸

（2）紧急处理应
    A. 面罩吸氧　　　　　　　B. 气管插管
    C. 胶布固定　　　　　　　D. 开胸探查
    E. 右胸腔排气

4. （共用题干）患者，女，45 岁。发热，咳脓痰 10 天，左侧胸闷、胸痛，气短 5 天。查体：左胸叩诊浊音，听诊呼吸音弱，X 线片：左侧胸腔积液。

（1）进一步诊断应首选
    A. 胸腔穿刺　　　　　　　B. 胸部超声检查

    C. 胸部 CT　　　　　　　　D. 痰细菌培养加药敏
    E. 白细胞计数和分类

（2）最可能的诊断是
    A. 肺部感染　　　　　　　B. 肺结核
    C. 脓胸　　　　　　　　　D. 胸腔积液
    E. 胸膜肥厚

5. （共用题干）患者，女，74 岁。2 年前诊断为肺心病，1 周来咳嗽、咳痰、喘息加重，双下肢水肿。体检：肺内闻及湿啰音，心率 100 次/分，肝肋下 2.5cm，双下肢水肿。血常规：白细胞计数及中性粒细胞分类均增高，血气分析：pH 7.335，PaO_2 50mmHg，$PaCO_2$ 78mmHg，HCO_3^- 34mmol/L，BE 4mmol/L。

（1）该患者目前不存在的并发症是
    A. 肺部感染　　　　　　　B. 心力衰竭
    C. 呼吸衰竭　　　　　　　D. 呼吸性酸中毒
    E. 呼吸性酸中毒合并代谢性酸中毒

（2）关于该患者的治疗，不恰当的是
    A. 控制感染　　　　　　　B. 保持呼吸道通畅
    C. 氨溴索祛痰　　　　　　D. 持续低流量吸氧
    E. 5% 碳酸氢钠纠正酸中毒

（3）根据上述血气分析结果，本患者属于的酸碱平衡失调是
    A. 呼吸性酸中毒合并代谢性碱中毒
    B. 代谢性酸中毒合并呼吸性碱中毒
    C. 呼吸性酸中毒
    D. 呼吸性酸中毒失代偿
    E. 代谢性碱中毒

（4）根据上述结果，最首要的治疗是
    A. 氧疗　　　　　　　　　B. 呼吸兴奋剂
    C. 人工通气　　　　　　　D. 积极控制感染
    E. 应用利尿剂

6. （共用题干）患者，男，55 岁。因肺炎入院，应用抗生素和输液后，体温未下降，今晨出现呼吸急促，烦躁。体检：呼吸 46 次/分，血压 100/70mmHg，脉搏 100 次/分，口唇有发绀，两肺闻及哮鸣音。

（1）最可能是并发了
    A. 支气管哮喘　　　　　　B. 自发性气胸
    C. ARDS　　　　　　　　　D. 心肌炎
    E. 脑膜炎

（2）为明确诊断应首选的检查是
    A. 胸片　　　　　　　　　B. 心电图
    C. 脑脊液　　　　　　　　D. B 超
    E. 血常规

7. （共用题干）患者，女，36 岁。幼年患支气管肺炎，以后常咳嗽，咳脓性痰，咳痰量每日不等，4 年前开始咯血，1 周前因发热、咳痰量增加，每日约 150ml 左右，入院治疗。

（1）此时检查最可能发现的体征是
    A. 两肺呼吸音低　　　　　B. 肺部无异常体征

C. 下胸部局限性湿啰音　　D. 两肺散在干啰音

E. 两肺哮鸣音

（2）为明确诊断，首选的辅助检查是

A. 痰培养及药敏试验

B. 高分辨 CT

C. 纤维支气管镜检查

D. 血气分析

E. 肺功能检查

（3）诊断明确后，首选的治疗是

A. 抗感染加体位引流

B. 手术治疗

C. 支气管舒张药治疗

D. 雾化吸入治疗

E. 纤维支气管镜吸痰

8. （共用题干）患者，女，50 岁。反复咳嗽、咳痰 6 年，每逢冬季加重，2 周来上述症状加重，并咳脓痰，体检双肺底可闻及湿啰音。

（1）此患者最可能的诊断是

A. 支气管哮喘

B. 支气管扩张

C. 慢性喘息性支气管炎

D. 慢性支气管炎急性发作期

E. 慢性阻塞性肺气肿

（2）此患者 5 年来逐渐出现呼吸困难，活动后加重，下列哪一项对判断呼吸困难的原因最有意义

A. 桶状胸，叩诊过清音，肺肝界下移

B. X 线片示透亮度增加，心影狭小

C. 呼吸音减弱，呼气延长

D. 心电图示肢体导联低电压

E. 肺功能检查残气/肺总量 >40%

9. （共用题干）患者，女，45 岁。发热、咳脓痰 1 周，胸片示右下背段浸润阴影。用青霉素治疗，体温稍下降，但痰量增多，为脓血痰，有臭味。胸片示大片浸润阴影中出现空腔。

（1）治疗中需加用

A. 祛痰药　　　　　　B. 甲硝唑

C. 阿米卡星　　　　　D. 红霉素

E. 卡巴克洛

（2）治疗 2 周后，患者临床症状明显改善，胸片示空腔缩小，抗生素总疗程一般宜持续

A. 2 周　　　　　　　B. 3 周

C. 4 周　　　　　　　D. 6 周

E. 8 周

（3）如果做体位引流，应采取的体位是

A. 左侧卧位　　　　　B. 右侧卧位

C. 头低仰卧位　　　　D. 头低俯卧位

E. 坐位

10. （共用题干）患者，男，68 岁。发热伴咳嗽、咳脓痰 1 周入院。体检：面色苍白、口唇轻度发绀，体温 39℃，

血压 80/50mmHg，右下肺可闻及少许湿啰音，胸片示右下肺肺炎。急查外周血白细胞 12×10^9/L，中性粒细胞 0.90。

（1）该患者诊断应考虑为

A. 右下肺肺炎

B. 右下肺肺炎伴感染性休克

C. 败血症

D. 急性成人呼吸窘迫综合征

E. 肺结核

（2）以下哪一项指标提示晚期休克

A. 皮肤苍白、发绀

B. 神情烦躁或意识不清

C. 收缩压小于 80mmHg

D. 尿量小于 30ml/h

E. 出现 DIC

（3）经过补充血容量后低血压仍不能纠正时，进一步首选的措施是

A. 纠正酸中毒

B. 血管活性药物的使用

C. 纠正碱中毒

D. 重要器官功能的维护

E. 调整抗生素

11. （共用题干）患者，男，7 岁。6 小时前从货车上跌下，伤后即有呼吸困难，并逐渐加重。入院查体：脉搏 130 次/分，颜面发绀，吸气性呼吸困难，颈上胸部有皮下气肿，气管向左移位，右侧呼吸音消失。

（1）其诊断首先考虑

A. 多根多处肋骨骨折　　B. 血胸

C. 血心包　　　　　　　D. 开放性气胸

E. 张力性气胸

（2）急救措施是

A. 立即输血补液抗休克

B. 抗休克同时开胸探查

C. 胸腔闭式引流排气减压

D. 大量吸氧

E. 呼吸机辅助呼吸

12. （共用题干）患者，男，69 岁。反复咳嗽、咳痰 30 年，气短 8 年，1 周前开始发热，咳嗽，咳脓性痰，呼吸困难，来院诊治。血气分析：pH 7.40，PaO_2 50mmHg，$PaCO_2$ 70mmHg，BE 14.5mmol/L。

（1）该患者的诊断是

A. ARDS　　　　　　　B. 呼吸衰竭

C. 肺性脑病　　　　　　D. 重度支气管哮喘

E. 支气管扩张

（2）根据血气分析，其酸碱平衡失调类型属于

A. 呼吸性酸中毒（代偿期）

B. 呼吸性酸中毒（失代偿期）

C. 呼吸性酸中毒合并代谢性碱中毒

D. 呼吸性酸中毒合并代谢性酸中毒

E. 呼吸性碱中毒

（3）该患者采用哪一种浓度的氧疗较为合适

    A. 10% ~20%　　　　　　B. 25% ~30%

    C. 35% ~40%　　　　　　D. 45% ~50%

    E. 55% ~60%

13. （共用题干）患者，女，24岁。在春季旅游中途觉胸闷、呼吸困难，全身大汗。查体：唇稍发绀，呼吸急促，双肺满布哮鸣音，心率90次/分，律齐。过去曾有类似发作，休息后自行缓解。

（1）下列诊断哪一项可能性最大

    A. 过敏性休克　　　　　　B. 支气管哮喘

    C. 喘息性支气管炎　　　　D. 心源性哮喘

    E. 变态反应性肺浸润

（2）用下列哪一种药物治疗最合适

    A. 毛花苷丙（西地兰）

    B. 呋塞米

    C. 氨茶碱

    D. 阿托品

    E. 山莨菪碱（654 - 2）

（3）经处理后仍无明显缓解，且连续发作3天。可能发生了

    A. 气胸　　　　　　　　　B. 哮喘持续状态

    C. 过敏性肺炎　　　　　　D. 急性左心衰竭

    E. 纵隔气肿

（4）下列哪一项处理不适当

    A. 氧疗

    B. 氨茶碱 + 激素静脉滴注

    C. 立即静脉注射毛花苷丙

    D. 排痰，保持气道通畅

    E. 纠正酸碱失衡

14. （共用题干）患者，男，52岁。右肩及上臂尺侧疼痛2个月，颈椎轻度增生，胸片示右肺尖密度增高，第1、第2肋骨破坏。

（1）诊断应考虑为

    A. 右上肺结核　　　　　　B. 肋骨肉瘤

    C. 肋骨转移瘤　　　　　　D. 胸廓出口综合征

    E. Pancoast 瘤

（2）此患者体格检查最可能有

    A. Cushing 综合征　　　　B. Horner 综合征

    C. 重症肌无力　　　　　　D. 上腔静脉阻塞征

    E. 男性乳腺增生

15. （共用题干）患者，男，65岁。间断咳嗽、咳痰10年，多于秋冬季发作，近3年来活动耐力逐渐下降，2天来再次出现咳嗽，平地行走即感气短，既往高血压病史10余年，吸烟30余年，每日1包。查体：血压150/90mmHg，口唇略发绀，颈静脉怒张，双侧肺下界位于肩胛线第11肋间，叩诊呈过清音，双肺呼吸音降低，呼气相延长，可闻及散在干湿性啰音，双下肢轻度水肿。

（1）该患者最可能的诊断是

    A. 支气管扩张　　　　　　B. 左心衰竭

    C. 过敏性肺炎　　　　　　D. 慢性阻塞性肺疾病

    E. 支气管哮喘

（2）下列检查对明确诊断最有价值的是

    A. 动脉血气分析　　　　　B. 超声心动图

    C. 支气管镜　　　　　　　D. 胸部 X 线片

    E. 肺功能

（3）为缓解呼吸困难，下列措施中宜首先采取的是

    A. 静脉滴注硝普钠

    B. 皮下注射吗啡

    C. 静脉注射呋塞米

    D. 静脉滴注糖皮质激素

    E. 雾化吸入异丙托溴铵

16. （共用题干）患者，男，62岁。间隔咳嗽、咳痰10余年，喘息5年，加重3天入院。吸烟41年，30支/日，已戒5年。查体：烦躁，球结膜充血、水肿，口唇发绀。桶状胸，双肺呼吸音低，右下肺可闻及少许湿性啰音，肝肋下5cm，肝颈静脉回流征（+），双下肢水肿。血 K^+ 4.5mmol/L、Na^+ 129mmol/L、Cl^- 90mmol/L。

（1）若该患者出现意识障碍，最可能的原因是

    A. 感染中毒性脑病　　　　B. 脑血管意外

    C. 肝性脑病　　　　　　　D. 肺性脑病

    E. 低钠血症

（2）该患者目前最重要的治疗措施为

    A. 抗感染

    B. 静脉滴注支链氨基酸

    C. 无创通气

    D. 利尿

    E. 纠正电解质紊乱

B1 型题

1. （共用备选答案）

    A. 茶碱类药　　　　　　　B. β_2 受体激动剂

    C. 抗胆碱能类药　　　　　D. 糖皮质激素

    E. 抗过敏药

（1）沙丁胺醇为

（2）丙酸倍氯米松为

2. （共用备选答案）

    A. 脑血管疾病　　　　　　B. 肺性脑病

    C. 中毒性脑病　　　　　　D. 右心衰竭

    E. 肾衰竭

（1）肺心病患者，咳喘加重1周，昏迷1天，应首先考虑

（2）肺心病患者，气急少尿1周，下肢水肿明显，应首先考虑

3. （共用备选答案）

    A. 反常呼吸运动

    B. 胸膜腔压力持续升高

    C. 呼吸时纵隔左右扑动

    D. 静脉压升高，心搏微弱，动脉压降低

    E. 胸膜腔引流血量 >200ml/h，连续3h

（1）进行性血胸表现为

（2）多根、多处肋骨骨折会出现

(3) 心脏压塞的特征是
(4) 张力性气胸表现为

4.（共用备选答案）
 A. 神经源性肿瘤   B. 淋巴肉瘤
 C. 支气管囊肿   D. 畸胎瘤
 E. 皮样囊肿

(1) 可呈哑铃状生长的肿瘤是
(2) 位于前纵隔心底部大血管前的囊肿是
(3) 位于中纵隔的肿瘤是

5.（共用备选答案）
 A. 结核球   B. 原发型肺结核
 C. 肺脓肿   D. 结节病
 E. 浸润型肺结核

(1) 患者，女，35岁，职员。乏力伴少量咯血2个月。体检：浅表淋巴结无肿大，右上肺有少量湿啰音。胸片：右上肺密度不均匀片状阴影。诊断首先考虑为
(2) 患者，男，30岁，农民。低热，乏力，干咳1个月。体检：浅表淋巴结无肿大，肺部无异常体征。胸片：右肺门淋巴结肿大。诊断首先考虑为

6.（共用备选答案）
 A. 小细胞肺癌   B. 腺癌
 C. 鳞癌   D. 大细胞癌
 E. 混合型癌

(1) 早期发生血行和淋巴转移的肺癌类型是
(2) 细支气管肺泡癌属于

7.（共用备选答案）
 A. 多为单发病灶，以段叶分布
 B. 常为多发病灶，两肺外带多见
 C. 肺部病变继发感染所致
 D. 肺结核空洞继发感染
 E. 肺脓肿直接蔓延

(1) 吸入性肺脓肿的特点是
(2) 血源性肺脓肿的特点是

8.（共用备选答案）
 A. 粉红色泡沫样痰   B. 脓血痰
 C. 砖红色胶胨样痰   D. 铁锈色痰
 E. 脓臭痰

(1) 金黄色葡萄球菌肺炎咯痰的特点是
(2) 克雷伯杆菌感染咯痰的特点是
(3) 左心衰竭肺水肿咯痰的特点是

9.（共用备选答案）
 A. 青霉素   B. 红霉素
 C. 头孢唑林   D. 两性霉素B
 E. 万古霉素

(1) 患者，男，20岁。发热1周伴咳嗽，X线片示两肺散在小片状阴影，部分可见小液平。痰细菌培养为金黄色葡萄球菌，苯唑西林耐药。宜选用
(2) 患者，女，18岁。干咳，X线片示左下肺边缘可见模糊小斑片阴影，痰细菌培养为草绿色链球菌，冷凝集试验阳性。宜选用

第十章 心血管系统

A1/A2 型题

1. 符合典型劳力型心绞痛症状特点的是
 A. 深吸气时加重   B. 针刺样锐痛
 C. 劳累时发生   D. 转瞬即逝
 E. 位于胸部右侧

2. 可使左室后负荷增加的临床情况是
 A. 高血压   B. 主动脉瓣关闭不全
 C. 二尖瓣狭窄   D. 三尖瓣关闭不全
 E. 肺栓塞

3. 结核性心包炎初期最关键的治疗是
 A. 心包穿刺引流   B. 营养支持治疗
 C. 口服泼尼松   D. 口服利尿药
 E. 口服抗结核药

4. 下肢深静脉血栓形成的相关因素不包括
 A. 久病卧床   B. 静脉损伤
 C. 脾功能亢进   D. 妊娠
 E. 长期服用避孕药

5. 心电图表现为高尖T波的电解质紊乱是
 A. 高钙血症   B. 低钙血症
 C. 高钾血症   D. 低磷血症
 E. 低钾血症

6. 对于无心脏炎的急性风湿热患儿抗风湿治疗的首选药物是
 A. 阿司匹林   B. 卡托普利
 C. 泼尼松   D. 青霉素
 E. 甲泼尼龙

7. 下列哪一项心电图表现是确诊室性心动过速的最重要依据
 A. R-R间期绝对规则
 B. P-R间期递增
 C. 可见心室夺获与室性融合波
 D. P波与QRS波群无固定关系
 E. V_1 必须呈 rSR 型

8. 下列情况不伴静脉曲张的是
 A. 肝静脉阻塞   B. 深静脉血栓形成
 C. 动静脉瘘   D. 门静脉血栓形成
 E. 血栓闭塞性脉管炎

9. 靴形心见于下列哪一种疾病
 A. 肺心病   B. 心包积液
 C. 高血压心脏病   D. 扩张型心肌病

E. 二尖瓣狭窄

10. 充血性心力衰竭的主要特征为
    A. 肺循环和（或）体循环淤血
    B. 肺循环和（或）体循环缺血
    C. 肺动脉和（或）主动脉压力降低
    D. 肺动脉和（或）主动脉压力增高
    E. 肺循环缺血，体循环淤血

11. 主动脉瓣狭窄导致猝死的常见原因是
    A. 急性心肌缺血致心室颤动
    B. 心排血量不足致脑供血不足
    C. 主动脉瓣口面积的 $1cm^2$ 左右
    D. 急性左心衰竭
    E. 急性心肌缺血致心肌梗死

12. 患者因急性心肌梗死入院，入院第 3 天，于心尖部出现 3/6 级收缩期杂音，同时心力衰竭加重。使用纠正心力衰竭的药物效果很差，最终患者死亡。最可能的诊断为心肌梗死并发
    A. 室间隔穿孔   B. 急性肺心病
    C. 梗死后综合征   D. 心室游离壁破裂
    E. 乳头肌或腱索断裂

13. 患者，男，36 岁。有风心病史病多年。查体：颈静脉怒张，肝大、压痛，心尖部舒张期杂音，胸骨左缘第 4、5 肋间 2/6 级收缩期杂音，P_2 亢进分裂。X 线片示左心房、右心室扩大。最可能的诊断为
    A. 二尖瓣狭窄并发关闭不全
    B. 二尖瓣狭窄并发器质性三尖瓣关闭不全
    C. 二尖瓣狭窄并发相对性三尖瓣关闭不全
    D. 二尖瓣狭窄并发主动脉瓣狭窄
    E. 特发性肥厚性主动脉瓣狭窄

14. 患者，女，25 岁。原有风湿性二尖瓣狭窄并主动脉瓣关闭不全。20 天来乏力、食欲减退，有弛张性低热。查体：T 37.9℃，皮肤有瘀点，心尖部舒张期杂音，主动脉瓣区舒张期杂音，脾刚刚能触及。血 Hb 80g/L；血培养细菌（+）。疑诊为
    A. 风湿性心肌炎
    B. 贫血性心脏病
    C. 风心病，心力衰竭
    D. 先天性主动脉瓣病变
    E. 风湿性心脏瓣膜病合并感染性心内膜炎

15. 患者，女，40 岁。发现高血压 1 年半，血压经常维持在 170/100mmHg。尿蛋白（++），BUN 14.6mmol/L，肌酐 360μmol/L。其诊断可能是
    A. 肾性高血压   B. 嗜铬细胞瘤
    C. 原发性高血压   D. 多发性大动脉炎
    E. 原发性醛固酮增多症

16. 患者，女，62 岁。糖尿病病史 5 年，心绞痛病史 2 年。因突发胸闷、出汗、胸部紧缩感紧急入院。血压 110/70mmHg。心电图示胸导联 ST 段压低 0.2mV，T 波倒置，无病理性 Q 波。查心肌损伤标

记物升高。应诊断为
    A. 心绞痛发作
    B. 低血糖反应
    C. 升主动脉夹层
    D. 急性非 Q 波型心肌梗死
    E. 糖尿病酮症酸中毒

17. 患者，男，63 岁。6 年前曾经患心肌梗死，此后时有心前区疼痛发生。近 2 年来，出现劳力性呼吸困难。感冒后加重，不能平卧，咳嗽、咳痰，无下肢水肿。查体：心界明显扩大，S_1 低，节律整齐，心尖部 2/6 级收缩期杂音。按照 1979 年 WHO 的冠心病分类，该患者应诊断为
    A. 心绞痛   B. 心肌梗死
    C. 缺血型心肌病   D. 扩张型心肌病
    E. 无症状性心肌缺血

18. 患者，女，25 岁。心悸、水肿 4 年，望诊心尖搏动左移，触及心尖区舒张期猫喘。对该患者心脏听诊时，可听到的最重要的杂音是
    A. 心尖区舒张期杂音
    B. 心尖区第一心音亢进
    C. 肺动脉区第二心音亢进
    D. 肺动脉瓣区舒张期杂音
    E. 主动脉瓣区舒张期杂音

19. 循环骤停是指心脏不能搏出有效的血液供给主要脏器的需要。下列叙述哪一项与其不符
    A. 心脏完全停搏
    B. 电机械分离，心电图有心室融合波
    C. 心室颤动
    D. 一侧心室颤动而另一侧心室完全停搏
    E. 心跳微弱

20. 风湿性二尖瓣关闭不全具有以下体征，除外
    A. 心尖部第一心音减弱
    B. 心界呈"梨型"扩大
    C. 心尖部可闻及第三心音
    D. 肺动脉瓣区第二心音分裂
    E. 心尖部全收缩期杂音向左腋下传导

21. 急性心肌梗死时，心肌坏死标记物中升高最早的是
    A. 肌钙蛋白
    B. 肌酸激酶同工酶（CK－MB）
    C. 乳酸脱氢酶（LDH）
    D. 天门冬氨酸氨基转移酶（AST）
    E. 肌红蛋白

22. 患者，女，33 岁。心悸、气急 8 年，反复咯血，心尖部舒张期隆隆样杂音，第一心音亢进，可闻及开瓣音，P_2 亢进。近日来阵发性心悸，心电图示快速房颤，X 线片示梨型心。此病例的快速房颤需应用的药物是
    A. 维拉帕米   B. β 受体阻断剂
    C. 美西律   D. 利尿剂
    E. 毛花苷丙

23. 所谓有效循环血量是指
    A. 在微循环内的总血量
    B. 全身总血量
    C. 单位时间内通过心血管系统进行循环的血量
    D. 在动脉内的血量
    E. 在静脉内的血量

24. 诊断休克的主要依据是
    A. 临床表现　　　　　　　B. 脉率变快
    C. 血压下降　　　　　　　D. 动脉血氧分压 <60mmHg
    E. 尿少

25. 无尿期后如出现多尿期，24 小时尿量增加至
    A. 200ml 以上　　　　　　B. 250ml 以上
    C. 300ml 以上　　　　　　D. 350ml 以上
    E. 400ml 以上

26. 患者，女，28 岁。风湿性心脏病，二尖瓣狭窄伴关闭不全 5 年，气急、尿少、下肢水肿、腹胀 2 年。查体：肝肋下 3 指，压痛。心电图：快速房颤，ST 段呈典型"鱼钩形"改变。试问此类心电图改变是
    A. 心肌缺血　　　　　　　B. 洋地黄中毒
    C. 洋地黄作用　　　　　　D. 低钾
    E. 洋地黄剂量不足

27. 女性，胸骨右缘第 2 肋间可触及收缩期震颤，听诊时可闻及收缩期杂音，4/6 级，响亮且粗糙，并向颈部传导。则以下最可能的病因是
    A. 主动脉瓣关闭不全　　　B. 二尖瓣关闭不全
    C. 肺动脉瓣狭窄　　　　　D. 主动脉瓣狭窄
    E. 二尖瓣狭窄

28. 哪一种体位时颈外静脉充盈度超过正常水平，称为颈静脉怒张
    A. 10°～25°的半卧位　　　B. 20°～25°的半卧位
    C. 30°～45°的半卧位　　　D. 40°～55°的半卧位
    E. 50°～65°的半卧位

29. 不稳定型心绞痛与稳定型心绞痛的药物治疗中，最明显的不同在于前者强调
    A. 吸氧　　　　　　　　　B. 卧床休息
    C. 镇静、止痛　　　　　　D. 抗凝抗栓治疗
    E. 应用硝酸酯类药物

30. 以下哪一项是亚急性感染性心内膜炎的主要诊断标准
    A. 基础心脏病
    B. 发热，体温≥38℃
    C. 栓塞，细菌性动脉瘤
    D. 超声心动图发现赘生物
    E. 肾小球肾炎，Osler 结节

31. 主动脉瓣关闭不全的最重要体征是
    A. 胸骨左缘第三肋间有高调递减型哈气样舒张期杂音
    B. 心尖部有舒张期滚筒样杂音
    C. 主动脉瓣区喷射性收缩期杂音
    D. 肺动脉瓣区第二心音亢进
    E. 胸前区有开放样拍击音

32. 亚急性感染性心内膜炎的发病机制中不包括哪一项
    A. 血流动力学改变
    B. 暂时性菌血症
    C. 血液的高凝状态
    D. 细菌感染无菌性赘生物
    E. 非细菌性血栓性心内膜炎

33. 扩张型心肌病的临床表现哪一项错误
    A. 起病隐匿而缓慢
    B. 可以发生严重心律失常
    C. 以充血性心力衰竭为表现
    D. 发病年龄大多数为老年人
    E. 心脏普遍增大，以左心室为著

34. 心包压塞体征中不包括
    A. 发绀　　　　　　　　　B. 心包摩擦音
    C. 颈静脉怒张　　　　　　D. 脉速，脉压小
    E. 肝大，下肢水肿

35. 以下哪一种心律失常，心律规则，心室率正常
    A. 室上性心动过速
    B. 心房扑动伴 4：1 房室传导
    C. 偶发窦性心动过速
    D. 心房颤动
    E. 短阵室性心动过速

36. 有关心包摩擦音的描述，正确的是
    A. 性质粗糙，低音调
    B. 与呼吸、心搏一致
    C. 性质柔和，低音调
    D. 胸骨左缘第 3、4 肋间最响
    E. 屏气时摩擦音可消失

37. 下列措施可治疗阵发性室性心动过速，但除外
    A. 毛花苷丙治疗　　　　　B. 电击治疗
    C. 利多卡因治疗　　　　　D. 胺碘酮治疗
    E. 普鲁卡因胺治疗

38. 血压过高突破了脑血流自动调节范围而引起脑水肿的高血压类型是
    A. 高血压脑病　　　　　　B. 高血压危象
    C. 恶性高血压　　　　　　D. 原发性高血压
    E. 继发性高血压

39. 变异型心绞痛的发生机制主要是
    A. 严重贫血
    B. 冠状动脉痉挛
    C. 冠状动脉管腔严重狭窄
    D. 循环血流量减少，如休克
    E. 不稳定斑块内出血、纤维帽破裂、血小板的聚集与血栓形成

40. 二尖瓣狭窄最严重的并发症是
    A. 心房颤动　　　　　　　B. 右心衰竭
    C. 血栓栓塞　　　　　　　D. 急性肺水肿
    E. 感染性心内膜炎

41. 确诊二尖瓣关闭不全最可靠的检查方法是

A. 心电图
C. X 线检查
E. 放射性核素心肌灌注

B. 心音图
D. 超声心动图

B. 肥厚梗阻型心肌病
C. 陈旧性心肌梗死
D. 限制性心肌病
E. 二尖瓣脱垂

42. 下列哪一种情况常有震颤
A. 主动脉瓣关闭不全
C. 动脉导管未闭
E. 三尖瓣关闭不全

B. 肺动脉瓣关闭不全
D. 二尖瓣关闭不全

43. Austin Flint 杂音见于
A. 二尖瓣关闭不全
C. 主动脉瓣关闭不全
E. 肺动脉瓣关闭不全

B. 二尖瓣狭窄
D. 主动脉瓣狭窄

44. 二度 I 型房室传导阻滞的心电图特点符合下列哪些情况，但除外
A. 相邻 R–R 间期进行性缩短，直至 1 个 P 波不能下传心室
B. 发展为三度房室传导阻滞的机会少
C. P–R 间期进行性延长，直至 1 个 P 波不能下传心室
D. P–R 间期恒定不变
E. 最常见的房室传导比率为 3∶2 和 5∶4

45. 阵发性室上性心动过速的发生机制主要是
A. 心肌缺血
C. 高血压
E. 洋地黄中毒

B. 折返机制
D. 感染性心内膜炎

46. 扩张型心肌病晚期合并左束支传导阻滞的患者使用起搏器治疗的目的是
A. 提高心率
B. 替代药物治疗
C. 增加心肌收缩力
D. 弥补心脏的传导功能
E. 调整心室的收缩顺序，缓解症状

47. 患者，男，64 岁。8 年前体检时发现患心脏病，近 1 年来心前区不适，心悸，逐渐加重。查体：血压 21.3/10kPa（160/70mmHg），心浊音界增大呈靴形。该患者心脏靴形增大说明
A. 主动脉扩张
C. 左室增大
E. 左右室均增大

B. 主动脉瘤
D. 右室增大

48. 患者，男，63 岁。高血压病史 10 年余，血压一直维持在 130~140/85~95mmHg。近 1 年来尿蛋白（＋），发现糖耐量异常。降压药物的最佳选择是
A. 利尿剂
B. 钙拮抗剂
C. β 受体阻断剂
D. 血管紧张素转换酶抑制剂
E. 血管扩张剂

49. 患者，男，26 岁。3 年来劳累后胸部闷痛，含服硝酸甘油效果差。主动脉瓣区与胸骨左缘 3/6 级收缩期杂音，A₂ 不减弱。X 线片示心影正常。心电图 II、III、aVF、V₅、V₆ 导联可见深而不宽的异常 Q 波。最大的可能诊断是
A. 风湿性主动脉瓣狭窄

50. 中间综合征不同于急性心肌梗死的最主要特点是
A. ST 段下降
C. 疼痛剧烈
E. 持续时间长

B. T 波倒置
D. 不出现异常 Q 波

51. 患者，男，69 岁。患糖尿病 7 年，无心悸、胸痛史。早餐后 1 小时，突然烦躁、面色苍白、出汗、恐惧感、胸闷，无胸痛。心率 100 次/分，血压 86/70mmHg。首先应该考虑的是
A. 急性心肌梗死
C. 低血糖反应
E. 糖尿病酮症酸中毒

B. 不典型心绞痛
D. 变异型心绞痛

52. 某老年患者，常于夜间发作呼吸困难，伴频繁咳嗽，咳出粉红色泡沫样痰，有时带血丝，双肺底闻及湿啰音。患以下哪一种疾病的可能性大
A. 支气管哮喘
C. 喘息性支气管炎
E. 过敏性肺炎

B. 心源性哮喘
D. 肺癌

53. 洋地黄中毒最常见的心律失常是
A. 心房颤动
C. 室性期前收缩
E. 加速性室性自主心律

B. 房室传导阻滞
D. 窦房传导阻滞

54. 患者，女，52 岁。活动后心悸、气急 2 年，1 个月来症状加重，有夜间阵发性呼吸困难及下肢水肿。心电图示 QRS 时限≥0.12 秒，V₁~V₂ 导联呈 RSR，R 波粗钝，V₅~V₆ 导联呈 QRS，S 波宽阔，T 波与 QRS 波主波方向相反。最可能的心电图诊断是
A. 正常心电图
C. 预激综合征
E. 右束支传导阻滞

B. 窦性心律不齐
D. 左束支传导阻滞

55. 决定心肌微循环灌注量的主要因素是
A. 动脉收缩压
C. 外周血管阻力
E. 心肌收缩力

B. 动脉舒张压
D. 心脏每搏量

56. 有效循环血量一般不依赖下列哪一项
A. 充足的血容量
C. 有效的心排血量
E. 正常的心功能

B. 通畅的微循环
D. 良好的周围血管张力

57. 下列不属于周围血管征的是
A. 水冲脉
C. 毛细血管搏动征
E. Duroziez 血管杂音

B. 短绌脉
D. 股动脉枪击音

58. 扩张型心肌病患者使用 β 受体阻断剂治疗的机制是在心力衰竭时
A. β 受体密度上调
C. 抑制心肌收缩力

B. β 受体密度下调
D. 降低心室率

国家医师资格考试用书

临床执业助理医师资格考试通关2000题

通关试题答案和精选解析

中国健康传媒集团

中国医药科技出版社

11. 最适 pH 不是酶的特性常数。

12. 参与组成辅酶的维生素

转移的基团	辅酶或辅基	所含维生素
氢原子	NAD^+、$NADP^+$ FMN、FAD	维生素 PP、维生素 B_2
醛基	TPP	维生素 B_1
酰基	辅酶 A、硫辛酸	泛酸、硫辛酸
烷基	钴胺类辅酶类	维生素 B_{12}
二氧化碳	生物素	生物素
氨基	磷酸吡哆醛	吡哆醛（维生素 B_6）
甲基等一碳单位	四氢叶酸	叶酸

13. 糖酵解过程中催化 ATP 生成的酶是丙酮酸激酶。

14. 在糖酵解和糖异生过程中均有作用的酶是磷酸丙糖异构酶。

15. 维生素 D 缺乏性手足搐搦症是因维生素 D 缺乏致血清钙离子浓度降低，神经肌肉兴奋性增高引起，表现为全身惊厥、手足肌肉抽搐或喉痉挛等。

16. 脂肪动员的限速酶是三酰甘油脂肪酶。

17. 体内氨的主要来源是组织中氨基酸脱氨基作用产氨。

18. 脂肪酸 β 氧化的限速酶是肉碱脂酰转移酶 I。

19. 蛋白质生物合成的起始复合物中不包含 DNA。

20. 浓度升高时可加速氧化磷酸化的成分是 ADP。

21. 血浆［$NaHCO_3$］/［H_2CO_3］比值正常为 20/1。

22. 运输内源性三酰甘油的脂蛋白是 VLDL。

23. 人体不能合成，必须由食物供应的氨基酸，称为营养必需氨基酸。包括赖氨酸、色氨酸、缬氨酸、亮氨酸、异亮氨酸、苏氨酸、甲硫氨酸和苯丙氨酸。

24. 当氢和电子经 NADH 氧化呼吸链传递给氧生成水时，可生成 ATP 的分子数是 2.5。

25. 脂酰 CoA β 氧化反应的正确顺序是脱氢、加水、再脱氢、硫解。

27. 属于酸性氨基酸的是谷氨酸和天冬氨酸。

28. 在 0～40℃ 范围内，酶活性测定的反应速度随温度升高而加快。

29. 生物转化作用是指非营养物质通过代谢转变为容易被肾等器官排出的物质的过程。

30. 终止密码包括 UAA、UAG、UGA。

31. 血浆中的 HCO_3^- 首先减少，但［HCO_3^-］/［H_2CO_3］仍为 20/1，这种酸碱失衡称为代偿性代谢性酸中毒。

32. 有关酮体的叙述正确的是在肝组织生成，但在肝外组织氧化。

33. 石胆酸属于次级胆汁酸。

34. 胆固醇不能转变成乙酰 CoA。

35. 呼吸链中能直接将电子传递给氧的成分是 Cyt aa3。

36. 三羧酸循环中有底物水平磷酸化反应的是 α - 酮戊二酸 - 琥珀酸。

37. 1 分子葡萄糖酵解时可净生成 ATP 的分子数是 2。

39. 以醋酸纤维素薄膜作支持物进行血清蛋白质电泳的缓冲液常用 pH 值为 8.6。

40. 哺乳类动物体内氨的主要去路是在肝中合成尿素。

41. 合成糖原时，葡萄糖供体的活性形式是 UDPG。

42. 氨基转移酶的辅酶是磷酸吡哆醛。

43. 维生素 D_3 的活性形式是 1，25 - $(OH)_2D_3$。

44. （1）呼吸链中递电子体：①NAD^+；②黄素蛋白；③铁硫蛋白；④泛醌；⑤细胞色素体系。（2）呼吸链中递氢体：①烟酰胺脱氢酶类；②黄素脱氢酶类；③铁硫蛋白类；④细胞色素类；⑤辅酶 Q（又称泛醌）。

45. 糖酵解途径的关键酶是磷酸果糖激酶 -1。

46. 在 FMN 和 FAD 分子中含有的维生素是 B_2。

48. 核酸中核苷酸之间的连接方式是 3′，5′ - 磷酸二酯键。

49. 辅酶与酶蛋白结合比较疏松。辅基与酶

蛋白结合比较紧密。

50. 三羧酸循环的反应中，产生 ATP 最多的步骤是 α – 酮戊二酸→琥珀酸。

51. 1，6 – 双磷酸果糖不含高能磷酸键。

52. 含金属钴的维生素是维生素 B_{12}。

53. 亚油酸属于必需脂肪酸。

54. 酶只能催化化学上可能进行的反应。

55. 反（逆）转录过程：逆转录酶以病毒基因组 RNA 为模板，催化 dNTP 聚合生成 DNA 互补链，产物是 RNA/DNA 杂化双链；杂化双链中的 RNA 被逆转录酶中有 Rnase 活性组分水解，被感染细胞内的 RNaseH 也可水解 RNA 链；RNA 分解后剩下的单链 DNA 再用作模板，由逆转录酶催化合成第二条 DNA 互补链。反转录酶没有 DNA 指导的 RNA 合成活性，故选 E。

56. DNA 二级结构的碱基配对是 A 与 T，G 与 C。

57. 糖异生需要克服 3 个能障。

58. 糖酵解中乳酸生成反应可维持糖酵解持续进行的原因是使 $NADH + H^+$ 再氧化成 NAD^+。

59. 呼吸链中的递氢体不包括 Cyt b。

61. 胆汁酸合成的限速酶是 7α – 羟化酶。

62. 体内氨的主要去路是在肝脏合成尿素。

第二章　生理学

A1/A2 型题

1. B	2. C	3. C	4. B	5. D	6. B	7. E
8. A	9. A	10. E	11. B	12. A	13. A	14. C
15. D	16. E	17. A	18. C	19. C	20. B	21. C
22. B	23. E	24. E	25. A	26. C	27. D	28. B
29. E	30. C	31. C	32. E	33. D	34. C	35. C
36. E	37. A	38. C	39. C	40. D	41. D	42. E
43. D	44. C	45. D	46. B	47. D	48. C	49. B
50. C	51. C	52. C	53. A	54. B	55. B	56. C
57. A	58. E	59. C	60. D	61. E	62. C	63. C
64. D	65. E	66. C	67. D	68. C	69. B	70. A
71. C	72. C	73. C	74. C	75. C	76. D	77. C
78. D	79. D	80. D	81. A			

B1 型题

1. （1）B （2）D
2. （1）D （2）A
3. （1）B （2）D
4. （1）A （2）B （3）C （4）D （5）E
5. （1）A （2）D （3）D （4）D
6. （1）C （2）A
7. （1）C （2）B
8. （1）A （2）C
9. （1）B （2）A
10. （1）A （2）D
11. （1）C （2）B

【解析】

A1/A2 型题

1. 菊粉从人体清除的方式为只从肾小球滤过，不被肾小管重吸收或排泌，也不在体内合成和分解，所以菊粉清除率是目前最常用的评价肾小球滤过率的指标。

2. 高浓度降钙素能迅速降低血钙的作用机制是抑制破骨细胞溶骨活动，减少骨破坏，进而降低血钙。

3. 肺泡通气量是指静息下每分钟吸入的气体量中能达到肺泡进行气体交换的气体量。是真正的有效通气体量。故本题选 C。

4. 能引起骨骼肌神经-肌肉接头处产生终板电位的神经递质是乙酰胆碱。（相关知识点：有机磷中毒时胆碱酯酶被灭活，导致乙酰胆碱增多，出现肌肉震颤。）

5. CO_2 在血液中最主要的运输形式是碳酸氢盐。

6. 三大能源物质在人体内供能的作用不同，糖类是主要的能源，其中肝糖原用于维持血糖，肌糖原用于提供肌肉活动的能量。脂肪是能源物质在体内最主要的储存形式；蛋白质仅在长期饥饿、极度消耗时才分解供能。

7. 原尿中 99% 的水、全部葡萄糖、氨基酸、部分电解质被重吸收，尿素部分被重吸收，肌酐完全不被重吸收。

8. 肾上腺素与其受体结合的特点是对 α 受体、β 受体结合力都很强。

9. 心交感神经兴奋时可致心肌细胞 Ca^{2+} 通道开放概率增加。

10. 肺泡表面活性物质降低肺的表面张力。

11. 细胞膜的 K^+ 平衡电位是指膜两侧 K^+ 电化学驱动力为零。

12. 引发动作电位的刺激称为阈刺激。

13. 引起骨骼肌兴奋-收缩耦联的离子是 Ca^{2+}。

14. Na^+ 跨膜转运的方式有被动转运和主动转运。

15. 具有特异性免疫功能的血细胞是淋巴细胞。

16. 如果呼吸频率减少与潮气量增加相同倍数时则表现为肺泡通气量增加。

17. 氧分压最高的部位是肺静脉。

18. 凝血酶原复合物包括 PL、Va、Xa、Ca^{2+}。

19. 反射活动中最易发生疲劳的部位是中枢的突触。

20. 肠-胃反射可以抑制胃的排空和胃液分泌。

21. 胃液的成分不包括糜蛋白酶原。

22. 每分肺泡通气量是指（潮气量-无效腔气量）×呼吸频率。

23. 心室肌前负荷增加时，将出现心室收缩时最大张力增加。

24. 糖皮质激素的作用是增强机体抗伤害刺激的能力。

25. 一次大量饮清水后尿量增加的原因主要是抗利尿激素分泌减少。

26. 葡萄糖从细胞外液进入红细胞内属于经载体易化扩散。

27. 头期胃液分泌的特点是胃液分泌的酸度和胃蛋白酶均高。

28. 血压突然升高时可迅速恢复正常，这属于负反馈调节。

29. 影响肺通气的主要因素是呼吸道口径。

30. 心肌组织中传导速度最慢的部位是房室交界区。

31. 能增加心输出量的因素是体位由直立转为平卧。

32. 血浆与组织液相同的是血浆晶体渗透压。

33. 房室延搁的生理意义是心房与心室不发生同步收缩。

34. 影响血细胞内外水分布的主要因素是血浆晶体物含量。

35. 刺激是指机体可感受的环境变化。

36. 心室肌的后负荷是指大动脉血压。

37. 形成神经纤维静息电位的主要机制是钾电压门控通道开放。

38. 促胃液素的主要作用是刺激壁细胞分泌盐酸。

39. 心室的血液充盈主要取决于心室舒张时的"抽吸"作用。

40. 促进静脉回流的主要因素是舒张期心室内压降低。

41. 血浆晶体渗透压升高时，抗利尿激素分泌增加。

42. 突触传递易疲劳。

43. 人类出现去大脑僵直，提示中脑疾患。

44. 逼尿肌收缩是副交感神经的作用。

45. 瞳孔对光反射的意义主要是了解中枢神经的功能状态。

46. Ⅲ因子是不存在血浆中的凝血因子。

47. 促进大脑发育是甲状腺激素的作用。

48. 低氧对呼吸的兴奋作用是通过刺激外周化学感受器。

49. 生长激素的促生长作用依赖于生长激素介质的介导。

50. 增加肺通气的因素是降低肺泡表面张力。

51. 细胞膜上以电紧张形式传播的电活动是局部电位。

52. 河豚毒素抑制钠通道，可使神经轴突的静息电位值不变，动作电位幅度减小。

53. 窦房结细胞的电生理特性是自律性高。

54. 可兴奋细胞对刺激发生反应的能力称为兴奋性。

55. 中性粒细胞增多常见于急性化脓菌感染。

56. 在动作电位形成机制中，K^+外流使膜发生复极化。

57. 细胞产生动作电位的最大频率取决于不应期长短。

58. 引起神经纤维动作电位去极化的是钠离子内流。

59. Wolff-Chaikoff 效应指过量碘所产生的抗甲状腺聚碘作用。

60. 可兴奋组织兴奋的客观标志是发生峰电位。

61. 促肾上腺皮质激素（ACTH）由腺垂体合成。

62. 在心动周期中占时间最长的时期是心房舒张期。

63. 机体保钠排钾的主要激素是醛固酮。

64. 帕金森病患者出现震颤麻痹是由于黑质多巴胺神经递质系统功能受损。

65. 刺激 γ-传出纤维并不能直接引起肌肉收缩，因为梭内肌收缩的强度不足以使整块肌肉缩短，但 γ-传出纤维的活动可使梭内肌收缩，从而牵拉核袋感受装置部分，并引起 Ⅰa 类传入纤维放电，再导致肌肉收缩。

66. 人安静时产热量最大的器官是肝脏。

67. 胃大部分切除患者出现巨幼红细胞贫血的主要原因是内因子减少。

68. 肺通气的原动力来自呼吸肌的舒缩。

69. 胸膜腔内负压的生理意义是促进静脉血回流。

70. A 型红细胞与 B 型血清混合时，则发生凝集。

71. 平静呼气末，肺内的气体量相当于功能残气量。

72. 兴奋在同一细胞传导的特点是有髓纤维的跳跃传导速度快。

73. 糖皮质激素促进胎儿肺泡表面活性物质的生成。

74. 感觉的非特异性投射系统受到破坏时动物出现昏睡现象。

75. 血 K^+ 浓度增高促进醛固酮分泌。

76. 常温下皮肤的散热速率主要取决于皮肤与环境的温度差。

78. 正常生理状态下终尿的量主要取决于远曲小管和集合管对水的重吸收量。

79. 红细胞的主要功能是运输气体。

80. 成人细胞外液占体重的百分比是 20%。

81. 人体铁吸收率最高的部位是十二指肠及空肠上段。

B1 型题

11. 属于抑制性氨基酸类神经递质的是 γ-氨基丁酸。属于兴奋氨基酸类神经递质的是谷氨酸。

第三章 病理学

【答案】

A1/A2 型题

1. E 　2. C 　3. C 　4. A 　5. C 　6. C 　7. D
8. B 　9. C 　10. B 　11. D 　12. D 　13. B 　14. C
15. B 　16. C 　17. D 　18. E 　19. E 　20. C 　21. B
22. D 　23. C 　24. A 　25. C 　26. A 　27. C 　28. A
29. D 　30. E 　31. E 　32. E 　33. D 　34. A 　35. C
36. C 　37. B 　38. E 　39. A 　40. B 　41. E 　42. C
43. E 　44. D 　45. B 　46. D 　47. B 　48. C 　49. C
50. B 　51. E 　52. C 　53. D 　54. D 　55. E 　56. C
57. D 　58. E 　59. D 　60. E 　61. B 　62. B 　63. C

B1 型题

1. (1) E (2) B (3) C
2. (1) D (2) E
3. (1) C (2) B (3) A
4. (1) B (2) C
5. (1) C (2) A (3) D
6. (1) D (2) A (3) B
7. (1) D (2) B (3) A
8. (1) B (2) E
9. (1) B (2) C (3) A
10. (1) E (2) A (3) B
11. (1) D (2) E
12. (1) B (2) D (3) A

【解析】

A1/A2 型题

1. 湿性坏疽最常见的部位是与外界相通的部位如：肺、肠、子宫等。

2. 急进性肾小球肾炎，组织学特征是肾小球壁层上皮细胞增生，新月体形成，故又称新月体性肾小球肾炎。

3. 葡萄胎是一种良性的滋养细胞疾病，病变局限于子宫腔内，不侵入肌层，无转移出现。侵袭性葡萄胎是葡萄胎组织侵入子宫肌层或其他部位（肺、阴道、脑及骨髓转移较少见）。

4. 在我国最多见的淋巴瘤类型是非霍奇金淋巴瘤，非霍奇金淋巴瘤中发病率最高的是弥漫性大 B 细胞淋巴瘤。

5. 肝硬化患者，门静脉高压导致脾静脉淤血，脾窦扩张，红细胞淤滞，进而发生脾肿大。故本题选 C。

6. 下列来源于上皮组织的恶性肿瘤是乳头状囊腺癌。

8. 乳腺癌最常见的病理组织学类型是浸润性导管癌。

9. 肾小球毛细血管管壁增厚呈车轨状或分层状见于膜增生性肾小球肾炎。

10. 肺心病肺动脉高压的形成，最重要的原因是肺毛细血管床减少。

11. 机化不属于化生。

12. 高血压病最严重的并发症是脑出血。

13. 血管壁玻璃样变性常见于良性高血压病的细动脉。

14. 葡萄球菌感染引起的炎症反应中，病灶中主要的炎细胞是中性粒细胞。

15. 畸胎瘤是良性肿瘤。

16. 良性高血压病晚期的肾脏病变特点为颗粒性固缩肾。

17. 并非所有渗出的白细胞都具有吞噬作用。

18. 微血栓的主要成分是纤维素。

19. 干酪样坏死是一种特殊的凝固性坏死。

20. 风湿病增生期最具特征性的病理变化是风湿小体形成。

21. 容易发生贫血性梗死的器官是心、脾、肾。

22. 子宫颈癌的主要播散方式是直接蔓延和

淋巴转移。

23. 慢性肾炎的主要病变部位是肾小球。

24. 病毒性肝炎肝细胞最常见的变性是胞质疏松化和气球样变。

25. 心肌梗死常发生在左室前壁、心尖部、室间隔前2/3。

26. 非典型增生能恢复正常。

27. 结核结节中最具有诊断意义的细胞成分是朗格汉斯细胞和上皮样细胞。

28. 乳腺发育属于增生性改变。

29. 湿性坏疽常发生在肺、肠、子宫。

31. 炎症是指具有血管系统的活体组织对损伤因子发生的防御反应。

32. 化脓性炎症病灶内最多见的炎细胞是中性粒细胞。

34. 良性肿瘤的异型性主要表现在肿瘤组织结构方面。

35. 急性炎症局部组织变红的主要原因是血管扩张，血流加快。

36. 高血压病的心脏病变特征是左心室向心性肥大。

37. 对萎缩是实质细胞小而少、间质可增生。

38. 结核性病变的特征性细胞是上皮样细胞。

39. 结核属于慢性肉芽肿性炎。

40. 心肌梗死最常发生的部位在左心室前壁。

41. 小叶性肺炎最具特征性的病变是细支气管及周围肺泡化脓性炎。

42. 消化性溃疡最常发生在十二指肠球部。

43. 肝硬化最基本的病变是假小叶形成。

44. 浸润性小叶癌是小叶原位癌突破小管或末梢导管基底膜向间质浸润所致。癌细胞体积小，细胞形态一致，排列成条索状或单个散在于纤维组织之间，有时可见从小叶原位癌向浸润性小叶癌过渡的形态。

45. 确定肿瘤良恶性的依据是肿瘤的异型性。

46. 属于原位癌的是局限于管、泡内的乳腺小叶癌。

47. 慢性肾小球肾炎和高血压肾病的肾脏无灶状瘢痕，慢性肾盂肾炎的肾盂黏膜有明显病变，肾动脉粥样硬化病变引起的肾梗死病灶机化后形成瘢痕，并且不累及肾盂黏膜。

48. 对风湿病具有诊断意义的病变是阿少夫（Achoff）小体。

49. 诊断慢性肺源性心脏病的主要依据是肺动脉高压、右心室肥大。

50. 肝细胞碎片状坏死常发生在小叶界板肝细胞。

51. 淤血常见的原因中不包括动脉栓塞。

53. 槟榔肝是指肝脏发生了慢性淤血。

54. 肿瘤实质是指肿瘤细胞。

55. 肉芽肿是一种特殊的增生性炎症，是由巨噬细胞聚集形成的结节状病灶，所以主要成分是巨噬细胞。Langhans巨细胞由巨噬细胞衍变而来，是结核性肉芽肿的特征性细胞。

57. 肿瘤发生淋巴道转移时，肿瘤细胞首先聚集在淋巴结的边缘窦。

58. 对判定肿瘤的良恶性来说，最有价值的是肿瘤的异型性。

59. 良性高血压病时，细动脉硬化的病理改变是动脉壁玻璃样变性。

60. 坏疽是指坏死组织表现为腐败菌感染。

61. 流行性乙型脑炎的炎症性质是变质性炎。

63. 老年男性患者，平素身体健康，无基础疾病。社区体检发现血压150/70mmHg，脉压差大。其发生的机制主要是大动脉的弹性贮器作用减弱（大动脉硬化）（C对）

第四章　药理学

【答案】

A1/A2 型题

1. B	2. A	3. C	4. C	5. A	6. C	7. D
8. E	9. D	10. B	11. C	12. A	13. B	14. B
15. E	16. B	17. E	18. C	19. C	20. D	21. A
22. E	23. B	24. D	25. E	26. D	27. E	28. B
29. A	30. A	31. E	32. C	33. C	34. C	35. C
36. D	37. A	38. E	39. E	40. B	41. A	42. C
43. C	44. D	45. C	46. C	47. A	48. E	49. C
50. C	51. C	52. C	53. C	54. C	55. D	56. B
57. A	58. C	59. E	60. D	61. C	62. B	63. C
64. A	65. E	66. E	67. D	68. E		

B1 型题

1. (1) A (2) B (3) D
2. (1) C (2) E (3) D
3. (1) A (2) C (3) E
4. (1) C (2) A (3) E
5. (1) A (2) D
6. (1) C (2) B (3) E

【解析】

A1/A2 型题

1. 对于耐青霉素肺炎链球菌者适于选择喹诺酮类、头孢噻肟或头孢曲松等药物治疗（B对）。阿奇霉素为大环内酯类抗生素，对呼吸道中包括肺炎链球菌、化脓性链球菌、金黄色葡萄球菌等引起的感染具有良好的疗效。阿米卡星属于氨基糖苷类抗生素，多用于治疗革兰阴性杆菌引起的感染。阿莫西林属于青霉素类抗生素。头孢呋辛属于2代头孢，对于耐青霉素肺炎链球菌效果差。

2. 由于支气管哮喘是慢性过敏性反应性气道炎症，因此控制气道炎症是其最重要的治疗措施。控制气道炎症首选糖皮质激素，因为其可以从多个环节抑制气道炎症，尚有抗过敏、抗微血管渗漏和间接松弛气道平滑肌的作用，故本题选A。β_2 受体激动剂主要用于缓解哮喘的急性发作，不能控制气道慢性炎症。白三烯调节剂多在应用激素后效果不佳的时候添加。M受体拮抗剂如异丙托溴铵可用于哮喘的治疗，但并非最有效。H受体拮抗剂是抗过敏药。

3. 无显著血流动力学障碍的室性心动过速的终止首选药是利多卡因、普罗帕酮或普鲁卡因胺，无效时可选用胺碘酮或直流电复律。

4. 普萘洛尔为非选择性 β 受体阻断药。药理作用：①阻断心脏上的 β_1、β_2 受体，拮抗交感神经兴奋和儿茶酚胺作用，降低心脏的收缩力与收缩速度，同时抑制血管平滑肌收缩，降低心肌耗氧量，使缺血心肌的氧供需关系在低水平上恢复平衡，可用于治疗心绞痛。②抑制心脏起搏点电位的肾上腺素能兴奋，用于治疗心律失常。亦可通过中枢、肾上腺素能神经元阻滞、抑制肾素释放以及心排出量降低等作用，用于治疗高血压。③竞争性拮抗异丙肾上腺素和去甲肾上腺素的作用，阻断 β_2 受体，降低血浆肾素活性，致支气管痉挛，抑制胰岛素分泌。④有明显的抗血小板聚集作用。

5. 局麻药物多与肾上腺素混合使用，因肾上腺素能收缩血管，从而延缓局麻药的吸收，延长其作用时间。

6. 治疗上消化道出血应采用去甲肾上腺素稀释后口服。

7. 用硝酸甘油治疗心绞痛时，舌下含化给药的目的是避免药物的首过消除。

8. 青霉素G最严重的不良反应是过敏性休克。

9. 用异烟肼时，合用维生素 B_6 的目的是降低对神经的毒性。

10. 异烟肼的作用特点是杀灭活动期的结核杆菌。

11. 能防止或逆转血管壁增厚和心肌肥大的

抗高血压药是血管紧张素Ⅰ转化酶抑制剂。

12. 呋塞米的主要不良反应是水与电解质紊乱。

13. 治疗革兰阴性菌感染常选用庆大霉素。

14. 甲苯磺丁脲降血糖的机制是促进胰岛B细胞释放胰岛素。

15. 丁卡因不用于浸润麻醉。

16. 长期大量应用氯丙嗪治疗精神病时，最常见的不良反应是锥体外系反应。

17. 抗风湿作用强，对胃肠道损伤轻的药物是布洛芬。

18. 利多卡因适用于治疗各种室性心律失常。

19. 糖皮质激素类药物的禁忌证是活动性消化性溃疡病。

20. 青霉素类的抗菌机制是抑制细菌细胞壁黏肽合成。

21. 雷尼替丁主要用于治疗消化性溃疡。

22. 支气管哮喘与心源性哮喘鉴别有困难时，忌用吗啡。

23. 限制哌替啶应用的主要不良反应是成瘾性。

24. 治疗癫痫持续状态的首选药是地西泮。

25. 普鲁卡因不宜用于表面麻醉。

26. 胰岛素的药理作用不包括促进糖原异生。

27. 生物利用度是指到达血液循环内药物的百分率。

28. 治疗细菌性痢疾最常选用的药物是庆大霉素。

29. 磺胺药的抗菌机制是抑制二氢叶酸合成酶。

30. 能通过血－脑屏障的药物的特点是分子较小，脂溶性高。

31. 毛果芸香碱滴眼可引起缩瞳、降低眼内压、调节痉挛。

32. 阿托品用于全麻前给药的目的是减少呼吸道腺体分泌。

33. 阿托品抗休克的主要机制是扩张血管，改善微循环。

34. 药物的副作用是指在治疗量内出现的与用药目的无关的作用。

35. 吗啡的适应证为心源性哮喘。

36. 氯丙嗪对晕动病引起的呕吐无效。

37. 首关消除发生在口服给药途径。

38. 解热镇痛作用强而抗炎作用很弱的药物是对乙酰氨基酚。

39. 强心苷中毒所致的心律失常中，最常见的是室性期前收缩。

40. 能抑制血管紧张素转化酶的抗高血压药是卡托普利。

41. 甲状腺功能亢进伴室上性心动过速患者宜选用普萘洛尔。

42. 血管紧张素转换酶抑制药能降低慢性心衰死亡率的根本原因是逆转左心室肥大。

43. 治疗变异型心绞痛首选药物是硝苯地平。

44. 胺碘酮能阻断钾通道、钠通道和钙通道，明显延长APD。

45. 对青霉素类过敏的G^+菌感染者可选用红霉素。

46. 特布他林的平喘作用机制为激动支气管平滑肌的β_2受体。

47. 利尿剂使细胞外液容量减低、心排出量降低，并能通过利钠作用使血压下降。噻嗪类应用最普遍，但长期应用可引起血钾降低及血糖、血尿酸、血胆固醇增高，糖尿病及高脂血症患者宜慎用，痛风患者禁用。

49. 治疗二、三度房室传导阻滞宜选用异丙肾上腺素。

50. 用药后可造成机体病理性损害，并可预知的不良反应是毒性反应。

51. 使瞳孔明显扩大的药物是阿托品。

52. 与巴比妥类药物比较，地西泮治疗失眠的优点是停药后无反跳性多梦现象。

53. 哌替啶不同于吗啡的临床用途是可以用于分娩止痛。

54. 治疗强心苷中毒所致的室性心律失常，首选药物是苯妥英钠。

55. 用于控制疟疾复发和传播的药物是伯氨喹。

56. 雷尼替丁属于 H_2 受体阻断药。

57. 糖皮质激素对血液系统的影响是使血液循环中淋巴细胞减少。

58. 地高辛治疗心房颤动的主要机制是减慢房室传导。

59. 阿司匹林引起胃肠道反应的主要原因是抑制胃黏膜合成前列腺素。

60. 可防止和逆转高血压患者心血管重构的药物是血管紧张素转换酶抑制剂。

61. 特布他林选择性激动 β_2 受体而扩张支气管。

62. 治疗焦虑症最好选用地西泮。

63. 新斯的明禁用于尿路梗阻。

64. 雷尼替丁阻断 H_2 受体而抑制胃酸分泌。

65. 长期大量应用糖皮质激素可引起的不良反应是水钠潴留。

66. 奥美拉唑的临床应用适应证是消化性溃疡。

67. 对乙酰氨基酚片能够用于普通感冒或流行性感冒引起的发热，也用于缓解轻、中度疼痛如关节痛、偏头痛、头痛肌肉痛、牙痛、神经痛，但是不宜用于抗炎抗风湿。

68. 患者中老年男性，间断活动时憋喘 1 年余，近期喘憋加重，有夜间憋醒（提示夜间阵发性呼吸困难），考虑诊断为慢性心力衰竭。为改善预后需要长期使用的药物是血管紧张素转换酶抑制剂（ACEI）（E 对）。因为 ACEI 早期足量应用除可缓解症状，还能改善心室重塑，延缓心衰进展，降低不同病因、不同程度心力衰竭患者的死亡率。

第五章　医学心理学

【答案】

A1/A2 型题

1. D　2. C　3. B　4. A　5. E　6. C　7. C
8. C　9. E　10. E　11. B　12. D　13. D　14. C
15. B　16. E　17. A　18. B　19. D　20. B　21. A
22. A　23. C　24. B　25. E　26. A　27. D　28. C
29. E　30. C　31. E

【解析】

A1/A2 型题

1. 人正常生活的最基本心理条件是智力正常。

2. 精神分析学派认为，在心理地形图中，当前能被注意到的各种心理活动为意识。

3. 根据沙赫特有关情绪研究的观点，对个体情绪的性质和程度起决定性作用的是认知方式。

4. 强烈的内心冲突或情感应激后出现肢体活动障碍，无器质性病变的临床证据，此为典型的分离（转换）性障碍。首选暗示疗法。

5. 没有自己的主见与原则，易受他人影响而轻率改变自己的处事方向，称为盲从。

6. 人对客观现实稳定的态度和与之相适应的习惯化的行为方式是指性格。

7. 行为主义理论认为心理障碍的心理学原因是获得性学习结果。

8. 价值观形成和发展的关键期是青少年期。

10. 韦氏量表诊断智力缺损的智商临界值是 69 以下。

11. 先吃糖，后喝苦药，就会觉得药更苦，属于感觉对比。

12. 焦虑症不属于心身疾病。

13. 从事研究不同年龄人的心理发展特点，运用教育和培训手段，帮助人们形成健全的人格和正常的心理过程，适应社会环境，预防疾病，消除不良行为的专业是心理卫生学。

14. 心理过程包括认知、情绪、意志。

15. 在患者中心疗法中，设身处地地理解和分享患者内心世界的感情是指通情。

16. 心理应激的核心概念强调适应和应对"过程"。

17. 中年人心理卫生的重点是处理心理矛盾，保持心理健康。

18. 双避冲突指两种目标都是个体力图避免的，但是个体回避一个威胁性目标的同时，必然面临另一个威胁性目标时表现出的心理冲突。所谓"前有悬崖，后有追兵"正是说明这种处境。

19. 系统脱敏法：又名对抗条件疗法、交互抑制法等。实施程序：①制定焦虑等级值：根据引起症状的体验与生理多导记录仪或生物反馈治疗仪的监测数据综合判断，将引起症状的相应情绪由弱到强排序。如恐蛇症者的恐惧情绪是 0～4 级，相应的情绪是安静、看到蛇字、听到谈论蛇、见到真蛇、触及真蛇。②放松训练：学会使自身保持轻松。③脱敏治疗：先在门诊脱敏，再到现实中去脱敏。

20. 教育心理学不属于医学心理学分支学科。

21. 常模（norm）是测验取样的平均值，即正常的或平均的成绩。有了常模，测验成绩才能通过比较而得出是优是劣。在心理测验中，我们经常应用的方法就是参照常模解释分数，即将被试的分数直接或间接地以在某个团体中的相对位置或相对等级来表示。

22. 情绪相对于情感而言，是情感的外在表现。

23. 趋避冲突指某个目标对个体既有吸引力，又有排斥力的情况下，个体对该目标既向往

又拒绝的心理冲突。所谓"想吃鱼又怕腥""食之无味，弃之可惜"，既想又怕，就是这种冲突的表现。

24. 在精神分析中，治疗师会潜意识恋慕或憎恨患者，称为反移情。

26. 医学心理学的基本观点不包括遗传决定论的观点。

27. 应对心理应激的方法包括：①调整对刺激事件的认识态度。②提高自身应对能力。③学会放松和自我调节。④取得社会支持和安慰，利用各种有效的应对资源。

28. 生活变化单位是用来衡量不同生活事件所致紧张程度大小的计量单位。利用这个量表可以对个体在一段时间内经历的生活变化所要求的适应程度作出数量估计，同时利用"疾病量表"调查这段时间内所患疾病；然后考查总的 LCU 与疾病分数间的关系。如配偶死亡的生活变化单位为 100。一年内 LCU 累计分超过 300分，则 75% 的人在今后两年内有重大疾病发生；一年内累计在 150~300 分者，则来年有 50% 的人发病。

29. 患者角色的适应不良大致有 5 种类型。①角色行为缺如：即患者未能进入角色。虽然医生诊断为有病，但本人否认自己有病，根本没有或不愿意识到自己是患者。②角色冲突：同一个体常常承担着多种社会角色。当患病并需要从其他角色转化为患者角色时，患者一时难以实现角色适应。③角色行为减退：已进入角色的患者，由于更强烈的情感需要，不顾病情而从事力所不及的活动，表现出对病、伤的考虑不充分或不够重视，而影响到疾病的治疗。④角色行为强化：由于依赖性加强和自信心减弱，患者对自己的能力表示怀疑，对承担原来的社会角色恐慌不安，安心于已适应的患者角色现状。或者自觉病情严重程度超过实际情况，小病大养。⑤角色行为异常：患者受病痛折磨感到悲观、失望等不良心境的影响导致行为异常，如对医务人员的攻击性言行，病态固执、抑郁、厌世，以至自杀等。

30. 直接影响活动效率，使活动得以顺利完成的个性心理特征是能力。

31. 患者个性克制，情绪压抑，属于典型的 C 型行为模式，是容易使人患癌症的心理行为模式。

第六章　医学伦理学

【答案】

A1/A2 型题

1. C　2. C　3. E　4. A　5. D　6. A　7. B
8. C　9. C　10. E　11. E　12. D　13. A　14. D
15. A　16. C　17. E　18. B　19. D　20. E　21. C
22. D　23. D　24. A　25. B　26. C　27. B　28. C
29. B　30. B　31. B　32. C

【解析】

A1/A2 型题

1. 医学伦理学是普通规范伦理学原理在医学实践中的具体运用，即运用普通规范伦理学的理论和原则来解决医学实践和医学科学发展中人们相互之间、医学团体与社会之间道德关系而形成的一门学科，属于应用规范伦理学。

2. 医患交谈中，能够使沟通更为有效与顺畅的方法是善用问句引导话题。

3. 医师在旅游途中救治了一位突发心脏病的旅客，该医师履行的是道德义务。

4. 协调医务人员之间关系的首要思想基础和道德要求是彼此信任，相互协作。

5. ①角色行为减退：已进入角色的患者，由于更强烈的情感需要，不顾病情而从事力所不及的活动，表现出对病、伤的考虑不充分或不够重视，而影响到疾病的治疗。患者虽已住院，但仍坚持工作，这种弱化患者角色的转变为角色行为减退。②角色行为冲突：同一个体常常承担着多种社会角色。当患病并需要从其他角色转化为患者角色时，患者一时难以实现角色适应。③角色行为缺如：即患者未能进入角色。虽然医生诊断为有病，但本人否认自己有病，根本没有或不愿意识到自己是患者。

6. 患者的道德义务有保持健康和恢复健康

的责任。

8. 适用于慢性患者的医患模式为共同参与型。

9. 社会舆论的作用不包括约束。

10. 医德修养的方法是追求慎独。

11. 正确处理医务人员之间关系的思想基础是共同维护患者利益和社会公益。

12. 医学模式转变对医务人员提出的要求是改变传统的医德观念。

13. 传统习俗有约束的作用。

14. 适用于婴幼儿患者的医患模式为主动 - 被动型。

15. 现实中的医疗伤害现象，依据其与医方主观意愿的关系，可以分为有意伤害、可知伤害、可控伤害和责任伤害。

16. 医患关系是在信托关系基础上的契约关系。

17. 现代医学伦理学中，对生命的看法已转变为生命神圣、生命质量与生命价值相统一的理论。

18. 内心信念的作用是行为之前的预测作用。

19. 医际关系与医患关系有联系，和谐的医患关系以良好的医际关系为前提。

20. 只要患者有知情同意的能力，就要首先考虑患者自己的意志。

21. 医德与医术的关系是医德与医术密不可分，医学道德以医学技术为依托，医学技术以医学道德为指导。

22. 医务人员应当保守的医疗秘密包括患者及其家庭生活、个人隐私、独特的体征和畸形、"不名誉"的疾病（性病、精神病、妇科病）以

14

及不良诊断和预后。

23. 在自己独处、无人监督的情况下，仍能按照医学道德规范的要求行事指的是慎独。

24. 医患关系出现物化趋势的最主要原因是医学高技术手段的大量应用。

25. "凡有疾厄来求救者，不论长幼妍媸、善亲怨友、华夷愚智，皆普同一等"出自《大医精诚》。

26. 医学伦理学是研究医务人员的医德意识和医德活动的科学。

27. 医疗伤害带有一定的必然性。

28. 患者权利受到普遍关注的原因是人们已意识到医源性疾病所致的严重危害性。

30. 社会公益原则：处理社会与个人的利益关系时，将社会公共利益置于优先考虑的位置，并兼顾个人权利与健康福利，要坚持个人利益服从社会利益，坚持局部利益服从全局利益、眼前利益服从长远利益的原则。

31. 这是一种一方指导，另一方配合的有限合作模式。按照这个模式，在临床实践活动中，医生的作用占优势，医生告诉患者做什么，同时又有限度地调动患者的主动性。也就是说，在这个模式中，医生是主角，患者是配角，很像父母－儿童之间的模式。目前临床上的医患关系多属于此种模式。

32. 临床诊疗的医学道德原则包括：患者至上原则，最优化原则，知情同意原则，保密原则。在未征得患者及家属同意的情况下，为病人开昂贵药物，违背了知情同意原则。

第七章 卫生法规

A1/A2 型题

1. B　2. E　3. A　4. E　5. A　6. D　7. E

8. C　9. D　10. B　11. A　12. D　13. D　14. C

15. B　16. D　17. C　18. B　19. C　20. D　21. B

22. A　23. A　24. E　25. A　26. D　27. C　28. A

29. C　30. B

A3/A4 型题

(1) B　(2) C

B1 型题

1. (1) A (2) D (3) E

2. (1) A (2) B (3) D

3. (1) E (2) B

4. (1) E (2) A (3) B

5. (1) D (2) B (3) C

6. (1) A (2) D (3) C

【解析】

A1/A2 型题

2. 被污染的药品应按照假药论处。

3. 精神障碍医学鉴定的要求主要是：①鉴定人应当到收治精神障碍患者的医疗机构面见、询问患者，该医疗机构应当予以配合；②鉴定人本人或者其近亲属与鉴定事项有利害关系，可能影响其独立、客观、公正进行鉴定的，应当回避；③鉴定机构、鉴定人应当遵守有关法律、法规、规章的规定，尊重科学，恪守职业道德，按照精神障碍鉴定的实施程序、技术方法和操作规范，依法独立进行鉴定，出具客观、公正的鉴定报告；④鉴定人应当对鉴定过程进行实时记录并签名。记录的内容应当真实、客观、准确、完整，记录的文本或者声像载体应当妥善保存。

4. 患者查阅医疗记录和复印部分病历的权利属于知情同意权。

5. 医务人员收受药品生产企业的财物，情节尚不严重时，依法应对其给予的处罚是没收违法所得。

6. 医疗机构的医务人员违反《献血法》规定，将不符合国家规定标准的血液用于患者的，由县级以上卫生行政部门给予的行政处罚是责令改正。

7. 患者的基本医疗权不包括能够选择自己应该得到何种医疗的权利。

8. 根据医疗事故处理条例的规定，医疗事故可分为四级十二等。

9. 发生医疗事故争议时，可封存病历资料的复印件。

10. 申请输血时核准签字的是主治医师。

11. 医师亲自接产后，医疗机构可以出具的证明文件是出生证明书。

12. 医疗机构配制制剂，须经所在地省、自治区、直辖市人民政府卫生计生行政部门审核同意，由省、自治区、直辖市人民政府药品监督管理部门批准，发给《医疗机构制剂许可证》。无《医疗机构制剂许可证》的，不得配制制剂。《医疗机构制剂许可证》应当标明有效期，到期重新审查发证。

13. 医疗机构施行特殊检查时征得患者同意，并取得其家属或关系人同意及签字后实施。

14. 医疗事故的行为主体在医疗活动中违反了医疗卫生管理法律、行政法规、部门规章和诊疗护理规范、常规。

15. 对不予医师执业注册，有异议的可以申请复议或起诉。

17. 无家属签字且无自主意识的患者紧急输血，应报医院职能部门或主管领导同意、备案，并记入病历。

18. 国家对传染病管理实行的方针是预防为主、防治结合、分类管理、依靠科学、依靠群众。

20. 提起医疗事故技术鉴定有两种方式，一是卫生计生行政部门接到医疗机构关于重大医疗过失行为的报告或者医疗事故争议当事人要求处理医疗事故争议的申请后，对需要进行医疗事故技术鉴定的，应当交由负责医疗事故技术鉴定工作的医学会组织鉴定；二是医患双方协商解决医疗事故争议，需要进行医疗事故技术鉴定的，由双方当事人共同委托负责医疗事故技术鉴定工作的医学会组织鉴定。

21. 医疗事故构成要件之一就是行为主体主观上是因为过失才造成了患者人身损害的后果，而行为主体实施的违法行为是违反医疗卫生管理法律、行政法规、部门规章和诊疗护理规范、常规的行为。

22. 医疗机构开展诊疗活动必须符合的条件是向卫生行政部门登记，领取《医疗机构执业许可证》。

23. 受刑事处罚，自刑罚执行完毕之日起至申请注册之日已3年可以申请医师执业注册。

24. 婚前医学检查的主要内容是指对严重遗传疾病、指定传染病等的检查。

25. 选项 B、C、D 和 E 是必须报经上一级人民政府决定，才可以采取的紧急措施。

26. 医师是指依法取得执业医师资格或者执业助理医师资格，经注册在医疗、预防或者保健机构（包括计划生育技术服务机构）中执业的专业医务人员。

27. 肺炭疽为乙类传染病而按照甲类传染病管理。

28. 对甲类传染病实施隔离措施时，应当遵循的公共卫生处理原则是全社会参与原则。

29. 当处方遇有特殊情况需要修改时，可由处方医师修改并签字。

30. 医疗卫生机构发现疑似职业病病人时，应当告知劳动者本人并及时通知用人单位。

A3/A4 型题

（1）医疗机构应当按照核准登记的诊疗科目开展诊断、治疗活动。需要改变诊疗科目的，应当按照规定的程序和要求，办理变更登记手续，未经允许不得擅自扩大业务范围。该医院未经批准擅自开展医疗美容科，属于超范围行医。

（2）医疗机构违反规定，诊疗活动超出登记范围的，由县级以上人民政府卫生行政部门予以警告，责令其改正，并可以根据情节以3000元以下罚款；情节严重的，吊销"医疗机构执业许可证"。

第八章　预防医学

【答案】

A1/A2 型题

1. C	2. C	3. D	4. D	5. B	6. B	7. A
8. C	9. D	10. E	11. B	12. A	13. A	14. A
15. C	16. E	17. D	18. E	19. D	20. C	21. A
22. B	23. D	24. C	25. D	26. D	27. C	28. C
29. B	30. A	31. C	32. B	33. E	34. A	35. C
36. D	37. A	38. C	39. A	40. E	41. C	42. A
43. C	44. E	45. E	46. B	47. D	48. C	49. B
50. B	51. D	52. A	53. A			

A3/A4 型题

1. （1）E （2）C
2. （1）A （2）C （3）D

B1 型题

1. （1）B （2）A （3）D
2. （1）D （2）A
3. （1）B （2）A （3）C
4. （1）B （2）A
5. （1）D （2）B
6. （1）D （2）B

【解析】

A1/A2 型题

1. 预防接种异常反应是指合格疫苗在实施规范接种过程中给受种者造成损害。

2. 筛检是运用快速、简便的实验室检查或其他手段，从表面健康的人群中去发现那些未被识别的可疑病人或有缺陷者。筛检试验不是诊断试验，仅是一个初步检查，对筛检试验阳性和可疑阳性的人必须进行确诊检查，确诊后的病人进行治疗。筛检试验最好费用低廉、检出结果速度较快且无侵入性。筛检的目的是发现多发病和常见病，而非罕见病例。

3. 为尽量发现病人，在制订筛选方法标准过程中，常采用的做法是提高方法的灵敏度。

5. 描述一组正态分布资料离散程度大小的最佳指标是标准差。

6. 急性苯中毒主要损害神经系统。

7. 膳食纤维素不提供热能。

8. 预防地方性甲状腺肿最方便、可靠的措施是碘化食盐或食油。

9. 流行病学主要研究人群中疾病与健康状况的分布及其影响因素。

11. 可根据以下原则选择图形：①资料是连续性的，目的是用线段升降表达事物的动态变化趋势，选择普通线图；若指标的最大值和最小值相差悬殊，可考虑选用半对数线图；②资料是连续性的，但分析的目的是用线段升降表达事物动态变化的速度，选择半对数线图；③数值变量的频数表资料，其分析目的是用直方的面积表达各组段的频数或频率分布情况，宜选择直方图；④资料是相互独立的，目的是用直条的长短比较数值的大小，选用直条图；⑤事物内部各部分的百分构成比资料，目的是用面积大小表达各部分所占的比重大小，则应选择圆形图或百分直条图；⑥双变量连续性资料，目的是用点的密集程度和趋势表达两个变量的相互关系，选用散点图；⑦地区性资料，目的是用不同的颜色或纹线表示某事物在地域上的分布情况，选择统计地图。

12. 前瞻性研究也称队列研究，是判断暴露因素与结局之间有无关联及关联程度大小的一种观察性研究方法。

13. 生态系统中物质和能量交换的基本方式是新陈代谢。

14. 患病率指某特定时间内，总人口中现患某病者（包括新、旧病例）所占的比例。

16. 小白菜在烹调过程中最易损失的营养素为维生素 C。

17. 某现象发生的频率或强度用率表示。

18. 针对疑难杂症是大型医院的服务内容。

20. 河豚毒素含量最高的是卵巢、肝脏。

22. 预防饮水所致地方性氟中毒首要措施是更换水源。

23. 饮水消毒的主要目的是杀灭病原菌，预防介水传染病。

24. 在恶性肿瘤的主要危险因素中最主要的是化学因素。

25. 隐性感染发生后可使人群易感性降低。

26. 在一项队列研究中，非暴露组150名中有15人患高血压，暴露组200人中有30人患高血压，归因危险度为0.05（＝30/200－15/150＝0.15－0.1）。

27. 高盐饮食，缺少运动都是影响健康的生活方式。

28. 按一定顺序，机械地每隔一定的数量单位抽样即系统抽样方法。A是单纯随机抽样，B是分层抽样，D是整群抽样。应明确各种医学统计学重要概念。

29. 健康教育是促使人们自觉采纳有益于健康行为的、系统的、有计划的学习活动的综合。

31. 计算麻疹疫苗接种后血清检查的阳转率，分母为麻疹疫苗接种人数。

33. 传染源是指体内有病原体繁殖并排出病原体的人和动物。

34. 预防医学是研究环境因素与人体健康的关系。

36. 在驾驶员、接线员、银行出纳员等人群中，高血压的患病人数增加，此病属于工作有关疾病。

37. 在成组病例对照研究中，OR＞1，说明某因素是危险因素。

38. 一个300万人口的城市，过去每年发生伤寒患者30例左右，某年发生了300例，此种情况称流行。

40. 统计工作的步骤不包括得出结论。

41. 为观察甲型病毒性肝炎疫苗的预防效果，研究对象最好选择甲型病毒性肝炎低发区无免疫人群。

42. 用人单位开展就业前健康检查的主要目的是及时发现就业禁忌证。

44. 说明样本均数抽样误差大小的指标是标准误。

45. 谷类和豆类食物的互补氨基酸是赖氨酸和色氨酸。

46. 阿尔茨海默病与吸烟所致危害关系不大。

47. 光化学烟雾属于环境中二次污染。

48. 队列研究是将一个范围明确的人群按是否暴露于某可疑因素或暴露程度分为不同的亚组，追踪各组的结局并比较其差异，从而判定暴露因素与结局之间有无关联及关联程度大小的一种观察性研究方法。

50. 大豆是植物性食品中含蛋白质最多的食品。但大豆的蛋白质消化率只有65%，而制成豆制品其消化率明显提高，如豆浆消化率为85%。

51. 流行病学的基本原则：①群体原则；②现场原则；④对比原则；④代表性原则。

52. 本题考查考生能否应用流行病学方法中有关病例对照研究的原则来选择对照。其核心信息是"非患者"以及"非研究因素和特征与病例组有可比性"。

53. 罹患率：是一个在小范围内，在一个比较短的时间内发病人数比上人口这种情况。

B1 型题

6. 在烟草烟雾中，使红细胞失去携氧能力的物质是一氧化碳。烟草中使人成瘾的成分是尼古丁。

第九章　呼吸系统

【答案】

A1/A2 型题

1. C　2. D　3. A　4. A　5. E　6. E　7. C
8. A　9. A　10. E　11. B　12. B　13. C　14. B
15. B　16. C　17. A　18. B　19. D　20. A　21. E
22. B　23. B　24. E　25. D　26. E　27. E　28. D
29. D　30. E　31. B　32. A　33. A　34. B　35. C
36. C　37. E　38. D　39. C　40. C　41. C　42. C
43. D　44. B　45. E　46. E　47. C　48. E　49. E
50. C　51. E　52. C　53. D　54. D　55. C　56. E
57. D　58. E　59. C　60. E　61. C　62. C　63. D
64. C　65. A　66. C　67. A　68. C　69. D　70. C
71. C　72. E　73. C　74. D　75. B　76. E　77. A
78. C　79. C　80. C　81. D　82. B　83. C

A3/A4 型题

1. （1）A （2）E （3）C
2. （1）E （2）D
3. （1）C （2）E
4. （1）A （2）C
5. （1）E （2）E （3）A （4）D
6. （1）C （2）A
7. （1）C （2）B （3）A
8. （1）D （2）E
9. （1）B （2）E （3）D
10. （1）B （2）E （3）B
11. （1）E （2）C
12. （1）B （2）C （3）B
13. （1）B （2）C （3）B （4）C
14. （1）E （2）B
15. （1）D （2）E （3）E
16. （1）D （2）A

B1 型题

1. （1）B （2）D
2. （1）B （2）D
3. （1）E （2）A （3）D （4）B
4. （1）A （2）E （3）B
5. （1）E （2）B

6. （1）A （2）B
7. （1）A （2）B
8. （1）B （2）C （3）A
9. （1）E （2）B

【解析】

A1 型题

1. 金黄色葡萄球菌肺炎最易并发肺脓肿。

2. 支气管扩张患者因感染反复加重多次住院，再次因感染加重行抗感染治疗时，应特别注意的病原体是铜绿假单胞菌。

3. 慢性阻塞性肺疾病患者存在的"持续气流受限"是指阻塞性通气功能障碍不能完全恢复。

4. 明确诊断肺血栓栓塞症的首选检查是CT肺动脉造影。

5. 杵状指属于肺癌的副癌综合征。

7. 患者为支气管哮喘急性发作，使用一般的支气管舒张剂效果不佳，此时应迅速控制哮喘发作。琥珀酸氢化可的松静脉滴注，起效快、抗感染、舒张支气管作用强，为最佳选择。

8. I型呼吸衰竭即缺氧性呼吸衰竭，血气分析特点是 $PaO_2 < 50mmHg$。系肺泡通气不足所致。单纯通气不足，低氧血症和高碳酸血症的程度是平行的，若伴有换气功能障碍，则低氧血症更为严重，如COPD。

9. 治疗多根多处肋骨骨折的重点是止痛，保持呼吸道通畅。

10. 结核性胸膜炎与癌性胸膜炎的最主要鉴别点是胸水细胞学和细菌学检查。

11. 支气管扩张引起大咯血的原因为支气管动脉与肺动脉终末支扩张血管瘤破裂。

12. 浸润型肺结核是临床上最常见的肺结核类型，属于活动性肺结核。病变特点是在肺尖或

· 20 ·

锁骨下区病灶周围发生渗出、坏死，使病灶扩大。患者有低热、盗汗、咳嗽、咯血等症状。如能及时治疗，病灶一般可在半年内完全吸收，或通过纤维化、钙化而痊愈。如未及时治疗或患者抵抗力下降，则病情进展，干酪样坏死灶扩大，坏死物液化经支气管排出后形成急性空洞，洞壁粗糙，内壁坏死层中有大量结核杆菌，空洞不断向外排出含菌的坏死物，经支气管播散而引起干酪性肺炎。

13. 我国引起肺心病最常见的病因是慢性阻塞性肺疾病。

15. 急性胃炎与呼吸困难无明显关系。

16. 支气管扩张症咳嗽往往于清晨或夜间变动体位时加重，并伴咳痰。

17. 对低氧血症伴有明显 CO_2 潴留者，应予低浓度（< 35%）持续吸氧，控制 PaO_2 于 60mmHg 或 SaO_2 于 90% 或略高。

18. 乙胺丁醇对细胞内结核菌无效。

19. 病变较重累及双侧肺不宜做支气管造影。

20. 肋骨骨折后，保持呼吸道通畅，首先止痛。

21. 导致哮喘反复发作的最重要原因是气道高反应。

23. 诊断慢性支气管炎急性发作伴细菌感染的主要依据是咳嗽增多，痰量较多，呈脓性。

24. 慢性支气管炎最主要病因是长期吸烟。

25. Horner 综合征表现为同侧上眼睑下垂、眼裂变小、瞳孔缩小、眼球内陷、面部无汗等颈交感神经综合征。

26. 治疗肋骨骨折后疼痛，最有效的方法硬脊膜外腔插管镇痛。

27. 湿啰音的特点：①系由于吸气时气体通过呼吸道内的分泌物如渗出液、痰液、血液、黏液和脓液等，形成的水泡破裂所产生的声音，故又称水泡音。②或认为由于小支气管壁因分泌物粘着而陷闭，当吸气时突然张开重新充气所产生的爆裂音。③湿啰音为呼吸音外的附加音，断续而短暂，一次常连续多个出现，于吸气时或吸气终末较为明显，有时也出现于呼气早期，部位较恒定，性质不易变，中、小湿啰音可同时存

在，咳嗽后可减轻或消失。

28. 诊断支气管哮喘的主要依据是气道激发试验阳性。

29. 医院内获得性肺炎，最常见的致病菌是革兰阴性杆菌。

30. 胸部损伤外科治疗原则是纠正循环、呼吸功能障碍。

31. 肺气肿体征：①视诊可见桶状胸，呼吸变浅，频率增快；②触诊双侧语颤减弱；③叩诊肺部呈过清音，心浊音界缩小，肺下界、肝浊音界下降；④听诊两肺呼吸音减弱，呼气相延长，部分患者可闻及干性啰音和（或）湿性啰音。

32. （1）语音震颤减弱或消失主要见于：①肺泡内含气量过多，如肺气肿；②支气管阻塞，如阻塞性肺不张；③大量胸腔积液或气胸；④胸膜高度增厚粘连；⑤胸壁皮下气肿。（2）语音震颤增强主要见于：①肺泡内有炎症浸润，因肺组织实变使语颤传导良好，如大叶性肺炎实变期、大片肺梗死等；②接近胸膜的肺内巨大空腔，声波在空洞内产生共鸣，尤其是当空洞周围有炎性浸润并与胸壁粘连时，则更有利于声波传导，使语音震颤增强，如空洞型肺结核、肺脓肿等。

33. 主动脉关闭不全的杂音为与第二心音同时开始的高调叹气样递减型舒张早期杂音，坐位并前倾和深呼气时易听到。轻度反流时，杂音限于舒张早期，音调高；中或重度反流时，杂音粗糙，为全舒张期。杂音为乐音性时，提示瓣叶脱垂、撕裂或穿孔。由主动脉瓣损害所致者，杂音在胸骨左中下缘明显；升主动脉扩张引起者，杂音在胸骨右上缘更清楚，向胸骨左缘传导。老年人的杂音有时在心尖区最响。心底部常有主动脉瓣收缩期喷射性杂音，较粗糙，强度 2/6 ~ 4/6 级，可伴有震颤，与左心室心搏量增加和主动脉根部扩大有关。重度反流者，常在心尖区听到舒张中晚期隆隆样杂音（Austin – Flint 杂音），其产生机制目前认为系严重的主动脉瓣反流使左心室舒张压快速升高，导致二尖瓣处于半关闭状态，使快速前向血流跨越二尖瓣口时遇到障碍。与器质性二尖瓣狭窄的杂音鉴别要点是 Austin – Flint 杂音不伴有开瓣音、第一心音亢进和心尖区舒张期震颤。

34. 细菌性肺炎的临床特点：高热伴咳嗽、

咳痰。触诊语颤增强，实验室检查见血白细胞升高、中性粒细胞升高。

35. 老年男性，痰中带血，影像学检查见右上肺以肺门为中心的炎症改变，高度怀疑右上肺中央型肺癌。

36. 呼吸困难伴一侧胸痛见于肺栓塞。

39. 支气管舒张试验（BDT）可用以测定气道气流受限的可逆性。常用的吸入型支气管舒张药有沙丁胺醇、特布他林等。如 FEV_1 较用药前增加 $\geq 12\%$，且其绝对值增加 $\geq 200ml$，可诊断为支气管舒张试验阳性。

40. 有约30%支气管扩张患者病因不明，可能与全身疾病和机体免疫功能失调等因素有关。

41. 判断肺结核有传染性的最主要依据是痰结核杆菌检查阳性。

42. 本例患者为慢性支气管炎、肺气肿患者。呼吸系统功能障碍为原发的，血气指标 pH 7.29 提示为酸中毒，BE 为 5mmol/L，提示有肾脏代偿，但代偿不完全，所以选择C。

43. 最有助于临床诊断肺脓肿的症状是咳大量脓臭痰。

44. 一般不会出现结核菌素试验阴性的情况是肺结核病灶已纤维钙化。

45. 急性肺脓肿患者，经内科积极治疗4个月，症状有改善，但仍有3cm大小脓腔未闭合，应手术治疗。

46. 胸膜炎一般不引起咯血。

49. 低氧血症、感染等均可使心率增快，故不宜以心率作为衡量洋地黄类药物的应用和疗效考核指标。应用指征是：①感染已被控制、呼吸功能已改善、用利尿药后有反复水肿的心力衰竭患者；②以右心衰竭为主要表现而无明显感染的患者；③合并急性左心衰竭的患者。

50. 诊断肋骨骨折间接疼痛是可靠的。

51. 右侧胸腔积液体征是右侧肺下界升高。

53. 铁锈色痰曾是肺炎球菌肺炎的常见表现，但是在抗生素广泛使用后已很少见；砖红色胶胨样痰可见于肺炎克雷白杆菌肺炎；带有臭味的脓性痰常见于厌氧菌感染，如肺脓肿。

54. 左下肺阴影伴空洞，有液平也应想到支气管肺癌。

55. 左胸饱满，气管向右移位，左侧可触及骨擦音，叩之鼓音，听诊呼吸音消失，皮下气肿明显，诊断首先考虑是肋骨骨折并张力性气胸。

56. 长期家庭氧疗（LTOT）对COPD慢性呼吸衰竭者可提高生活质量和生存率。对血流动力学、肺生理和患者的运动能力、精神状态均会产生有益的影响。

57. 降低肺心病患者肺动脉高压的关键治疗是氧疗。

58. 胸部语颤增强出现在大叶性肺炎等肺实变疾病。

59. 原发性肺脓肿最常见的病原菌是厌氧菌。

60. 胸膜摩擦音听诊的时相为呼吸两相。

62. 慢性纤维空洞型肺结核在浸润型肺结核急性空洞的基础上，病变经久不愈而形成。病变特点：①厚壁空洞形成，空洞大小不一，壁厚可达1cm。洞壁内层为干酪样坏死，中层为结核性肉芽组织，外层为纤维组织。②肺内出现新旧不同的播散病灶。当病变进展时，空洞内干酪样坏死组织不断排出，经支气管播散，引起干酪性肺炎。病情迁延，肺内形成许多新旧不一、病变类型不同的病灶，呈自上而下不规则分布。最后可导致肺组织广泛纤维化，胸膜增厚并与胸壁粘连，严重影响肺功能，并可引起肺源性心脏病。

66. 肠源性发绀是因高铁血红蛋白血症引起的发绀。

67. 根据变应原吸入后哮喘发生的时间，可分为速发型哮喘反应（IAR）、迟发型哮喘反应（LAR）和双相型哮喘反应（OAR）。IAR几乎在吸入变应原的同时立即发生反应，15～30分钟达高峰，2小时后逐渐恢复正常。LAR约在吸入变应原后6小时左右发病，持续时间长，可达数天；而且临床症状重，常呈持续性哮喘表现，肺功能损害严重而持久。

68. 支气管扩张大咯血的病理基础是动脉终末支扩张形成动脉瘤。

69. 咯血伴脓痰见于支气管扩张症。

70. 遇下列情况则考虑胸腔闭式引流：①年龄小，中毒症状重者；②脓液黏稠，经反复穿刺

排脓不畅者；③发生张力性气胸。

71. 引起大叶性肺炎最常见病原菌为肺炎链球菌。

72. 慢性支气管炎最主要的并发症是肺气肿、肺心病。

73. 诊断阻塞性肺气肿最有价值的检查是肺功能。

74. 肺炎实变时可见管样呼吸音。

75. 重度哮喘发作缓解期首选丙酸倍氯米松。

76. 左心功能不全不是肺动脉高压的病因。

77. 肺炎链球菌肺炎病变部位没有空洞形成。

79. 气胸积气量大时气管向健侧移位。患侧胸部隆起，呼吸运动与触觉语颤减弱，听诊呼吸音减弱或消失。

82. 支气管哮喘发作时典型的体征是双肺可闻及广泛的哮鸣音，呼气相延长。

83. 患者老年男性，有高血压（收缩压≥140mmHg），突发喘憋，双肺满布湿性啰音，心率 105 次/分（正常值 60～100 次/分，稍偏高），此为急性左心衰竭引起急性肺水肿的典型表现。急性左心衰竭时基本处理包括体位处理（半卧位或端坐位以减少静脉回流）、吸氧、准备静脉通道、静脉注射吗啡、快速利尿等。呋塞米能迅速增加全身静脉血容量，降低左室充盈压，减轻肺淤血，急性左心衰竭伴发急性肺水肿时首选呋塞米静脉推注。

A3／A4 型题

16.（1）患者为中老年男性，既往有吸烟病史，间隔咳嗽、咳痰、喘息，桶状胸（为慢性阻塞性肺疾病的典型表现），提示慢性阻塞性肺疾病（COPD）。烦躁、球结膜充血、水肿，口唇发绀，双肺呼吸音低，右下肺可闻及少许湿性啰音，肝肋下 5cm，肝颈静脉回流征（＋），双下肢水肿（为右心衰竭的表现），提示为由 COPD 引起的肺源性心脏病。Na^+ 129mmol/L（正常值 135～145mmol/L），Cl^- 90mmol/L（正常值 98～106mmol/L），电解质紊乱支持此诊断。该患者出现意识障碍，最可能的原因是由于缺氧和二氧化碳潴留导致的肺性脑病。

（2）综合患者病史、症状、体征及辅助检查，考虑诊断为慢性肺源性心脏病肺、心功能失代偿期。失代偿期的治疗原则为积极控制感染，通畅呼吸道，改善呼吸功能，其中感染是引起慢性肺心病急性加重致肺、心功能失代偿的常见原因，故需积极控制感染。

B1 型题

2.（2）肺心病是各种原因引起的肺循环阻力增加，肺动脉高压，导致右心负荷增加，右心室肥厚、扩张的心脏病。患者气急、少尿、下肢水肿都可用右心衰竭解释。

第十章　心血管系统

A1/A2 型题

1. C	2. A	3. E	4. C	5. C	6. A	7. C
8. E	9. C	10. A	11. A	12. E	13. C	14. E
15. A	16. D	17. C	18. A	19. E	20. B	21. E
22. E	23. C	24. A	25. E	26. C	27. D	28. C
29. D	30. D	31. A	32. C	33. D	34. B	35. B
36. D	37. A	38. E	39. B	40. D	41. D	42. C
43. C	44. D	45. B	46. E	47. C	48. D	49. B
50. D	51. A	52. B	53. C	54. E	55. B	56. B
57. B	58. B	59. C	60. D	61. D	62. D	63. D
64. D	65. C	66. D	67. E	68. A	69. E	70. D
71. B	72. B	73. E	74. C	75. C	76. D	77. B
78. A	79. B	80. D	81. B	82. E	83. E	84. A
85. A	86. B	87. D				

A3/A4 型题

1. (1) B (2) D (3) C (4) A (5) D
2. (1) E (2) D (3) A
3. (1) C (2) C (3) D
4. (1) A (2) C (3) D
5. (1) D (2) D (3) A
6. (1) A (2) C (3) E (4) B
7. (1) E (2) D (3) E
8. (1) B (2) D (3) D (4) C
9. (1) E (2) B (3) E
10. (1) C (2) A (3) A (4) E (5) D
11. (1) B (2) A (3) D (4) E
12. (1) B (2) C (3) C (4) D
13. (1) E (2) B
14. (1) D (2) A
15. (1) D (2) C

B1 型题

1. (1) B (2) A (3) C
2. (1) B (2) D (3) E
3. (1) A (2) C (3) E
4. (1) B (2) D (3) A
5. (1) A (2) D
6. (1) E (2) D
7. (1) C (2) D (3) E

8. (1) C (2) D (3) A
9. (1) D (2) E (3) C

【解析】

A1/A2 型题

1. 典型劳力型心绞痛的症状特点是劳累时发生。

2. 高血压可使左室后负荷增加。

3. 结核性心包炎初期最关键的治疗是口服抗结核药。

4. 下肢深静脉血栓形成的相关因素不包括脾功能亢进。

5. 心电图表现为高尖 T 波的电解质紊乱是高钾血症。

6. 对于无心脏炎的急性风湿热患儿抗风湿治疗首选的药物是阿司匹林。

7. 可见心室夺获与室性融合波是确诊室性心动过速的最重要依据。

8. 血栓闭塞性脉管炎不伴静脉曲张。

9. 靴形心见于主动脉瓣关闭不全或高血压心脏病。

10. 充血性心力衰竭的主要特征为肺循环和（或）体循环淤血。

11. 主动脉瓣狭窄导致猝死的常见原因是急性心肌缺血致心室颤动。

12. 乳头肌功能失调或断裂在心肌梗死患者发生率高达 50%。二尖瓣乳头肌因缺血、坏死等使收缩功能发生障碍，造成不同程度的二尖瓣脱垂并关闭不全，心尖区出现收缩中晚期喀喇音和吹风样收缩期杂音；第一心音可不减弱或增强。临床可见突然出现的心功能不全、急性肺水肿或心源性休克。轻症者可以恢复，其杂音可消失。断裂多发生在二尖瓣后乳头肌，见于急性下壁心肌梗死，心力衰竭明显，可迅速发生肺水

肿，在数日内死亡。

13. 二尖瓣狭窄时，肺动脉压增高引起右室扩大，导致三尖瓣相对关闭不全，出现三尖瓣区全收缩期吹风样杂音。

14. 本例符合风湿性瓣膜病合并感染性心内膜炎。患者既往有二尖瓣狭窄并主动脉瓣关闭不全。近 20 天来体温呈弛张型低热，查体皮肤有瘀点、可闻及心脏杂音、脾大。实验室检查示贫血，最重要的支持诊断的条件为血培养细菌阳性，故考虑感染性心内膜炎。

16. 心肌损伤标志物升高，胸前导联的 ST 段压低 0.2 mV，T 波倒置，无病理性 Q 波，提示急性非 Q 波型心肌梗死。

21. 急性心肌梗死时，心肌坏死标记物中升高最早的是肌红蛋白。

23. 所谓有效循环血量是指单位时间内通过心血管系统进行循环的血量。

24. 诊断休克的主要依据是临床表现。

25. 无尿期后如出现多尿期，24 小时尿量增加至 400ml 以上。

27. 主动脉瓣狭窄的体征：胸骨右缘第 1～2 肋间可闻及粗糙而响亮的收缩期杂音，3/6 级以上，并向颈部传导。

28. 正常人立位或坐位时颈外静脉常不显露，平卧时可稍见充盈，充盈的水平仅限于锁骨上缘至下颌角距离的下 2/3 以内。若取 30°～45° 的半卧位时颈外静脉充盈高度超过正常水平，称为颈静脉怒张。

29. 不稳定型心绞痛与稳定型心绞痛的药物治疗中，最明显的不同在于前者强调抗凝抗栓治疗。

30. 超声心动图发现赘生物是亚急性感染性心内膜炎的主要诊断标准。

31. 主动脉瓣关闭不全的最重要体征是胸骨左缘第三肋间有高调递减型哈气样舒张期杂音。

32. 亚急性感染性心内膜炎的发病机制中不包括血液的高凝状态。

33. 扩张型心肌病多见于青年人。

34. 心包压塞体征中不包括心包摩擦音。

36. 心包摩擦音胸骨左缘第 3、4 肋间最响。

38. 血压过高突破了脑血流自动调节范围而引起脑水肿是高血压脑病。

39. 变异型心绞痛的发生机制主要是冠状动脉痉挛。

40. 二尖瓣狭窄最严重的并发症是急性肺水肿。

41. 确诊二尖瓣关闭不全最可靠的检查方法超声心动图。

42. 动脉导管未闭常有震颤。

43. 主动脉瓣关闭不全典型的杂音是舒张期吹风样递减型杂音，坐位前倾于胸骨左缘最明显。杂音的长短取决于反流量，轻度反流仅引起短促的舒张早期杂音，随反流量的加大，逐渐变为全舒张期杂音。主动脉瓣反流的血液可形成功能性二尖瓣狭窄，在心尖部可闻及柔和的舒张中期的 Austin Flint 杂音，吸入亚硝酸异戊酯后可减轻。

45. 阵发性室上性心动过速的发生机制主要是折返机制。

46. 扩张型心肌病晚期合并左束支传导阻滞的患者使用起搏器治疗的目的是调整心室的收缩顺序，缓解症状。

47. ①左心室增大：心浊音界向左下增大，心腰加深，心界似靴形。常见于主动脉瓣关闭不全或高血压性心脏病等。②右心室增大：显著增大时心界向左增大较明显，但虽向左却不向下增大。常见于肺心病或单纯二尖瓣狭窄等。③左、右心室增大：心浊音界向两侧增大，且左界向左下增大，呈普大型。常见于扩张型心肌病、克山病等。④左心房增大或合并肺动脉段扩大：心腰消失，心界如梨形。常见于二尖瓣狭窄，故又称二尖瓣型心。⑤升主动脉瘤或主动脉扩张：胸骨右缘第 1、2 肋间浊音界增宽，常伴收缩期搏动。

48. 患者高血压病史 10 余年，血压控制不佳，现出现蛋白尿，提示肾功能受损。应用血管紧张素转换酶抑制剂具有减少蛋白尿的作用，对于肾脏受损的高血压患者具有较好的疗效。

50. 中间综合征不同于急性心肌梗死的最主要特点是不出现异常 Q 波。

51. 糖尿病人突然烦躁、面色苍白、出汗、恐惧感、胸闷，考虑发生了急性心肌梗死。

52. 左心衰竭亦称心源性哮喘，发作时的症状与哮喘相似，但患者多有高血压、冠状动脉粥样硬化性心脏病、风湿性心脏病和二尖瓣狭窄等病史及体征，临床特点为阵发性咳嗽、咳粉红色泡沫痰，两肺可闻及广泛的湿啰音和哮鸣音，左心界扩大，心率增快，心尖区奔马律等表现。

53. 强心苷中毒所致的心律失常最常见的是室性期前收缩。

55. 决定心肌微循环灌注量的主要因素是动脉舒张压。

56. 有效循环血量一般不依赖通畅的微循环。

57. 短绌脉不属于周围血管征。

58. 扩张型心肌病患者使用 β 受体阻断剂治疗的机制是在心力衰竭时 β 受体密度下调。

60. 下肢静脉曲张的临床表现是下肢内侧和小腿后侧静脉曲张。

61. 下肢静脉曲张的主要并发症是小腿溃疡。

62. 脉压增大见于主动脉瓣关闭不全。

63. 颈静脉怒张提示右心房压力升高。

64. 超声心动图有助于扩张型心肌病与心包积液鉴别。

65. 主动脉瓣狭窄易引起心绞痛。

66. 变异型心绞痛的主要特点是发作时 ST 段上移。

67. 血容量不足时中心静脉压往往低于（$1cmH_2O = 0.098$ kPa）$5cmH_2O$。

68. QRS 波群时限及形态均正常并与 P 波保持固定关系，是阵发性室上性心动过速的表现。

70. 血压 170/100mmHg 伴心肌梗死患者应诊断为高血压病 2 级（极高危）。

71. 直接引起心脏容量负荷加重的疾病为主动脉瓣关闭不全。

73. 呋塞米为保钠排钾利尿剂，易引起低血钾。

74. 动脉粥样硬化病变最常累左冠状动脉前降支。

75. 急性心肌梗死最常见的心律失常是室性期前收缩。

76. 二尖瓣狭窄合并心房颤动较少引起亚急性感染性心内膜炎。

77. Ewart 征见于渗出性心包炎。

78. 造成下肢静脉血栓形成的相关因素不包括脾功能亢进。

79. 氨茶碱具有较强的松弛气道平滑肌作用，还能增强心肌收缩力，增加心排血量，降低右心房压力等，还有利尿作用，治疗支气管哮喘和心源性哮喘。

81. 二尖瓣狭窄时，胸骨左缘第 2～3 肋间心浊音界向外扩大，心腰饱满或膨出，心浊音界呈梨形，心尖部可闻及舒张期杂音。

82. BP 155/100mmHg 属于 2 级，有肾脏损害，属于高危。

84. 休克代偿期，血容量不足程度低，由于机体对循环血量减少有相应的代偿能力，病人交感神经兴奋，肾上腺激素随之分泌增加，心率加快，引起收缩压正常或轻度增高。

85. 右心衰竭时水肿的发生与多因素有关，最重要的原因是水钠滞留和毛细血管流体静压增高。

86. 慢性右心衰竭最早出现的临床表现是：颈静脉充盈或怒张。最具特征性的临床体征：肝－颈静脉反流征阳性。

87. 中年女性患者，右下肢静脉迂曲扩张 15 年（提示下肢浅静脉曲张），长期站立有酸胀感，近 1 年有足靴区颜色加深（下肢淤血导致的足靴区皮肤营养性变化）伴肿胀。查体：大隐静脉瓣膜功能试验阳性（提示大隐静脉瓣膜关闭不全），深静脉通畅试验阴性（提示深静脉通畅无阻）。综合该患者的病史及专科检查，最可能的诊断是单纯性下肢静脉曲张。

A3/A4 型题

7.（2）稳定型心绞痛严重度的分级：根据加拿大心血管病学会（CCS）分级分为四级，稳定型心绞痛已发展为不稳定型心绞痛，在临床则分为低危组、中危组和高危组。

11.（3）在听诊上，Austin Flint 杂音与二尖瓣狭窄产生的杂音很相似，皆为心尖区舒张期

杂音，但前者常发生在主动脉瓣关闭不全基础的上。反流的血液影响二尖瓣开放，引起二尖瓣相对狭窄，而瓣膜本身无病变，后者为二尖瓣器质性狭窄所致。

14.（1）结合患者病史、临床表现和各项检查，考虑诊断为急性心肌梗死（D对）。呼吸困难是心包积液时最突出的症状，病人可呈端坐呼吸，也可因压迫气管、食管而产生干咳、声音嘶哑及吞咽困难。积液量大时可于左肩胛骨下出现叩浊音，听诊闻及支气管呼吸音，称心包积液征（Ewart征），此乃肺组织受压所致（A错）。急性心包积液变异性心绞痛大多数病人胸痛发作时有一过性 ST 段（抬高或压低）和 T 波（低平或倒置）改变，其中 ST 段的动态改变（≥0.1mV 的抬高或压低）是严重冠状动脉疾病的表现，可能会发生急性心肌梗死或猝死（B错）。急性心肌炎多有病毒感染前驱症状，且病程长，一般不会突发持续胸痛（C错）。肺血栓栓塞常表现为突发不明原因的呼吸困难及气促，可伴有胸痛、咳血，常出现肺动脉瓣区第二心音亢进（$P_2 > A_2$）或分裂（E错）。

（2）急性肌梗死早期最重要的治疗措施是再灌注治疗。起病 3~6 小时，最多在 12 小时内，开通闭塞的冠状动脉，使得心肌得到再灌注，挽救濒临坏死的心肌或缩小心肌梗死的范围，减轻梗死后，心肌重塑。

15.（1）青年男性，活动后心悸、气短，血压稍高，胸骨左缘第 3~4 肋间可闻及 3/6 级收缩期喷射性杂音（提示流出道梗阻），胸部 X 线提示左心室肥大，左心室射血分数 <50%，该患者最可能的诊断是肥厚型心肌病。

（2）美托洛尔为 β 受体拮抗剂，可改善心肌松弛，增加心室舒张期充盈时间，减少室性及室上性心动过速，为肥厚型梗阻性心肌病的首选用药。硝酸甘油主要用于心绞痛的预防和治疗（A错）。地高辛是洋地黄类药物，多用于治疗心力衰竭（B错）。氢氯噻嗪属于噻嗪类利尿剂，多用于常见的包括充血性心力衰竭、肝硬化腹水、肾病综合征等的治疗（D错）。氨茶碱适用于支气管哮喘、喘息型支气管炎、阻塞性肺气肿等缓解喘息症状；也可用于心源性肺水肿引起的哮喘（E错）。

B1 型题

7.（2）急性广泛前壁心肌梗死严重影响心脏泵血功能，引起左心心排血量急剧下降，导致急性左心衰竭，若心排血量急剧而严重减少时，则导致心源性休克。

第十一章　消化系统

【答案】

A1/A2 型题

1. B	2. D	3. C	4. B	5. D	6. B	7. E
8. C	9. B	10. B	11. E	12. B	13. A	14. D
15. E	16. D	17. B	18. A	19. B	20. D	21. A
22. A	23. C	24. D	25. E	26. B	27. E	28. A
29. B	30. E	31. D	32. C	33. C	34. A	35. D
36. D	37. C	38. E	39. C	40. B	41. C	42. D
43. B	44. C	45. D	46. D	47. C	48. C	49. D
50. B	51. D	52. D	53. D	54. B	55. B	56. D
57. B	58. A	59. B	60. B	61. D	62. E	63. C
64. D	65. A	66. B	67. C	68. E	69. B	70. C
71. B	72. C	73. E	74. E	75. B	76. E	77. B
78. D	79. C	80. C	81. C	82. E	83. E	84. D
85. C	86. B	87. E	88. D	89. E	90. F	91. D
92. A	93. D	94. D	95. A	96. B	97. B	98. D
99. D	100. C	101. C	102. B	103. E	104. C	105. B
106. C	107. D	108. E	109. B	110. D	111. E	112. C
113. B	114. C	115. D	116. C	117. B	118. D	119. C
120. D	121. C	122. E	123. B	124. B	125. C	126. B
127. E	128. A	129. B	130. A	131. A	132. C	133. A
134. A	135. A	136. B	137. C	138. A	139. A	140. A
141. A						

A3/A4 型题

1.（1）A（2）D（3）D
2.（1）E（2）D
3.（1）D（2）E（3）D（4）C
4.（1）A（2）C
5.（1）B（2）C（3）C
6.（1）E（2）E（3）E
7.（1）B（2）A
8.（1）C（2）A
9.（1）E（2）C（3）B
10.（1）D（2）B
11.（1）A（2）D（3）B
12.（1）B（2）E（3）E（4）E
13.（1）D（2）B
14.（1）E（2）C（3）E
15.（1）D（2）D（3）E
16.（1）D（2）D（3）A
17.（1）C（2）A（3）B
18.（1）E（2）C
19.（1）D（2）E（3）B
20.（1）D（2）D（3）B
21.（1）D（2）D
22.（1）E（2）A
23.（1）E（2）E
24.（1）C（2）D（3）C
25.（1）A（2）C（3）C（4）C
26.（1）D（2）C（3）B
27.（1）C（2）E（3）A
28.（1）D（2）A（3）C
29.（1）D（2）C（3）D
30.（1）E（2）D（3）E
31.（1）C（2）B

B1 型题

1.（1）B（2）A
2.（1）A（2）B（3）D
3.（1）A（2）E
4.（1）D（2）B（3）A
5.（1）E（2）C（3）B
6.（1）B（2）C（3）E
7.（1）D（2）A
8.（1）B（2）A（3）E（4）C
9.（1）E（2）A（3）D（4）B
10.（1）A（2）B
11.（1）B（2）D（3）E
12.（1）B（2）A
13.（1）B（2）C（3）A
14.（1）A（2）D
15.（1）B（2）A

16. （1）E （2）B
17. （1）E （2）A （3）C
18. （1）B （2）E

【解析】

A1／A2 型题

1. 急性梗阻性化脓性胆管炎除具有一般胆道感染的 Charcot 三联征（腹痛、寒战高热、黄疸）外，还可出现休克、神经中枢系统受抑制表现，即 Reynolds 五联征。

2. 符合早期胃癌诊断条件的是癌未累及肌层。

3. 因腹部闭合性损伤行剖腹探查手术时应首先探查的器官是肝、脾等实质性器官。

4. 慢性胃炎最主要的病因是幽门螺杆菌感染。

5. 肝硬化最常见的并发症是上消化道出血。

6. 胃癌致幽门梗阻最突出的临床表现为呕吐。

7. 胆汁性肝硬化为原发性胆小管病变，长期胆汁淤积，造成长期黄疸，肝大，尿色加深，粪色变浅。该病为自身免疫性疾病，特异的诊断依据为有关自身抗体阳性，必要时可行肝穿刺活检。

9. 儿童急性阑尾炎穿孔最易形成弥漫性腹膜炎。

10. 肝性脑病患者可采取稀醋酸溶液灌肠。

11. 慢性胃窦炎最主要的病因是幽门螺杆菌感染。

12. 胃十二指肠急性穿孔施行非手术疗法最关键的治疗措施为胃肠减压。

13. 肝性脑病过去称为肝性昏迷，是由严重肝病引起的以代谢紊乱为基础的中枢神经系统功能失调综合征，其主要临床表现为意识障碍、行为异常和昏迷。符合本例。

14. 在诊断闭合性腹部外伤合并内出血中腹腔穿刺抽出不凝固血液最重要。

15. 消化性溃疡活动时，并发大出血后，疼痛会减轻。

16. 外伤引起的急性胃黏膜病变，胃镜表现以弥漫分布的多发性糜烂、出血灶和浅表溃疡为特征。

17. 较早出现食管阻塞的食管癌，病理类型常是硬化型。

18. 胰腺癌最常见的首发症状是上腹痛和上腹饱胀不适。

19. 胃黏膜中分泌胃蛋白酶的细胞是主细胞。

20. 胃癌的主要转移途径是淋巴转移。

23. 细菌性肝脓肿起病较急，主要表现为寒战、高热、肝区疼痛和肝大，伴有恶心、呕吐、食欲不振和周身乏力。巨大的肝脓肿可使右季肋呈饱满状态，局部皮肤可出现凹陷性水肿。实验室检查白细胞计数增高，明显左移。B 型检查可明确脓肿部位和大小，为首选的检查方法。X 线胸腹部检查，右叶脓肿可使右膈肌升高；肝阴影增大；有时可出现右侧反应性胸膜炎或胸腔积液。左叶脓肿，X 线钡餐检查有时可见胃小弯受压、推移现象。必要时可做 CT 检查。

24. 直肠指诊是肛肠疾病的首选检查。

25. Murphy 征阳性提示急性胆囊炎。

26. 结肠癌最早出现的症状是排便习惯与粪便性状改变。

27. 肝进行性肿大，表面不平对肝癌的诊断最有临床价值。

28. 结核性腹膜炎约占腹水病因的 10%，以青年女性多见，多有其他部位的结核灶，可有结核毒血症状、腹痛、腹泻或腹泻与便秘交替等症状，常有肌紧张、腹部揉面感等慢性腹膜炎体征；腹水多为渗出液或血性，抗酸杆菌相关检查和腹水 ADA 检测有助于诊断。

30. 食管中、下段见狭窄，黏膜破坏，提示恶性肿瘤，进食哽噎感，其后症状逐渐加重，近 3 周只能进全流质，体重减轻，体力下降更进一步证实是食管癌。

31. 上腹绞痛或有黄疸伴便血者，应考虑肝、胆道出血。

33. 老年男性，进食哽噎感，首先应考虑食管癌。

34. 早期胃癌首选手术治疗。

35. 包在肝格利森纤维鞘内的管道有肝动脉、肝胆管和门静脉。

36. 滑动疝最易发生的部位是髂窝区后腹膜与后腹壁结合处。

37. 大量呕吐物＋宿食＋上腹部振水音＝幽门梗阻。

38. 急性腹膜炎无局限趋势而病因不明者应立即采取手术治疗。

39. 蜘蛛痣多出现于上腔静脉分布的区域内，如面、颈、手背、上臂、前胸和肩部等处。大小不等，直径可由帽针头大到数厘米。在皮肤小动脉末端分支样扩张，形似蜘蛛，故称之为蜘蛛痣。检查时用棉签或火柴杆压迫蜘蛛痣的中心，其辐射状小血管网立即消失，去除压力后又复出现。

40. 胰腺癌（以胰头癌最常见）中晚期的患者，由于肿瘤侵袭腹腔神经丛，将出现持续性进行性加重的腹痛，疼痛向腰背部放射，患者往往不能平卧，辗转难眠，强迫被动体位，常呈蜷曲坐位以缓解症状；同时出现进行性加重的无发热性黄疸。

41. 腹部闭合性损伤中，较多见的实质性脏器损伤为脾。

42. 胃大部切除术治疗十二指肠溃疡的原因是降低胃酸分泌。

43. 阑尾残端安全处理的最好方法是结扎和包埋。

45. 肛瘘手术治疗中，最重要的是明确瘘管与括约肌关系。

46. 多发性瘘管是克罗恩病的并发症。

47. 乳胶片引流一般在术后 1～2 日拔除。烟卷式引流大都在 72 小时内拔除。

48. 肠套叠的症状早期不出现高热。

49. ERCP 检查可引发急性胰腺炎，轻症急性胰腺炎腹部体征较轻，常与主诉腹痛程度不十分相符，可有腹胀和肠鸣音减弱，无腹肌紧张和反跳痛。

50. 在患有急性腹膜炎的情况下，急性阑尾炎和胆囊炎穿孔最常引起早期发热。

51. 右下腹压痛，反跳痛，腹肌紧张。结肠充气试验阳性符合阑尾炎穿孔。

52. 原发性肝癌早期转移途径为肝内转移。

53. 直肠镜、乙状结肠镜、纤维光束结肠镜检查最危险的并发症是引起直肠穿孔。

55. 肝硬化最常见的死亡原因是上消化道出血。

56. 感染一般可见题目中有发热，严重鼓肠常有腹胀、腹痛，休克应有血压下降等条件，以上均未提及。昏睡和呼吸抑制可能为麻醉剂过量的表现。

57. 急性弥漫性腹膜炎最常见的原因是胃、十二指肠溃疡穿孔。

58. 嵌顿性疝与绞窄性疝的根本区别是肠壁动脉血流障碍。

59. 肛裂常发生在肛管的后正中位。

60. 急性阑尾炎最严重的并发症是门静脉炎。

61. 十二指肠溃疡的绝对手术指征是瘢痕性幽门梗阻。

62. 严重肝病患者出现意识障碍、行为异常，同时有血氨升高，考虑肝性脑病。

63. 创伤性肝破裂后，腹腔内积血不凝固的主要原因是经腹膜脱纤维作用失去纤维蛋白。

64. 抽搐是低钙血症的表现。

65. 断流手术是指通过阻断门奇静脉间的反常血流，达到止血目的。缺点：术后门静脉高压仍较明显、再出血率高。优点：手术操作相对简单、创伤小，对肝功能及肝脏门静脉血供影响较少。

66. 有频繁呕吐不是需急诊手术的指征。

67. 无痛性黄疸伴胆囊增大，最可能的诊断是胰头癌。

68. 直肠指诊不能发现直肠上端肿瘤。

69. 难复性疝的内容物多数是大网膜。

70. 当结石阻塞胆管并继发感染时，其典型的临床表现为 Charcot 三联征，即腹痛、寒战高热和黄疸。

71. 诊断腹腔内脏损伤最有价值的方法是腹腔穿刺和腹腔灌洗术。

72. 早期诊断食管癌简易而有效的方法是带网气囊检查。

73. 既往病史、症状与体征可为出血的病因提供重要线索，但确诊出血的原因与部位则需要靠器械检查。胃镜检查：是目前明确上消化道出血病因的首选检查方法。

74. 门静脉高压分流术的主要缺点是肝性脑病发生率高。

75. 胰头癌最主要的首发症状是黄疸。

76. 滑动性疝是由内脏构成疝囊的一部分。

77. 最易引起嵌顿的疝为股疝。

78. 闭合性损伤造成腹腔内出血的主要原因为实质脏器损伤。

79. 外伤性脾下极多发小裂伤，其最佳的手术方法是脾部分切除术。

80. 对便血患者强调要作直肠指诊，其主要目的是排除肿瘤。

83. 巨大卵巢囊肿与腹水的鉴别最有诊断价值的是腹腔 B 型超声检查。

84. 胃癌盆腔转移的途径是腹腔内种植转移。

85. 对肠结核最有诊断价值的检查是结肠镜下活检找到干酪性上皮样肉芽肿。

87. 幽门梗阻所致持续呕吐可造成低氯低钾性碱中毒。

89. 判断慢性胃炎是否属活动性的病理依据是黏膜有无中性粒细胞浸润。

90. 胃黏膜不典型增生又称异型增生，是胃癌的癌前病变，需定期胃镜密切观察。

91. 判断胃肠道破裂最有价值的发现是气腹。

93. 胆道蛔虫症的典型表现为阵发性剑突下钻顶样疼痛。发作过后如常人。

94. 阵发性剑突下钻顶样疼痛，是胆道蛔虫病的典型表现。

95. 急性梗阻性化脓性胆管炎最常见的病因是胆总管结石。

97. 轻中型溃疡性结肠炎治疗的首选药物是柳氮磺吡啶。

100. 原发性肝胆管结石患者，首选的治疗方法是手术去除病灶，解除梗阻，通畅引流。

102. 普查原发性肝癌最简单有效的方法是AFP 定性检查。

105. 肠伤寒引起圆形溃疡。

107. 最易发生幽门梗阻症状的溃疡是幽门管溃疡。

108. 检查正常人脾脏不能触及。

109. 患者聚餐后出现持续上腹痛伴呕吐，腹痛持续时间长且呈进行性加重。出现肌紧张、肠鸣音减弱。排除了急性阑尾炎，考虑为急性胰腺炎。

112. X 线钡剂检查钡影呈跳跃征象者，提示为克罗恩病。

113. 胰头癌最主要的临床表现是无痛性梗阻性黄疸。

114. 粪便呈黑色，但隐血试验阴性，见于服铋剂或铁剂后。

115. 急性糜烂性胃炎的确诊应依据急诊胃镜检查。

116. 肝穿刺活检示假小叶形成是确诊肝硬化最可靠的证据。

118. 胰腺炎患者，急性腹痛，发病 1 周后，对此较具有诊断价值的检查为血清脂肪酶。

119. 代谢性酸中毒与氨中毒诱发肝性脑病的因素关系不大。

120. 对 Crohn 病最有诊断意义的病理改变是肠壁非干酪性上皮样肉芽肿。

121. 腹腔镜检查对结核性腹膜炎最具诊断价值。

122. 对上消化道大出血最有价值的诊断方法是急诊胃镜检查。

124. 患者有乙肝病史，B 超见肝内实质性占位，甲胎蛋白升高，提示肝癌。肝功能正常的肝癌首选手术治疗。

125. 治疗重型溃疡性结肠炎应首选大剂量肾上腺糖皮质激素治疗。

126. 在我国引起急性胰腺炎最常见的病因是胆道疾病。

127. 胃溃疡多见于胃角和胃窦。

128. 肠结核的好发部位为回盲部。

129. 肝硬化患者肝功能减退的临床表现不包括脾大。

131. 肝硬化患者近期肝脏进行性增大，应首先考虑的情况是并发肝癌。

132. 胃体部癌肿发生淋巴转移，一般首先受累的淋巴结群位于胃大弯。

134. 肠梗阻的四大典型临床表现是腹痛、腹胀、呕吐、停止排便排气。

135. 反酸、胃灼热，胃镜见食管下段糜烂，提示胃食管反流，治疗首选PPI，奥美拉唑最常用。

138. 门静脉高压症是指各种原因导致门静脉血流受阻和（或）血流量增加所引起的门静脉系统压力增高，继而引起脾大和脾功能亢进、食管-胃底静脉曲张、呕血或黑便和腹水等。其中最有临床意义的是在食管下段、胃底形成的曲张静脉。它离门静脉主干和腔静脉最近，压力差最大，因而经受门静脉高压的影响也最早、最显著（A对）。门脉高压致侧支循环开放还可使腹壁静脉曲张，脐周静脉曲张，痔静脉扩张，但意义低于食管下段、胃底形成的曲张静脉。颈静脉怒张是指颈外静脉充盈高度超过正常水平，颈静脉怒张伴有肝颈反流征阳性者，是临床判定右心衰竭的重要指标。

139. 疝内容物指由腹腔疝出而进入疝囊的脏器和组织，常见的内容物多是腹腔内活动度大的脏器，以小肠占首位，其次为大网膜。

140. 中年女性患者，饱餐后突发右上腹痛（急性胆囊炎典型症状），伴恶心呕吐，Murphy征阳性（急性胆囊炎典型体征），白细胞 $14.1 \times 10^9/L$（正常值 $4 \sim 10 \times 10^9/L$，升高提示感染），综上该患者应诊断为急性胆囊炎。超声检查是胆系疾病的首选检查方法，是检查胆囊壁病变最灵敏的检查方法，对急性胆囊炎的诊断准确率为85%~95%，故进一步检查首选腹部B超。

141. 患者突发上腹疼痛，转移至右下腹，及右下腹压痛及反跳痛考虑急性阑尾炎或胃溃疡急性穿孔，据肝浊音界消失进一步考虑为胃溃疡急性穿孔。

A3/A4 型题

30. 左上腹撞击伤，移动性浊音阳性，有休克表现，考虑脾破裂可能，诊断的金标准为诊断性腹腔穿刺。腹膜的去纤维化作用使血液不凝。

31. （1）青少年儿童进食油腻食物后腹痛、呕吐、排气排便停止，X线可见液平面，应高度怀疑为肠梗阻。

（2）患者两年前曾做过阑尾炎手术，阑尾炎术后肠粘连，导致术后发生肠梗阻主要与阑尾病变严重污染腹腔，腹腔脓液清除不彻底，或手术损伤严重有关。

第十二章　泌尿系统

【答案】

A1/A2 型题

1. E　2. E　3. E　4. B　5. C　6. A　7. C
8. C　9. B　10. A　11. E　12. E　13. D　14. A
15. C　16. B　17. E　18. E　19. B　20. D　21. B
22. D　23. C　24. C　25. D　26. B　27. C　28. E
29. D　30. B　31. D　32. E　33. A　34. A　35. C
36. D　37. A　38. D　39. D　40. C　41. A　42. E
43. C　44. A　45. E　46. E　47. A　48. A　49. C
50. C　51. D　52. E　53. D　54. D　55. C　56. B
57. A　58. D　59. B　60. C　61. D　62. E

A3/A4 型题

1. (1) C (2) A (3) E (4) A
2. (1) D (2) C (3) C (4) E
3. (1) B (2) E (3) E
4. (1) D (2) D (3) C (4) E
5. (1) B (2) D (3) A
6. (1) C (2) B
7. (1) E (2) B (3) A
8. (1) A (2) E (3) B
9. (1) D (2) A (3) B
10. (1) C (2) C (3) A (4) B
11. (1) C (2) E (3) D

B1 型题

1. (1) E (2) D
2. (1) A (2) C
3. (1) C (2) B
4. (1) C (2) A (3) B (4) D
5. (1) A (2) C (3) E (4) D
6. (1) C (2) B
7. (1) B (2) A (3) C
8. (1) A (2) D
9. (1) B (2) D (3) C (4) A
10. (1) E (2) D (3) A
11. (1) A (2) B
12. (1) B (2) A

【解析】

A1/A2 型题

1. 急性尿潴留患者，首选的处理方法是导尿管导尿。

2. 老年男性急性尿潴留最常见的病因是前列腺增生。

3. 有助于鉴别肾盂肾炎与膀胱炎的尿液检查是白细胞管型。

4. 确诊膀胱肿瘤最可靠的依据是膀胱镜检查＋活检。

6. 左侧阴囊内精索静脉曲张，且平卧后不消失提示肾静脉或下腔静脉内癌栓形成。

7. 选择药物治疗前列腺增生时，最常应用的是 α 受体阻断剂。

9. 尿道球部损伤尿外渗的部位是会阴浅袋。

10. 睾丸下降固定术 2 岁以内手术为宜。

11. 治疗慢性肾小球肾炎的主要目的是延缓肾功能减退。

12. 本例是尿石症，典型的临床症状是尿流中断，改变体位后好转。

13. ①少尿：24 小时尿量少于 400ml 或每小时尿量持续少于 17ml。②无尿：24 小时尿量少于 100ml。

14. 夜尿增多是指夜尿量超过白天尿量。

15. 易引起排尿突然中断的结石是膀胱结石。

16. 选择性蛋白尿的特点是以白蛋白为主。

18. 慢性肾衰竭时多有水、电解质平衡紊乱，酸中毒等，应用药物治疗如静脉推注钙剂，静脉滴注碳酸氢钠等均奏效慢而延误抢救时机，故宜行血液净化疗法。血管紧张素转换酶抑制剂

可引起和加重高血钾，尤其在严重肾脏功能不全时，因此，在上述情况下应该禁用。

19. 导致肾盂肾炎常见的致病菌为大肠埃希菌。

20. 慢性肾盂肾炎因有反复的肾盂、肾盏感染而发生瘢痕化、皱缩，两侧肾脏因感染程度不一致，故而出现一侧肾缩小，表面凹凸不平。慢性肾小球肾炎因是肾单位的逐渐萎缩和减少，故而多为双侧肾脏体积逐渐缩小。

22. 骨盆骨折可并发膀胱和后尿道损伤，后尿道损伤常并发尿道狭窄，造成排尿困难。

24. 在腹部平片不易显影的结石是尿酸结石。

25. 老年男性患尿石症与前列腺增生引起尿路梗阻有关，可继发膀胱结石。原发性膀胱结石多发生于男孩，与营养不良和低蛋白饮食有关，其发生率在我国已明显降低。继发性膀胱结石常见于良性前列腺增生、膀胱憩室、神经源性膀胱、异物或肾、输尿管结石排入膀胱。

26. 变形杆菌感染有利于磷酸盐结石形成。

27. 临床如突然发生一侧或两侧腰痛，可有明显全身症状、高热、寒战、恶心、呕吐亦常见，可伴随败血症、低血压，应考虑急性肾盂肾炎。约30%患者合并膀胱炎，可有尿路刺激征。血常规见白细胞升高，中性粒细胞增多，核左移。

28. 间断无痛全程肉眼血尿＋肾盂有充盈缺损，首先应考虑诊断肾盂癌。

29. 慢性肾盂肾炎常常反复急性发作。

30. 急进性肾小球肾炎的临床特点常不伴有贫血。

31. 在我国成年人中引起原发性肾病综合征最常见的病理类型是膜性肾病。

32. 肉眼血尿反复发作，最常见于IgA肾病。

33. 在我国引起慢性肾衰竭最常见的原因是慢性肾小球肾炎。

34. 自身抗体阳性提示免疫疾病，尿蛋白（＋＋＋），红细胞（＋＋）进一步证实狼疮性肾小球肾炎。

35. 对区分急、慢性肾衰竭最有意义的是肾脏体积的大小。

36. 患者血肌酐升高、尿素氮升高，呈现酸中毒（呼吸深快、碳酸氢根低于正常值）状态，提示属于肾功能衰竭期。

37. 肾病综合征患者应用泼尼松治疗至少6周。

38. 抗菌药物可选用两种有效药物联合使用2～4周，仍有复发者换用其他两种药物继续治疗，如此轮换应用2～4个月，如症状不明显、尿菌阳性，可采用低剂量抗菌药物抑菌疗法，即每晚睡前排尿后服用一种抗菌药物、一次药量，连续半年到1年，可望消除菌尿。

40. 对确定膀胱肿瘤最可靠的是经膀胱镜检查＋活检。

41. 男性泌尿生殖器结核原发病灶多在肾。

43. 前列腺增生排尿困难的程度主要决定于增生的部位。

44. 肾损伤漏诊最主要的原因是无肉眼血尿症状。

45. 上尿路结石是指肾和输尿管结石。

46. 短期内发生左侧精索静脉曲张是癌栓形成的结果。

47. 慢性肾衰竭患者应保证足够的热量摄入，蛋白质的摄入应采用优质低量的原则。为了维持体内蛋白质不致过度分解，可加用必需氨基酸、α-酮酸等。

51. 高热、尿频、尿急、尿痛、肾区叩痛及尿白细胞增多最符合急性肾盂肾炎的诊断。

52. 急性肾小管坏死的初发期原则上应用甘露醇、呋塞米（速尿）进行利尿。其作用：①大剂量利尿，冲刷肾小管，以防上皮细胞坏死堵塞肾小管。②观察利尿效果以判断疾病程度。

53. 易引起排尿突然中断的结石是膀胱结石。

54. 病理性肾结核主要位于肾皮质层。

55. T_2期膀胱肿瘤浸润浅肌层。

56. 左侧继发性精索静脉曲张，应考虑的疾病是左肾肿瘤。

57. 鉴别肾炎性肾病综合征与单纯性肾病综合征的指标是持续高血压。

58. 尿毒症患者贫血的最主要原因是红细胞生成素缺乏。

59. 肾细胞癌最常见的病理类型是透明细

胞癌。

62. 急性尿潴留的原因以机械性梗阻最常见，机械性梗阻以良性前列腺增生最常见。

B1 型题

11. 血尿伴肾绞痛最可能的病因是肾结石。

肾结核最主要的症状是慢性膀胱刺激征，且抗生素治疗无效。

12. 肾病综合征的患者过度使用利尿剂会出现低钾血症。慢性肾衰竭常见的电解质紊乱有高钾、高镁、高磷；低钠、低钙、低氯。

第十三章　女性生殖系统

【答案】

A1/A2 型题

1. E　2. E　3. A　4. C　5. C　6. E　7. C
8. D　9. E　10. B　11. C　12. C　13. C　14. A
15. A　16. E　17. C　18. C　19. D　20. A　21. E
22. E　23. C　24. D　25. E　26. C　27. A　28. B
29. A　30. B　31. B　32. B　33. C　34. C　35. C
36. D　37. C　38. A　39. C　40. A　41. D　42. C
43. E　44. E　45. B　46. B　47. B　48. C　49. B
50. D　51. D　52. C　53. E　54. C　55. C　56. E
57. D　58. A　59. E　60. A　61. D　62. B　63. B
64. C　65. A　66. A　67. B　68. E　69. C　70. D
71. A　72. D　73. D　74. E　75. A　76. B　77. C
78. D　79. C　80. A　81. C　82. D　83. E　84. D
85. D　86. D　87. D　88. C　89. D　90. A　91. B
92. E　93. D　94. C　95. B　96. A　97. A　98. C
99. E　100. D　101. B　102. A　103. D　104. C　105. D
106. E　107. E　108. A　109. B　110. D　111. E　112. D
113. D　114. C　115. C　116. B　117. A　118. E　119. E
120. C　121. B　122. D　123. D　124. D　125. D　126. A
127. C　128. B　129. D　130. C　131. C　132. D　133. B
134. B　135. E　136. E　137. A　138. D　139. B　140. C
141. D　142. D　143. E　144. C　145. E　146. B　147. E
148. E　149. A　150. B　151. C　152. E　153. E　154. D
155. D　156. B　157. D　158. E　159. B　160. C　161. E
162. A　163. A　164. A　165. B　166. C　167. D　168. E
169. D　170. A　171. D　172. B　173. E

A3/A4 型题

1. (1) A (2) E
2. (1) D (2) B (3) E
3. (1) D (2) A
4. (1) A (2) E
5. (1) E (2) C (3) E
6. (1) D (2) B (3) C
7. (1) B (2) B
8. (1) B (2) B
9. (1) A (2) A (3) C

10. (1) D (2) A
11. (1) A (2) D (3) A
12. (1) C (2) C (3) E
13. (1) E (2) D
14. (1) B (2) B
15. (1) B (2) C (3) B
16. (1) E (2) E
17. (1) E (2) C (3) C
18. (1) B (2) A
19. (1) B (2) C (3) D
20. (1) D (2) E
21. (1) A (2) C
22. (1) D (2) B
23. (1) D (2) A (3) A
24. (1) E (2) D
25. (1) C (2) C (3) D
26. (1) E (2) B (3) C
27. (1) D (2) D (3) E
28. (1) C (2) A
29. (1) B (2) C
30. (1) D (2) A (3) C
31. (1) E (2) D
32. (1) A (2) E
33. (1) E (2) D
34. (1) C (2) B (3) C
35. (1) E (2) E
36. (1) C (2) A

B1 型题

1. (1) B (2) A
2. (1) B (2) C (3) D (4) E (5) A
3. (1) A (2) B (3) C
4. (1) A (2) E (3) D
5. (1) C (2) D
6. (1) D (2) E
7. (1) A (2) B (3) D
8. (1) C (2) D (3) C
9. (1) A (2) B (3) B
10. (1) B (2) A (3) C

11. (1) B (2) C (3) A
12. (1) D (2) A
13. (1) B (2) A (3) C
14. (1) C (2) D (3) B
15. (1) D (2) C
16. (1) D (2) E (3) A (4) B
17. (1) A (2) B
18. (1) A (2) B

【解析】

A1/A2 型题

1. 胎盘滞留与子宫收缩过强无关。

2. 盆腔炎性疾病的最低诊断标准是宫颈举痛或子宫压痛或附件区压痛。

3. 子宫内膜从组织形态学上可分为增殖期、分泌期、月经期 3 个阶段。

4. 多发性肌瘤，无症状不宜手术。

5. 子宫内膜异位症较少累及的部位是输卵管。

6. 妊娠高血压综合征孕妇伴脑水肿时，可怀疑是高血压导致的高血压脑病，治疗原则为降低颅内压，甘露醇为首选药，故 E 正确。哌替啶为镇静药物，适当镇静可消除患者的焦虑和精神紧张，达到降低血压、缓解症状及预防子痫发作的作用。肼苯达嗪为降压药物，降压的目的是为了延长孕周或改变围生期结局。

7. 骶耻外径为孕妇取左侧卧位，测量第 5 腰椎棘突下至耻骨联合上缘中点的距离，此径线间接推测骨盆入口前后径长度，是骨盆外测量中最重要的径线。骶耻外径与骨质厚薄相关，其值减去 1/2 尺桡周径值，即相当于骨盆入口前后径值。故 C 正确。

8. 正常阴道内以产生过氧化氢的乳酸杆菌占优势，细菌性阴道病时，阴道内产生过氧化氢的乳酸杆菌减少而其他细菌大量繁殖，主要有加德纳菌、动弯杆菌、普雷沃菌、紫单胞菌、类杆菌等，其中以厌氧菌居多。故 D 正确。

9. HCG 与促性腺激素合用能诱发排卵，故 E 正确。HCG 是蛋白激素，故 A 不正确。它是由合体滋养细胞分泌的糖蛋白激素，故 B 不正确。HCG 是胎盘于妊娠早期分泌，增加很快，约 2 日增长 1 倍，至妊娠 8～10 周达到高峰，持续 10 日左右迅速下降，至妊娠中晚期仅为峰值的 10%，持续到分娩，并且不受垂体促性腺激素的影响，故 C、D 不正确。

10. 羊水过少临床多见胎儿畸形，以泌尿系畸形为主，如胎儿先天肾缺如、肾发育不全、输尿管或尿道狭窄、梗阻所致的尿少或无尿，故 B 正确。患妊娠糖尿病时胎儿血糖也增高，胎儿多尿而排入羊水中，导致羊水过多。多胎妊娠羊水过多的发生率为单胎妊娠的 10 倍。

11. 羊水内有形物质如胎毛、胎脂、胎粪、角化上皮细胞等直接形成栓子，经肺动脉进入肺循环阻塞小血管，引起肺动脉高压，羊水内含有大量激活凝血系统的物质，启动凝血过程，弥散性血管内凝血形成的血栓阻塞肺小血管，反射性引起迷走神经兴奋，加重肺小血管痉挛，形成肺动脉高压，肺动脉高压进一步引起右心衰竭。故 C 正确。妊娠合并二尖瓣狭窄首先引起左心衰竭，故 A 不正确。子痫引起血管痉挛，血压升高，外周阻力增加，首先发生左心衰竭，故 B 不正确。重型胎盘早剥可出现面色苍白、四肢湿冷、脉搏细数、血压下降等休克症状，不会引起右心衰竭，故 D 不正确。产褥感染是生殖道受病原体侵袭，引起局部或全身的感染，不会引起右心衰竭，故 E 不正确。

12. 骨盆入口前后径为耻骨联合上缘中点至骶骨上缘正中间的距离，正常值平均为 11cm，故 C 正确。骶耻外径小于 18cm 为扁平骨盆，故 B 不正确。坐骨棘间径，也称中骨盆横径，两坐骨棘间的距离，正常值平均为 10cm，故 D 不正确。坐骨结节为两坐骨结节内缘的距离，正常值平均为 9cm，出口后矢状径为骶尾关节至坐骨结节间径中点间的距离，正常值平均为 8.5cm，故 E 不正确。

13. 黑加征（Hegar sign）是指子宫峡部极软，宫颈与宫体似不相连。

14. 出现胎儿窘迫时立即停用缩宫素。

15. 梅毒是由梅毒螺旋体引起的慢性传染病，属于常见性病的一种，流行于世界各地。

16. 胎膜由绒毛膜和羊膜组成。胎膜外层为平滑绒毛膜，胎膜内层为羊膜，故 E 不正确。胎膜含甾体激素代谢所需的多种酶活性，和甾体激素代谢有关。胎膜含大量花生四烯酸（前列腺素前身物质）的磷脂，且含能催化磷脂生成

游离花生四烯酸的溶酶体，胎膜在分娩发动有一定作用。

20. 阴道上段淋巴与宫颈淋巴回流相同，大部汇入髂内及闭孔淋巴结，小部汇入髂外淋巴结，并经宫骶韧带汇入骶前淋巴结。

21. 长效、安全、方便、有效的避孕措施是宫内放置节育器。

23. 子宫肌层呈水泡样改变应考虑为侵蚀性葡萄胎。

25. 子宫内膜癌与下列因素有关。①内源性雌激素刺激增加：无排卵性功血、初潮早、绝经晚、不孕、分娩次数少及多囊卵巢综合征、卵巢内分泌肿瘤患者子宫内膜癌的发病率升高。②外源性雌激素应用：雌激素替代治疗的妇女，子宫内膜癌的发病风险增加，与雌激素剂量、疗程长短是否有孕激素拮抗有关。③体质因素：一般将肥胖、高血压、糖尿病称为子宫内膜癌三联征。④遗传因素：卵巢癌、乳癌、结肠癌患者发生子宫内膜癌的危险性增高。

26. 停经后出现阴道出血，伴有子宫异常增大、卵巢增大，应考虑葡萄胎可能。

27. 基础体温单相是无排卵型功血的特点。

29. 女性生殖道最常见的良性肿瘤是子宫肌瘤。

30. （1）支持治疗：加强营养，避免重体力劳动，保持大便通畅，积极治疗长期腹压增加的疾病。（2）非手术治疗：可采用子宫托、盆底肌肉锻炼、补充雌激素、针灸及物理疗法等。（3）手术治疗：目的是消除症状，修复盆底支持组织。

31. 淋病孕妇治疗首选头孢曲松钠。

32. 妊娠 8~12 周因绒毛与蜕膜结合较牢固易发生不全流产。

33. 出口横径与出口后矢状径之和 >15cm 时，多能经阴道分娩。两者之和 <15cm，足月胎儿不能经阴道分娩，应行剖宫产术。

34. 正常枕先露分娩机转顺序是衔接，下降，俯屈，内旋转，下降，仰伸复位，外旋转。

38. 缩宫素激惹试验（OCT）诊断标准（美国妇产科协会，1999）：①阴性：无晚期减速和明显的变异减速，提示胎盘功能良好。②阳性：

超过 50% 宫缩有晚期减速，即使宫缩频率少于 10 分钟 3 次。③可疑阳性：有间隙的晚期减速或有明显的变异减速。④可疑的过度刺激：宫缩频率 >2 分钟 1 次，或每次宫缩持续时间 >90 秒，且每次宫缩胎心均减速。⑤试验不满意：宫缩 10 分钟 <3 次，或产生不能解释的结果。

39. 产褥期是指胎盘娩出至产后 6 周。

41. 孕激素使阴道上皮细胞脱落加快。

43. 最适于进行输卵管结扎术的时间是月经后 3~4 天。

44. 胎盘中间厚，边缘薄。

45. 第三步是右手拇指与其余四指分开置于耻骨联合上方，弄清先露部是头还是臀

47. 我国围生期的定义是指自妊娠 28 周末至产后 1 周。

48. 心脏病产妇慎用麦角新碱。

50. 连接骨盆各平面中点的假想曲线为骨盆轴。此轴上段向下向后，中段向下，下段向下向前。

51. 心脏病孕妇死亡的主要原因是心力衰竭与感染。

52. LH 和 FSH 排卵峰与孕酮协同作用，激活卵泡液内蛋白溶酶活性，溶解卵泡壁隆起的尖端部分，形成排卵孔。排卵时随卵细胞同时排出的有放射冠、透明带及少量卵丘内的颗粒细胞。排卵多发生在下次月经来潮前 14 日左右。排卵时组胺和前列腺素增加。

53. 子宫内膜异位症的最常发生部位是卵巢。

54. 分娩损伤是最主要的病因，盆底组织发育不良或退行性变及长期腹压增加亦是其原因。

55. 子宫峡部的上界为解剖学内口。

56. 本例宫颈浸润癌根据临床病理分期，应选择广泛性子宫切除术＋盆腔淋巴结清扫术。

57. 全身小动脉痉挛是高血压的变化。

58. 产后出血的定义是胎儿娩出后的 24 小时内失血量 >500ml。

60. 孕妇在产前检查时，手测宫底高度在脐下一横指，其孕周大致为 20 周末。

61. 围绝经期阴道不规则出血，应考虑子宫

内膜癌可能。病理组织学检查是子宫内膜癌的确诊依据。常用方法为诊断性刮宫、分段诊刮和子宫内膜活检。其中，分段诊刮最常用，先搔刮宫颈管，然后搔刮宫腔。

64. 已婚未生育年轻妇女患单个较大肌壁间肌瘤，经量明显增多，最恰当处理应是经腹肌瘤切除术。

65. 较大的子宫肌壁间肌瘤合并妊娠，出现发热伴腹痛，检查后发现肌瘤迅速增大，应想到是肌瘤发生红色变。

66. 生殖器结核最主要的传播途径是血行传播。

67. 宫颈糜烂多发生于生育年龄女性。

68. 鳞状上皮细胞增生的直接病因是外阴局部皮肤长期处于潮湿状态和阴道排出物的刺激。

69. 恶性度最高的子宫内膜癌是鳞腺癌。

71. 宫颈糜烂程度分度是根据糜烂面积的大小。

73. 从宫颈到达骨盆侧壁的韧带是主韧带。

75. 出生后4周内称新生儿期。

76. 受精卵着床必须具备的条件有：①透明带消失；②胚泡细胞滋养细胞分化出合体滋养细胞；③胚泡和子宫内膜同步发育且功能协调；④孕妇体内有足够数量的孕酮。

77. 侵蚀性葡萄胎与绒毛膜癌均多发生于葡萄胎排空后。

78. 一般妇科检查时采取的体位是膀胱截石位。

79. 根治性手术：即全子宫、双附件及病灶切除术。适用于45岁以上重症患者，特别是盆腔粘连严重导致输尿管压迫或狭窄者。

80. 孕激素可用于黄体萎缩不全。

81. 黄体功能不足的药物替代疗法可用孕激素。

82. 为确定子宫内膜不规则脱落的诊断，进行诊刮的恰当时间为月经第5日。

83. 黏膜下子宫肌瘤最常见的症状是月经过多，经期延长。

85. 妊娠晚期或临产时，发生无诱因、无痛

性反复阴道流血提示前置胎盘。

88. 输卵管卵巢囊肿不是肿瘤。

90. 首次产前检查应开始的时间是确诊早期妊娠时开始。

91. 推算预产期：按末次月经第1日算起，月份减3或加9，日数加7。

92. 产后乳房充盈胀满时间在产后3~4天。

93. 张力性气胸产生休克时，急救措施首先是患侧胸腔排气减压。

97. 病理性缩复环是指子宫上下段之间形成缩窄环并随宫缩逐渐上升。

99. 胎儿完成内旋转动作是指胎头矢状缝与母体中骨盆及骨盆出口前后径一致。

100. 产后4周宫颈完全恢复至正常形态。

101. 正常恶露持续4~6周。

102. 流产最常见的原因是胚胎染色体结构或数目异常。

103. 对有产科指征及心功能Ⅲ~Ⅳ级者，均应择期剖宫产。

104. 胎头衔接是指胎头双顶径进入骨盆入口，颅骨最低点接近或达到坐骨棘水平。

106. 首先诊断早孕的辅助检查方法是尿妊娠试验。

107. 根据停经史，阴道出血伴下腹痛，行吸宫术，病理报告为"蜕膜组织"，与妊娠相关，但无胎儿绒毛，应考虑的疾病是异位妊娠。

108. 肌瘤较小、无症状者，特别是近绝经期患者。每3~6个月行妇科检查及B型超声检查，如肌瘤大小稳定或增长缓慢，可每年随诊1次。

113. 妊娠期急性化脓性阑尾炎一般不主张保守治疗，应及早手术治疗。

114. 血清HBsAg阳性提示妊娠合并乙肝病毒感染。

115. 成年妇女的子宫大小、重量、宫腔容积分别为7cm×5cm×3cm，50g，5ml。

116. 产褥期是指胎盘娩出至产后6周。

118. 子痫前期重度的治疗原则为休息、镇静、解痉、降压、合理扩容和必要时利尿、密切监测母胎状态、适时终止妊娠。解痉首选硫酸

镁。用药指征：①控制子痫抽搐及防止再抽搐；②预防重度子痫前期发展成为子痫；③子痫前期临产前用药预防抽搐。

119. 子宫内膜癌早期可无症状，出现症状时多表现为：①阴道流血：绝大多数患者首发症状为异常阴道出血。围绝经期以不规则阴道流血为主；绝经后阴道流血量一般不多，持续或间断性。②阴道排液：阴道排液增多，呈浆液性或血水样；合并宫腔积脓时则呈脓性或脓血性，伴恶臭味。③疼痛：晚期浸润周围组织或压迫神经引起下腹或腰骶部酸痛，可向下肢放射。④全身症状：晚期可出现贫血、消瘦、恶病质等。体征：早期无明显异常，随疾病进展，子宫增大、质软，有时可见癌组织自宫颈口脱出，质脆，出血。若浸润周围组织，子宫固定或宫旁扪及不规则结节状肿块。

120. 雌孕激素试验无出血说明病变在子宫。

121. 重型肝炎，孕妇死亡率高。

125. 子宫峡部非孕时长度为1cm。

126. 月经周期为32天的女性，其排卵时间一般在下次月经来潮前14天左右。

127. 月经周期为28天的有排卵的女性，于月经周期第17日刮宫，镜检子宫内膜应为分泌期早期。

128. 雌激素降低循环中胆固醇水平。

129. 妊娠早期羊水主要来自母体血清，经胎膜进入羊膜腔的透析液。妊娠中期以后，胎儿尿液成为羊水的主要来源。使羊水的渗透压逐渐降低。妊娠晚期胎儿肺参与羊水的生成，每日600~800ml从肺泡分泌至羊膜腔；通过胎儿吞咽羊水使羊水量趋于平衡。妊娠足月胎儿每日吞咽羊水500~700ml。

130. 大出血不宜使用雄激素止血。

131. 脐带中的脐动脉有2根，脐静脉1根。

132. 妊娠合并心脏病最常见于先天性心脏病。

133. 卵子自卵巢排出后未受精，黄体开始萎缩是在排卵后的9~10天。

134. 对于宫颈糜烂物理治疗是最常用的有效的治疗方法。其原理是以各种物理方法将宫颈糜烂面单层柱状上皮破坏，使其坏死脱落后，

为新生的复层鳞状上皮覆盖。临床常用的方法有激光、冷冻、红外线凝结及微波等。

136. 产后可以哺乳，但不能用雌激素回乳，因为损害肝脏。

137. 妊娠易发生心力衰竭的时间：①妊娠期：总血容量于妊娠第6周开始增加，32~34周达高峰；心排出量至妊娠4~6个月时增加最多；妊娠晚期子宫增大、膈肌上升使心脏向左向上移位，心尖搏动向左移位2.5~3cm，并可有轻度收缩期杂音。②分娩期：分娩期（三个产程）为心脏负担最重的时期。每次宫缩时心排血量约增加24%，同时有血压增高、脉压增宽及中心静脉压升高。③产褥期：产后3日内仍是心脏负担较重的时期。子宫收缩使一部分血液进入体循环，孕期组织间潴留液体也回到体循环。心脏病孕妇此时仍应警惕心力衰竭的发生。

138. B型超声检查：能了解羊水量和胎儿情况，如无脑儿、脊柱裂、胎儿水肿及双胎等，故A不正确。孕妇血清甲胎蛋白（AFP）平均值超过同期正常妊娠平均值2个标准差以上，有助于临床诊断，故B不正确。处理取决于胎儿有无畸形、孕周及孕妇自觉症状严重程度，不能一刀切，故C不正确。破膜后子宫收缩乏力，静滴低浓度缩宫素。胎儿娩出后及时应用缩宫素，预防产后出血发生，故E不正确。人工破膜后要注意控制羊水流速是正确的做法。

139. 输卵管妊娠可能发生的严重后果是输卵管妊娠破裂。

140. ①血性恶露：含大量血液得名。色鲜红，量多，有时有小血块。有少量胎膜及坏死蜕膜。血性恶露持续3~7日。②浆液恶露：含多量浆液得名。色淡红。有较多的坏死蜕膜组织、宫颈黏液，没有小血块，但含有细菌。浆液恶露持续10日左右。③白色恶露：黏稠，色泽较白得名。含大量白细胞、坏死蜕膜组织、表皮细胞及细菌等。持续2~3周干净。

141. 子宫脱垂Ⅲ度是指宫颈及宫体全部脱出阴道口外。

142. 妊娠免疫试验检测的激素是绒毛膜促性腺激素。

144. 胎心消失提示病情危急，应立即剖宫产。

145. 病理缩复环，是子宫破裂先兆，若不及时处理，将发生子宫破裂。应停止静脉滴注缩宫素并立即剖宫产

146. 阴道壁富有静脉丛，损伤后易出血或形成血肿。

147. 诊断性刮宫刮出多量豆腐渣样组织时，应高度怀疑子宫内膜癌。

150. 符合难免流产，一旦确诊，应尽早使胚胎及胎盘组织完全排出。早期流产应及时行刮宫术，对妊娠物应仔细检查，并送病理检查。

151. 阴道动脉为髂内动脉前干分支。分布于阴道中下段前后壁、膀胱顶及膀胱颈。阴道动脉与子宫动脉阴道支和阴部内动脉分支相吻合。

152. 临产的主要标志是规律性宫缩并逐渐加强，伴宫颈口扩张和胎先露下降。

153. IUD 放置时间过长与功能性子宫出血无关。

156. 分娩损伤是最主要的病因，盆底组织发育不良或退行性病变及长期腹压增加亦其原因。子宫脱垂偶见于未产妇，甚至处女，其主要原因是先天性盆底组织发育不良，故 B 不正确。

158. 吸宫一般在妊娠 10 周内，各种疾病急性期禁忌人工流产，吸引时压力一般控制在 500mmHg 以下，术后 1 周禁止性交、盆浴。术前 24 小时体温 2 次在 37.5℃ 以上不宜手术。

159. 禁忌证包括妊娠剧吐而不是妊娠呕吐。

160. 口服复方短效避孕药开始服药时间为月经周期第 5 天。

161. 外阴阴道假丝酵母菌病是真菌感染，需要抗真菌治疗。

162. 滴虫性阴道炎需全身用药。

163. 侵蚀性葡萄胎与绒毛膜癌的鉴别诊断依赖于是否查见绒毛结构。

164. 影响子宫复旧的主要因素是宫内感染。

165. 妊娠期母体心排血量在 32～34 周达高峰。

166. 人工流产禁忌证：生殖道炎症，各种疾病的急性期；全身情况不良，不能耐受手术；术前两次体温在 37.5℃ 以上。

168. 骶耻外径：孕妇取左侧卧位，右腿伸直，左腿屈曲。测量第 5 腰椎棘突下至耻骨联合上缘中点的距离，正常值 18～20cm。本例骶耻外径 17cm，为狭窄骨盆，其他都在正常范围。

169. 淋病奈瑟菌感染，应大剂量、单次给药，常用第三代头孢菌素、喹诺酮类及大观霉素治疗。

170. 有不洁性生活史，硬下疳为一期梅毒。

171. 滴虫阴道炎的白带特点是呈稀薄泡沫状，伴有外阴瘙痒，治疗首选甲硝唑。

172. 维持子宫正常位置，防止子宫向下脱垂的主要韧带是子宫主韧带。

173. 蒂扭转的典型症状是体位改变后突然发生一侧下腹剧痛，常伴恶心、呕吐甚至休克，结合查体和 B 超提示卵巢囊肿蒂扭转可能。

A3/A4 型题

8.（2）子痫前期降压药物选择的原则是：对胎儿无不良反应，不影响心每搏输出量、肾血浆流量及子宫胎盘灌注量，不致血压急剧下降或下降过低。双氢克尿噻为利尿剂，因此首先排除 E。卡托普利为血管紧张素转换酶抑制剂，因对胎儿有副作用，妊娠期禁用，因此排除 A。硝普钠一般在其他降压药效果不佳时方考虑使用，因此不选 C。硝苯地平为钙拮抗剂，可解除外周血管痉挛，使全身血管扩张，血压下降，与硫酸镁有协同作用，所以为首选。因此本题应选 B。

9.（1）如本题所述妊娠晚期发生无诱因、无痛性阴道流血，高度怀疑前置胎盘的可能。加之既往有 3 次人工流产病史，多次刮宫，可损伤子宫内膜，引起子宫内膜炎或萎缩性病变，再次受孕时子宫蜕膜血管形成不良，胎盘血供不足，刺激胎盘面积增大延伸到子宫下段，易发生前置胎盘。为确诊及与轻型胎盘早剥、脐带帆状附着、前置血管破裂、胎盘边缘血窦破裂、宫颈病变等产前出血相鉴别，应进一步行 B 超检查。

13.（1）根据患者年龄、绝经后出血史及妇科检查所示外阴丰满，阴道有皱襞，子宫正常大小均表明患者呈雌激素高水平状态。在卵巢肿瘤中仅有颗粒细胞瘤和卵泡膜细胞瘤可以分泌雌激素，有女性化作用。故可能存在卵巢颗粒细胞瘤。

20.（2）目前诊断子宫内膜异位症的最佳

方法是腹腔镜检查，特别是对盆腔检查和 B 型超声检查均无阳性发现的不育或腹痛患者更是有效手段，往往在腹腔镜下对可疑病变进行活检即可确诊该病。此外，该病的临床分期也只有在腹腔镜检或剖腹探查的直视下方可确定。

26.（1）本题所述患者于妊娠期首次发现血压升高，且发生在妊娠 20 周以后，伴有头痛，因此应根据是否有尿蛋白诊断是否为子痫前期。因此选 E。

（2）妊娠期高血压疾病处理是左侧卧位、解痉、降压、因为有全身水肿，因此应给予利尿剂，但是因无心力衰竭，所以不需给予强心剂。所以选 B。

28.（1）如本题所述 61 岁女性，有肥胖的高危因素，绝经 10 年后阴道流血 2 周，应排除子宫内膜癌后再按良性疾病处理。子宫内膜癌早期 B 超见子宫正常大，仅见宫腔线紊乱、中断，但不能确诊。宫颈刮片仅作为宫颈癌的筛查。腔镜下活检只有在肉眼见到异常的时候才可以取到病灶，若肉眼看不到异常则不一定会取到。分段刮宫是确诊内膜癌最常用最可靠的方法。

35.（1）肥胖、高血压、糖尿病为子宫内膜癌三联征。围绝经期阴道不规则流血为子宫内膜癌早期最常见的症状。故患者诊断子宫内膜癌的可能性大。

（2）分段诊刮是确诊子宫内膜癌最有意义的检查。

36.（1）停经后阴道流血是葡萄胎最常见的症状，子宫异常增大，大于停经月份，血清 hCG 水平异常升高，B 超可见宫腔内充满不匀质密集状或短条状回声，呈落雪状、小囊泡或蜂窝状。故该患者考虑最可能的诊断为葡萄胎。

（2）葡萄胎一旦确诊，应立即行清宫术，减少出血预防子宫穿孔。

B1 型题

5.（2）如本题所述孕妇为足月产妇，宫口扩张至 5cm 示已进入活跃期。羊水量多，Ⅱ度浑浊，胎心正常。宫缩持续 60～70 秒，间歇 2～3 分钟，强度强，并有胎心率同步减慢，示宫缩过强，出现早期减速，所以应该减弱宫缩。

17.（1）足够水平的 FSH 和 LH 及卵巢对 LH 良好的反应是黄体健全发育的必要前提。LH 脉冲峰值不高及排卵峰后 LH 低脉冲缺陷使排卵后黄体发育不全，孕激素分泌减少，从而使子宫内膜分泌反应不足，一般表现为月经周期缩短。

18.（1）子宫收缩乏力的出血特点是在胎盘剥离后，在未剥离前阴道不流血或仅有少量流血，胎盘剥离后因宫缩乏力使子宫出血不止，检查腹部子宫轮廓不清。

（2）胎儿娩出后立即出现持续性阴道流血，色鲜红，子宫轮廓清楚。应诊断为软产道裂伤，出血特点是出现在胎儿娩出后，血色鲜红。

第十四章　血液系统

【答案】

A1/A2 型题

1. B　2. E　3. C　4. A　5. A　6. C　7. E
8. D　9. E　10. C　11. D　12. D　13. D　14. B
15. A　16. E　17. C　18. B　19. D　20. D　21. E
22. E　23. D　24. D　25. E　26. B　27. C　28. D
29. B　30. E　31. C　32. A　33. E　34. D　35. C
36. E　37. C　38. A　39. D　40. B　41. E　42. D
43. C　44. B　45. B　46. B　47. C　48. D　49. B
50. B　51. B　52. B　53. E　54. E　55. D　56. A
57. C　58. C　59. E　60. B　61. D　62. E　63. B
64. C　65. B　66. C　67. A

A3/A4 型题

1. （1）E（2）B（3）D
2. （1）C（2）B（3）B（4）C
3. （1）C（2）A
4. （1）E（2）E（3）A
5. （1）B（2）A（3）C
6. （1）D（2）C
7. （1）A（2）A（3）B
8. （1）E（2）C（3）E

B1 型题

1. （1）A（2）B（3）C
2. （1）C（2）A
3. （1）D（2）A（3）C
4. （1）A（2）C
5. （1）C（2）D（3）E
6. （1）C（2）B
7. （1）E（2）A
8. （1）B（2）D

【解析】

A1/A2 型题

1. 慢性失血性贫血的外周血实验室检查特点是小细胞低色素性贫血。

2. 贫血的临床表现不包括皮疹。

4. 观察有无贫血，最可靠的查体部位是睑结膜、指甲及口唇。

5. 骨髓铁染色最能反映体内储存铁水平。

6. 急性 ITP 的骨髓幼稚巨核细胞增加。

7. 淋巴细胞增多诊断标准为 $>4.0 \times 10^9/L$。

8. 嗜酸性粒细胞增多常见于支气管哮喘。

9. DIC 发生过程中的关键因素是凝血酶和纤溶酶的形成。

10. 治疗缺铁性贫血的主要目的是补足贮存铁。

11. 再生障碍性贫血与 PNH 不发作型难以鉴别。

12. 血中还原红蛋白至少达 $>50g/L$ 时，皮肤黏膜可出现发绀。

14. 使慢性粒细胞白血病达到血液学缓解的首选药物是尼洛替尼。

15. 血或骨髓原始细胞 ≥20% 是对急性粒细胞白血病加速期的描述。

17. 血涂片见红细胞大小不等，以小细胞为主，中心染色过浅提示缺铁性贫血，治疗首选口服铁剂。

18. 输血患者突然感到寒战、高热可能为溶血反应或过敏反应，但是腰背剧痛，并出现呼吸急促，血压显著下降，尿呈酱油样颜色为血红蛋白尿，均符合溶血所致表现。

19. 诊断为慢性粒细胞白血病，首选尼洛替尼。

20. 严重感染是输血的适应证。

21. 最容易发生弥散性血管内凝血（DIC）的是急性早幼粒细胞性白血病。

23. 诊断急性白血病的主要依据是骨髓象示原始细胞 ≥30%。

24. 急性 ITP 死亡的主要原因是颅内出血。

25. 急粒与急淋的鉴别要点是前者原始细胞 POX 染色阳性。

26. 红细胞增多常见于严重慢性心肺疾病。

27. 根据病因及发病机制，贫血可分为红细胞生成减少、红细胞破坏过多及失血三类。

28. 成分输血不减少肺梗死的发生率。

29. 最常见的早期输血并发症是发热反应。

30. Coombs 试验阳性提示自身免疫性溶血性贫血。

31. 特发性血小板减少性紫癜的首选治疗为糖皮质激素。

32. 中枢神经系统白血病鞘内注射的药物首选甲氨蝶呤。

33. 淋巴细胞增多常见于传染性单核细胞增多症。

34. 诊断再生障碍性贫血的主要检查是骨髓活检。

35. 血管内溶血的主要实验室检查为血红蛋白尿及含铁血黄素尿阳性。

36. VP 方案中，V 为长春新碱，P 指的是泼尼松。

37. 恶性淋巴瘤确诊的依据是淋巴结的病理活检。

39. 过敏性紫癜最为严重的是肾型。

40. 血中 Hb 含量低于 $60g/L$ 时，即使重度缺氧，亦难发现发绀。

41. 用 APTT 监测 DIC 患者肝素抗凝治疗，其延长 $60\% \sim 100\%$ 为肝素治疗的最佳剂量。

43. 肝病史、三系细胞减少、淋巴细胞比例增高、网织红细胞计数减低、骨髓造血细胞均减少，故为肝炎后再生障碍性贫血。

44. 题干所提供的临床表现具有过敏性紫癜的特点。其血象及凝血时间基本正常，故应首先考虑过敏性紫癜。

45. 白血病的诊断，血象除贫血和血小板减少外，白细胞计数可增高。骨髓象为显著增生或极度增生，白细胞性原始和（或）早幼细胞至少在 30% 以上，较成熟中间型细胞缺如。正常

幼红细胞和巨核细胞显著减少，原始细胞形态异常。鉴别各类白血病，需借助细胞化学染色。

46. 皮肤出血点，而血小板计数又正常，临床伴关节疼痛和血尿，临床最大的可能是过敏性紫癜（混合型）。如考虑 ITP，血小板计数应减少。

47. 血清铁减低，总铁结合力增高及转铁蛋白饱和度减低见于缺铁性贫血。

48. 正常淋巴结不易触及。

49. 急性单核细胞白血病易浸润牙龈，使其肿胀增生，且可以出现灰蓝色斑丘疹。

50. 引起输血发热反应，最常见的原因是致热原。

51. 急性早幼粒细胞白血病在 FAB 分型中属于 $AML - M_3$。

52. 自身免疫性溶血性贫血不可以进行骨髓移植治疗。

53. 嗜酸性粒细胞增多的诊断标准 $> 0.5 \times 10^9 / L$。

54. 过敏性紫癜的毛细血管脆性试验阳性。

55. 血小板生成减少的出血性疾病为再生障碍性贫血。

56. 恶性淋巴瘤比较有特征性的临床表现是无痛性的淋巴结肿大。

57. 紫癜是皮肤出现红色或暗红色斑，压之不褪色。

58. 各种蛋白质平均含氮量约为 16%。

59. 骨髓细胞化学染色在分型中的意义：① 过氧化物酶（POX）：AML（ + ~ + + + ），ALL（ - ），急性单核细胞白血病（ - ~ + ）。② 糖原（PAS）反应：AML（ - ）或（ + ），弥漫性淡红色；ALL（ + ）成块状或颗粒状，急性单核细胞白血病（ - ）或（ + ），弥漫性淡红色或颗粒状。③ 非特异性酯酶（NSE）：AML（ - ）或（ + ），不被 NaF 抑制；ALL（ - ）。急性单核细胞白血病（ + ），被 NaF 抑制。④ 中性粒细胞碱性磷酸酶：AML 减少或（ - ）；ALL 增加；急性单核细胞白血病正常或增加。

60. 再生障碍性贫血骨髓象呈现骨髓增生低下，造血细胞减少。

61. 骨髓增生活跃，巨核细胞数明显增多，颗粒型巨核细胞比例增多提示血小板减少性紫癜。

62. 慢性粒细胞白血病分为三期。①慢性期：病情稳定。②加速期：发热，体重下降，脾进行性肿大，逐渐出现贫血和出血。慢性期有效的药物失效。嗜碱性粒细胞增高 >20%，血或骨髓细胞中原始细胞 >10% 而未达到急变期标准。除 Ph 染色体又出现其他染色体异常。③急变期：临床表现同急性白血病。骨髓中原始细胞或原淋 + 幼淋 >20%，一般为 30% ~ 80%；外周血中原粒 + 早幼粒 >30%，骨髓中原粒 + 早幼粒 >50%；出现髓外原始细胞浸润。

64. 血栓性血小板减少性紫癜属于血小板输注禁忌证。

65. 维生素 B_{12} 缺乏与叶酸缺乏所致营养性巨幼红细胞贫血临床表现的主要区别是神经系统症状。

66. 对于贫血患者多次输血应选择浓缩红细胞，输血目的主要是补充红细胞，纠正贫血。冰冻红细胞主要用于稀有血型。

67. 慢性粒细胞白血病明确诊断后治疗首选的药物是伊马替尼。

A3/A4 型题

7. （1）患者青年女性，发热伴下肢和腹部皮肤瘀斑 5 天，查体：双下肢和腹部皮肤有多处瘀斑（贫血、发热、出血是急性白血病正常骨髓造血功能受抑制的表现），双侧颈部、腋窝和腹股沟可触及淋巴结肿大，胸骨压痛（+），肝脾肿大（白血病细胞增殖浸润可引起肝脾、淋巴结肿大，胸骨压痛，淋巴结肿大以 ALL 较多

见），化验：Hb 78g/L（成年女性 Hb 正常值 110 ~ 150g/L），WBC 18×10^9/L（正常 4 ~ 10×10^9/L）增多，分类可见原始和幼稚细胞（正常人外周血中不会出现原始细胞），提示急性白血病，PLT 25×10^9/L（正常 100 ~ 300×10^9/L）减少，网织红细胞 0.002（正常 0.005 ~ 0.015）降低，故患者最可能的诊断为急性淋巴细胞白血病。

（2）患者考虑为急性淋巴细胞性白血病，需进行骨髓细胞学检查以明确诊断，骨髓原始细胞 ≥ 骨髓有核细胞（ANC）的 30%（FAB 分型）或 ≥20%（WHO 分型）即可诊断为急性白血病。

（3）患者确诊为急性淋巴细胞性白血病后，首选的治疗措施是 VDLP 方案化疗。

8. （1）营养性缺铁性贫血以 6 个月至 2 岁最常见。一般表现：皮肤黏膜逐渐苍白，以唇、口腔黏膜及甲床明显，易疲劳。髓外造血表现：年龄越小，病程越长，贫血越重，肝脾肿大越明显。血涂片可见红细胞大小不等，以小细胞为主，中央淡染区扩大。

（2）缺铁性贫血治疗的主要原则是去除病因和补充铁剂，经有效治疗后，首先出现的变化是细胞内含铁酶活性开始恢复。

（3）该患儿为缺铁性中度贫血，在经有效治疗 Hb 恢复正常后，还需要继续药物治疗 6 ~ 8 周，目的是使储存铁（如铁蛋白）也恢复正常。

B1 型题

8. 抗淋巴/胸腺细胞球蛋白（ALG/ATG）主要用于重型再障。巨幼红细胞性贫血是维生素 B_{12} 或（和）叶酸缺乏所致的一种大细胞性贫血，故用维生素 B_{12} 或（和）叶酸治疗有效。

第十五章　代谢、内分泌系统

【答案】

A1/A2 型题

1. A	2. B	3. A	4. C	5. D	6. E	7. D
8. D	9. E	10. D	11. A	12. B	13. E	14. A
15. A	16. A	17. C	18. C	19. C	20. D	21. B
22. C	23. D	24. B	25. E	26. C	27. C	28. C
29. A	30. C	31. C	32. C	33. D	34. E	35. D
36. B	37. C	38. B	39. C	40. A	41. D	42. C
43. B	44. E	45. E	46. D	47. C	48. D	49. C
50. A	51. A	52. B	53. D	54. B		

A3/A4 型题

1. （1）D（2）A（3）E
2. （1）B（2）A（3）A（4）C（5）D
3. （1）B（2）B
4. （1）B（2）B
5. （1）C（2）E（3）B
6. （1）C（2）D（3）A（4）E
7. （1）E（2）D（3）B（4）A
8. （1）D（2）C
9. （1）E（2）E（3）B
10. （1）D（2）A（3）A

B1 型题

1. （1）C（2）B（3）D（4）A（5）E
2. （1）A（2）E
3. （1）B（2）E
4. （1）D（2）E
5. （1）A（2）E

【解析】

A1/A2 型题

1. 为抑制甲状腺功能亢进症患者甲状腺素的释放，外科手术前选择的常用药物是复方碘溶液。

2. 甲状腺功能亢进症[131]I 治疗后，发生永久性甲状腺功能减退症的原因是甲状腺组织细胞遭破坏。

3. 代谢综合征的临床特征主要包括肥胖、高血糖、血脂异常和高血压。

4. Graves 病最可能的检查结果为血 FT_3、FT_4 升高，TSH 降低。

5. 低渗性缺水，血清钠往往低于 135mmol/L。

6. 麻醉中的手术患者输入几十毫升血后即出现手术区渗血和低血压，应考虑为溶血反应。

9. 等渗性缺水短期内出现血容量明显不足时，揭示体液丧失量达体重的 5%。

11. 腺垂体功能减退症最常见的病因是垂体或附近的肿瘤。

12. 诊断自主性功能亢进性甲状腺腺瘤最佳的检查是放射性核素扫描。

13. 手术治疗适应证为：①多发结节性甲状腺肿伴甲亢或高功能腺瘤；②中度以上的 Graves 病；③腺体较大，伴有压迫症状，或胸骨后甲状腺肿等类型甲亢；④抗甲状腺药物或[131]I 治疗后复发者或坚持长期用药有困难者。

14. 既能阻断甲状腺激素生物合成，又能阻止周围组织中 T_4 转化为 T_3 的药物为丙硫氧嘧啶。

15. 垂体微腺瘤是指瘤体直径小于 10mm。

16. 甲状腺功能亢进时，腹泻的主要发生机制是肠蠕动增强。

17. 实现下丘脑与神经垂体之间的功能联系，依靠的是下丘脑－垂体束。

19. 抢救糖尿病酮症酸中毒患者时，应用碳酸氢钠的指征是二氧化碳结合力 <5.9mmol/L 或血 pH <7.1。

20. 高钾血症患者的血清钾高于 5.5mmol/L。

21. 格列本脲或格列齐特最常见的不良反应是低血糖，本例患者进食减少但是降糖药物剂量未减，可能发生用药过量，出现低血糖昏迷。

22. 甲状腺癌预后最差的组织类型是未分化癌。

23. 对甲状腺功能亢进症患者判断病情程度和治疗效果的重要标志是心率和脉压。

24. 心率小于 90 次/分，基础代谢率小于 20% 就可以手术。

26. 等渗性缺水患者，大量输入生理盐水治疗可导致高氯血症。

27. 酮症的发生主要是胰岛素作用不足以抑制脂肪分解的结果。自发性酮症常标志胰岛素绝对不足，此为 1 型糖尿病和 2 型糖尿病的主要区别。

28. 硫脲类抗甲状腺药可引起的严重不良反应是粒细胞缺乏症。

29. 体温调节中枢功能失常导致的发热，常见于中暑。

31. 1 型糖尿病易发生酮症酸中毒。

32. 磺脲类药物常用药物有格列本脲、格列齐特、格列吡嗪、格列喹酮和格列美脲等。中度肾功能减退（肌酐清除率 30~60ml/min）时宜使用格列喹酮。

33. 低渗性缺水，血清尚未出现缺钠之前，尿中氯化钠减少或缺乏。

34. 冷结节：结节部分不摄 ^{131}I，为无功能性，见于甲状腺囊肿或恶性肿瘤。本例近 3 天肿块迅速增长，伴有胀痛提示甲状腺囊腺瘤并囊内出血。

35. 抗利尿激素在下丘脑合成。

36. 肾上腺皮质激素属类固醇激素。

37. 甲状腺功能亢进症最常见于毒性弥漫性甲状腺肿。

38. 磺脲类降糖药主要适用于单用饮食管理不能获得满意控制的 2 型糖尿病患者。

39. 放射碘用于甲亢合并心脏病。

40. 糖尿病酮症酸中毒早期呈糖尿病症状加重表现，随后出现食欲减退、恶心、呕吐、腹痛、呼吸深大、呼气中有烂苹果味。随着病情进一步发展，出现明显失水，尿量减少，血压下降，意识模糊，嗜睡以至昏迷。实验室检查尿糖、尿酮体均强阳性。

41. 原发性甲状腺功能亢进患者，行甲状腺大部切除后，12 小时后突然高热、烦躁、呕吐、脉速，可能的原因是发生了甲状腺危象。

42. 甲巯咪唑（他巴唑）治疗毒性弥漫性甲状腺肿的作用机制是抑制甲状腺过氧化物酶活性、酪氨酸碘化及碘酪氨酸的耦联。

43. 严重肠瘘易致低钾血症。

44. 目前主张的糖尿病患者"高糖饮食"，其中碳水化合物（糖类）应占总热量的比例为 60% 左右。

45. 冷结节中有 5%~10% 为甲状腺癌，硒甲状腺扫描示冷结节处有放射性浓聚，则甲状腺癌可能性大。

46. 患者是老年患者，神志不清，有多饮、多尿病史，血糖明显升高超过 33.3mmol/L，而尿酮体为（±）可疑，血压不高，所以最可能的诊断为高渗性非酮症性糖尿病昏迷。

47. 降钙素不是胰岛组织产生的，是甲状腺产生的。

48. 毒性弥漫性甲状腺肿并发周期性瘫痪发作时，尿钾排出减少。

49. 发育中的青少年，甲状腺 I 度弥漫性肿大首选抗甲状腺药物治疗，不主张手术或应用放射性核素治疗。

50. 亚急性甲状腺炎在病程的不同阶段，甲状腺功能可以分别出现亢进和减退的情况。

52. 患者诊断糖尿病 1 年，饮食运动及药物治疗，糖化血红蛋白不达标，应改用胰岛素治疗。

53. 甲状腺功能亢进时肠蠕动快、大便次数增多或腹泻。

54. 患者考虑甲状腺功能减退症，首选治疗药物是左甲状腺素。

A3/A4 型题

2.（4）糖尿病酮症酸中毒主要病理生理特

征是胰岛素缺乏和脱水、失钾，因此选 C。

B1 型题

5.（1）甲状旁腺功能减退多在甲状腺术后 1～3 天出现，起初并有面部、唇部或手足的针刺样麻木感，严重者出现抽搐。

（2）甲状腺危象多在术后 48 小时发生，表现为高热、脉速、血压增高，可有恶心、呕吐、腹泻、烦躁不安，甚至昏迷。

第十六章 精神、神经系统

【答案】

A1/A2 型题

1. A	2. E	3. D	4. A	5. A	6. D	7. B
8. C	9. E	10. B	11. C	12. A	13. A	14. E
15. B	16. C	17. C	18. E	19. C	20. D	21. B
22. C	23. D	24. E	25. C	26. E	27. E	28. E
29. C	30. E	31. C	32. D	33. D	34. A	35. A
36. D	37. D	38. D	39. C	40. C	41. B	42. A
43. B	44. B	45. E	46. D	47. A	48. D	49. D
50. E	51. E	52. D	53. D	54. E	55. C	56. A
57. E	58. C	59. E	60. D	61. C	62. B	63. B
64. A	65. B	66. E	67. B	68. B	69. E	70. D
71. E	72. E	73. C	74. A	75. E	76. A	77. A
78. B	79. C	80. B	81. B	82. B	83. E	84. A
85. C	86. C	87. E	88. C	89. A	90. B	91. E
92. B	93. D	94. E	95. A	96. B	97. A	

A3/A4 型题

1. (1) E (2) B
2. (1) A (2) C
3. (1) E (2) B (3) C
4. (1) C (2) D (3) B
5. (1) B (2) C (3) D (4) D
6. (1) C (2) C (3) E
7. (1) D (2) D (3) B (4) B
8. (1) B (2) A (3) A
9. (1) B (2) C (3) A
10. (1) B (2) E
11. (1) D (2) C (3) B
12. (1) E (2) D (3) E
13. (1) C (2) A
14. (1) D (2) E
15. (1) D (2) C (3) E
16. (1) E (2) C (3) A
17. (1) D (2) B
18. (1) A (2) C

B1 型题

1. (1) B (2) C

2. (1) D (2) B
3. (1) B (2) D
4. (1) C (2) A
5. (1) A (2) C
6. (1) B (2) D
7. (1) C (2) E
8. (1) B (2) E
9. (1) E (2) C (3) D
10. (1) A (2) C (3) D
11. (1) B (2) C (3) D
12. (1) C (2) D
13. (1) D (2) A
14. (1) D (2) A
15. (1) A (2) D
16. (1) B (2) C
17. (1) B (2) C (3) E (4) A
18. (1) A (2) B
19. (1) C (2) B
20. (1) D (2) C

【解析】

A1/A2 型题

1. 最常出现思维贫乏的是精神分裂症。

2. 颅内压增高的昏迷患者，出现上呼吸道梗阻应最先采取的措施是气管插管。

3. 急性脊髓炎运动障碍的特点是截瘫。

4. 病人觉得被跟踪、被监视、饭中有人下毒，属于被害妄想。

5. 抑郁症的核心症状组合是精力下降，兴趣减退，愉快体验缺乏。

6. 单纯型精神分裂症较少见，本型多于青少年起病，发病缓慢，持续进行，病情自发缓解者少，早期可出现类神经衰弱症状，但自知力差，不主动就医。主要临床表现以阴性症状为主，为日益加重的孤僻、被动、生活懒散、兴趣丧失、情感淡漠及行为古怪。由于妄想和幻觉等

精神病性症状不明显，往往不易早期发现，是难以确定诊断的一个类型。故选 D。

7. 轻度精神发育迟滞的 IQ 值在 50~70 或 55~75，故答案是 B，其适应行为低于一般人的水平，具有相当的使用技能，能自理生活，能承担一般的家务劳动或工作，但缺乏技巧和创造性，一般在指导下能适应社会，经过特殊教育可以获得一定的阅读和计算能力，对周围环境有较好的辨别能力，能比较恰当地与人交往。

8. 幻听是一种歪曲或奇特的听觉，并没有相应的外部声音刺激作用于听觉器官。幻听是出现于听觉器官的虚幻的知觉，是精神病患者常见症状之一。幻听的内容多种多样。最常见的是言语性的幻听，病人凭空听到声音，由于是真性幻听，病人可以说出是几个人、是男的还是女的声音，说话的声音是自己熟悉的人还是素不相识的人的声音。内容多种多样，有命令性幻听、评议性幻听、议论性幻听、辱骂性幻听等，故选项 A、B、D、E 都是真性幻听，均具有诊断意义。原始性幻听，为非言语性，如音乐、鸟鸣声等，多见于脑局灶性病变，故选 C。

9. 注意力不集中属于阴性症状。

11. 中枢性瘫痪的临床特征是肌张力增高。

12. Horner 征的瞳孔变化是瞳孔缩小，对光反射灵敏。

14. 对鉴别上、下运动神经元瘫痪没有意义的是肌力，二者肌力均降低。

16. 抑郁症的急性期，抗抑郁药治疗至少 6 周才能产生充分的效果。

17. 精神疾病中自杀最多的疾病是抑郁症。

18. 跖反射中枢位于骶髓 1~2 节。

19. 分离性感觉障碍，病变部位可能在脊髓前连合交叉。

21. 思维贫乏：指联想数量减少，概念与词汇贫乏。患者体验到脑子空洞无物，没有什么东西可想。表现为沉默少语，谈话言语空洞单调或词穷句短，回答简单。严重的患者也可以什么问题都回答不知道。见于精神分裂症、脑器质性精神障碍及精神发育迟滞。

22. 原发性和继发性三叉神经痛的主要鉴别点在于是否有面部感觉或角膜反射障碍。

23. 强迫观念或强迫性思维：指在患者脑中反复出现的某一概念或相同内容的思维，明知没有必要，但又无法摆脱。强迫性思维可表现为某些想法，反复回忆（强迫性回忆）、反复思索无意义的问题（强迫性穷思竭虑）、脑中总是出现一些对立的思想（强迫性对立思维）、总是怀疑自己的行动是否正确（强迫性怀疑）。强迫性思维常伴有强迫动作。见于强迫症，它与强制性思维不同，前者明确是自己的思想，反复出现，内容重复；后者体验到思维是异己的。

24. 发作性精神异常和自动症是精神运动性癫痫发作的特征。

26. 氯丙嗪为吩噻嗪类。

27. 传统（又称第一代）抗精神病药物根据其化学结构的不同可分为以下几类：①吩噻嗪类：如氯丙嗪、奋乃静等。②丁酰苯类：如氟哌啶醇。③苯甲酰胺类：如舒必利。④硫杂蒽类：如氯普噻吨（泰尔登）、氯哌噻吨（三氟噻吨、氯噻吨）。该类药物的特点为多数药物均有不同程度的镇静和抗 M 胆碱的作用。对控制兴奋、躁动、消除幻觉、妄想有效；但大多数药物对于抑郁、情感淡漠、行为退缩等效果欠佳。

28. 偏执性精神病与偏执型精神分裂症的鉴别在于后者病程迁延不愈，易于导致人格衰退。

32. 该患者首先考虑肝豆状核变性，故应先查角膜 K-F 环。

34. 颅骨线形骨折最常合并的颅内血肿是硬膜外血肿。

35. 肌张力增高是上运动神经元瘫痪的特点。

36. 颅内压增高的重要客观体征是双侧视神经乳头水肿。

39. 正常人在放松状态下不会出现错觉。

40. 颅内压增高的三主征是头痛、呕吐、视神经乳头水肿。

41. 正常思维的特征不包括自觉性。

42. 慢性硬脑膜下血肿 CT 多数表现为颅骨内板下的新月或半月形低密度占位。颅内血肿的手术指征：①伤后表现为进行性颅内压增高，如意识进行性恶化等；②虽经妥善的保守治疗后病情仍旧恶化，甚至出现脑疝者；③颅内压 >

2.7kPa（270mmH$_2$O）；④CT表现为血肿出现明显的占位效应，小脑幕上血肿体积＞40ml，小脑幕下血肿体积＞10ml，或中线结构移位＞10mm。开颅血肿清除术：术前CT检查血肿部位明确者，可直接开颅清除血肿。钻孔引流术：对慢性硬脑膜下血肿，主要采取颅骨钻孔，切开硬脑膜到达血肿腔，置管冲洗清除血肿液。血肿较小者行顶部钻孔引流术，血肿较大者可行顶部和颞部双孔引流术。术后引流48～72小时。病人取头低卧位，并给予较大量的生理盐水和等渗溶液静脉滴注，以促使原受压脑组织膨起复位，消除死腔。

43. 发病1小时以内＋头颅CT无异常＋晨起发现肢体、运动障碍伴运动性失语＋长期高血压病史＝脑血栓形成。属于缺血性脑卒中。

44. 锥体外系病变时不会出现肢体瘫痪。

45. Lasegue征见于腰椎间盘突出症。

46. 颅内压增高患者昏迷，治疗呼吸道梗阻最有效措施是气管切开。

47. 右眼直接对光反射消失，而间接对光反射存在，其病变部位在右侧视神经。

48. 将过去经历过的事件在具体时间、具体任务或地点上弄错，称为错构。

49. 突然发生的剧烈头痛伴颅内压增高表现，为蛛网膜下隙出血可能性大。脑出血多见于50岁以上有高血压或动脉硬化病史者。

53. 弥散加权成像（DWI）是最精确诊断急性脑梗死病灶的技术，对超急性期脑梗死的诊断价值远优于CT和常规T$_2$WI。DWI也可用于辅助区分新旧脑梗死病灶，对于多发性硬化新旧脱髓鞘病灶的判断也有一定价值。

54. 视神经乳头水肿是颅内压增高的重要体征之一。

55. 对精神分裂症有特殊意义的妄想有影响妄想、被洞悉感、被控制感等。

56. 抑郁症的核心症状是情绪低落。

57. 硬膜下血肿往往是对冲伤引起。

58. 枕骨大孔疝患者的诊断要点是呼吸功能障碍早于意识障碍。

59. 思维散漫出现在精神分裂症而非抑郁症。

60. 周围性面神经麻痹表现为患侧鼻唇沟变浅、口角下垂、额纹变浅或消失、眼裂变大、口角偏向健侧，蹙额、皱眉、闭眼、鼓腮、露齿等动作不能。

61. 外伤后急性脑受压，最可靠的早期临床表现是头痛，呕吐，进行性意识障碍。

63. 最易形成小脑幕裂孔疝的是颞叶肿瘤。

65. 病理性意志增强常见于精神分裂症偏执型。

66. 单一的幻嗅常见于颞叶癫痫。

67. 思维破裂：指概念之间联想的断裂，建立联想的各种概念内容之间缺乏内在联系。表现为患者的言语或书写内容有结构完整的句子，但各句含意互不相关，变成语句堆积，整段内容令人不能理解。严重时，言语支离破碎，个别词句之间也缺乏联系，出现语词杂拌。多见于精神分裂症。

68. 谵妄最多见的幻觉是视幻觉。

70. 右侧皱额闭眼和提唇鼓颊不能，伴左侧肢体无力，病变应定位在右侧脑桥。

71. 幻觉是指缺乏相应的客观刺激时的感知体验。

72. 精神分裂症临床类型：（1）单纯型（较少见）：①多在青少年时期发病，起病缓慢，持续加重，很少自动缓解。②早期类似神经衰弱表现，以后表现为日益加重的孤僻、被动、生活懒散和情感淡漠，幻觉和妄想不明显。③思维贫乏、情感淡漠、意志缺乏是其基本症状。（2）青春型（较常见）：①多见于青春期急性起病，发展快，病程短。②主要表现为思维内容离奇或思维破裂，常伴幻觉、妄想、情感变化多端、喜怒无常，行为幼稚愚蠢，性欲、食欲等本能活动亢进。（3）紧张型：最少见。多在青壮年发病，起病较快，以木僵状态多见，亦可表现为紧张性木僵和紧张性兴奋交替。（4）偏执型（妄想型）：①为最常见的类型，约占精神分裂症的一半以上。②多在青壮年或中年发病，起病缓慢。③以妄想、幻觉及感知综合障碍为特点。（5）未定型：①有的患者同时具有上述各型中的部分症状，故难以分型。②精神分裂症患者体格检查、检查均无异常发现。

74. 妄想按起源可分为原发性妄想与继发性

妄想。

75. 患者出现瘫痪肢体肌张力低，腱反射消失，病理反射引不出，尿潴留，此为脊髓休克。

76. 临床疑诊脑出血时，首选的辅助检查是脑 CT。

77. 青壮年脑栓塞，栓子来源最多者是风湿性心脏病伴房颤。

79. 特发性面神经麻痹（面神经炎）不需应用的治疗是抗生素。

80. 抑郁发作时 5 - 羟色胺降低。

81. 抑郁症的核心症状包括情绪低落、兴趣缺乏、快感缺失和易疲乏，可伴有多种躯体不适症状，食欲减退，睡眠障碍，自杀观念和行为等。

82. 广泛性焦虑障碍的主要临床表现是与现实不符的过分紧张和担心。

83. Kernig 征不属于锥体束征。

84. 神经性厌食属于心理因素相关生理障碍。

85. 颅脑外伤后出现颅内压升高病人应首选快速静脉滴注甘露醇降低颅内压。

87. 脊髓圆锥损伤表现为会阴部皮肤鞍状感觉缺失，括约肌功能丧失致大小便不能控制和性功能障碍，两下肢的感觉和运动功能仍保留正常，因此不会出现 Babinski 征。

88. 吉兰 - 巴雷综合征脑脊液蛋白细胞分离最明显的时间是起病后第 3 周。

89. 蜡样屈曲常在木僵基础上发生。

91. 面神经炎治疗有①糖皮质激素：急性期应用可减轻神经水肿，改善局部循环，减少神经受压。②抗病毒药物：如确系带状疱疹引起者，可以使用抗病毒药物。③维生素 B 族药物：为

促进面神经髓鞘的恢复。④理疗：可用茎乳孔附近红外线照射或超短波透热疗法。非甾体抗炎镇痛药只是止痛药，对面神经炎无效。

92. 脊髓炎急性期典型的临床表现是腱反射消失，肌张力降低，节段型感觉障碍。

94. 自知力是指对自身精神状况的认知能力。

95. 厌恶疗法是行为疗法的一种，通过轻微的惩罚来消除适应不良行为，主要适应症是露阴癖、恋物癖、酒精依赖、强迫症等。本例中患者的出现啃指甲时拉弹橡皮筋产生疼痛，产生厌恶体验，反复实施后，使得患者一产生啃指甲的想法就会产生厌恶体验，从而放弃强迫症状，这种方法是厌恶疗法。

96. 额叶：控制一个人的个性、情感、计划行为，包括分辨是非、抽象思维。

97. 抑郁症的核心症状是情绪低落。

A3/A4 型题

4.（1）该患者发生右侧中枢性面瘫，右侧上、下肢肌力减退，右半身痛觉减退，提示病变位于左侧基底节区，为左侧大脑中动脉供血区域。

（2）患者症状、体征和辅助检查提示脑血栓形成。

（3）由上题知，患者病变的性质是脑血栓形成，此时治疗应选择溶栓治疗（适用于 75 岁以下、发病 6 小时之内的进展性无意识障碍的病人），CT 排除颅内出血，溶栓可迅速恢复血流灌注。

11.（2）头颅 CT 是诊断 SAH 的首选方法，CT 显示蛛网膜下腔内高密度影可以确诊 SAH。

15.（2）患者肢体瘫痪，上肢明显重于下肢，故考虑大脑中动脉皮质支血栓形成。

第十七章　运动系统

【答案】

A1/A2 型题

1. C	2. B	3. B	4. A	5. A	6. D	7. D
8. E	9. C	10. B	11. B	12. C	13. E	14. A
15. D	16. D	17. E	18. E	19. D	20. B	21. D
22. C	23. B	24. D	25. A	26. A	27. B	28. C
29. B	30. B	31. B	32. C	33. D	34. D	35. B
36. 下	37. C	38. E	39. 下	40. C	41. E	42. C
43. D	44. C	45. A	46. C	47. D	48. A	49. C
50. A	51. A	52. A	53. D	54. A	55. C	56. D
57. C	58. B	59. A	60. A	61. D	62. A	

A3/A4 型题

1. (1) A (2) E
2. (1) C (2) A (3) C
3. (1) E (2) E (3) D (4) E
4. (1) D (2) E
5. (1) D (2) A
6. (1) C (2) E
7. (1) B (2) D (3) D (4) D (5) C
8. (1) B (2) E
9. (1) D (2) D (3) D
10. (1) E (2) A
11. (1) E (2) D
12. (1) E (2) D (3) E

B1 型题

1. (1) A (2) D
2. (1) C (2) D
3. (1) A (2) B (3) E (4) C
4. (1) C (2) E (3) B
5. (1) D (2) E
6. (1) A (2) D
7. (1) A (2) B (3) C

【解析】

A1/A2 型题

1. 局部肿胀不属于骨折特有的体征。

2. 骨软骨瘤一般无症状，常表现为生长缓

慢的骨性突起。

3. 尿道损伤合并尿外渗及阴囊血肿时，有效的治疗方法是经会阴尿道吻合＋清除血肿及尿外渗。

4. 止血带一般使用时间不超过 4 小时。

5. 面部锐器伤 6 小时的伤口可以行清创缝合。

6. 3 岁以下儿童则采用垂直悬吊皮肤牵引。成人及 3 岁以上儿童的股骨干骨折多才用手术内固定治疗。存在手术禁忌证的，可行持续牵引 8～10 周。

7. 慢性骨髓炎急性发作应首先抗感染治疗。

8. 缩短移位指在成人下肢骨折不超过 1cm；儿童无骨骺损伤的下肢不超过 2cm。

9. 骨肿瘤通过静脉回流转移到肺。

10. 斜行骨折属于不稳定性骨折。

12. 患儿有背痛、低热、盗汗、贫血症状，胸腰部后凸畸形，棘突叩痛（＋），拾物试验（＋），提示脊柱结核。首选摄胸腰段脊柱 X 线片明确诊断。

14. 良性骨肿瘤的 X 线表现是边缘清楚，无骨膜反应。

15. 患者伤口剧痛，有大量恶臭渗出液，X 线片显示皮下有气体，触诊有握雪感，应首先考虑气性坏疽。

16. 再植的断手，最好的保存方法是无菌纱布包裹常温保存。

18. 跟腱反射，是检查骶 1 神经根。

19. 骨软骨瘤表现为本身可无症状，但压迫周围组织可影响功能。

20. 下肢牵涉痛是因脊神经后根组织受刺激所致。

21. 桡骨小头半脱位常见的发生年龄及常用处理方法是 5 岁以下幼儿，手法复位，三角巾悬吊。

22. 伸直型（Colles 骨折）的典型畸形：①"银叉"畸形：外伤后，因远折端向背侧移位，侧面看呈"银叉"畸形。②"枪刺样"畸形：因远折端向桡侧移位，且有缩短移位时，桡骨茎突上移至尺骨茎突同一平面，甚至高于尺骨茎突的平面，正面看呈"枪刺样"畸形。

23. 对急性血源性骨髓炎的早期诊断，最有价值的方法是局部分层穿刺。

24. 了解下肢和足的血液循环，最重要的检查是足背动脉触诊。

25. 股骨颈骨折患肢缩短，Bryant 三角底边较健侧缩短，股骨大转子上移在 Nelaton 线之上。

26. 骨折后最易发生骨缺血性坏死的部位是股骨头。

27. 成人股骨颈的血液供应主要来源于旋股内、外侧动脉分支。

28. 桡骨头半脱位多见于 5 岁以下的小儿，因桡骨头发育尚不完全，环状韧带薄弱，当小儿腕、手被向上提拉、旋转时，桡骨头即向远端滑移脱位，使环状韧带或部分关节囊嵌入肱骨小头和桡骨头之间，取消牵拉力后，桡骨头不能回到正常解剖位置，而是向桡侧移位，形成桡骨头半脱位。

29. 脊柱结核与脊柱转移性肿瘤的区别主要是 X 线片表现：脊柱结核一般椎间隙消失，而肿瘤椎间隙正常。

30. 腰椎间盘突出症常见于 20～50 岁人群。

31. 最常见的良性骨肿瘤为骨软骨瘤。

32. 骨软骨瘤一般不需治疗，只有压迫周围血管神经或有关节功能障碍及恶变倾向者应做手术切除。

33. 运动系统最重要的体征是压痛。

34. 股骨颈骨折好发于老年人。

35. 在治疗肱骨髁上骨折时，最应防止出现的畸形是肘内翻畸形。

36. Colles 骨折，最有诊断意义的体征是"枪刺刀"典型畸形。Colles 骨折远端的典型移位是向桡侧及背侧移位。

37. 所谓单腿站立试验，是用来测试髋关节的臀中、小肌功能及股骨头与髋的关系是否正常。

38. 骨盆骨折合并尿道完全断裂，最好的处理是尿道吻合术。

39. 骨盆骨折最重要的体征是局部压痛及间接挤压痛。

40. 骨折临床愈合后，骨痂的改造塑型决定于肢体活动和负重所形成的应力。

41. 股骨颈头下型骨折易发生缺血性骨坏死。

42. 股骨颈囊内骨折，血供几乎完全中断，易发生股骨头缺血性坏死。

43. 椎动脉型颈椎病临床表现：①眩晕：为本型的主要症状，可表现为旋转性、浮动性或摇晃性眩晕；②头痛：主要表现为枕部、顶枕部痛，也可放射到颞部；③视觉障碍：为突发性弱视或失明、复视，短期内自动恢复；④猝倒：椎动脉受到刺激突然痉挛引起；⑤还可有不同程度运动、感觉障碍以及精神症状。

44. 腰椎间盘突出症与椎管内肿瘤最有鉴别意义的辅助检查是 MRI。

45. 颈椎病最常见的类型为神经根型。

46. 肘关节提携角为 10°～15°。

49. 骨折的专有体征是反常活动。

50. 前臂缺血性肌挛缩多见于肱骨髁上骨折。

51. 较稳定的股骨颈骨折是外展型。

52. 最可能出现 Froment 征阳性的是尺神经损伤。

57. 有下列表现均应考虑有急性骨髓炎的可能：①急骤的高热与毒血症表现。②病变区疼痛剧烈而抗拒做主动与被动活动。③病变区局部皮温高，有局限性压痛，肿胀并不明显。④白细胞计数增高，一般都在 $10 \times 10^9/L$ 以上，中性粒细胞可占 90% 以上。血培养可获致病菌。均应做药敏试验。用过抗生素者阳性率低。⑤局部分层穿刺具有重要的诊断价值，涂片中发现大量脓细胞或细菌，即可明确诊断。任何性质的穿刺液均应做细菌培养与药物敏感试验。

58. 老年男性患者，双膝关节疼痛呈活动后加重，休息后减轻；伴有关节肿胀、压痛、骨摩擦音；血沉轻度升高，类风湿因子阴性，首先考虑为骨关节炎。

59. 前臂缺血性肌挛缩多见于肱骨髁上伸直型骨折。伸直型肱骨髁上骨折由于近折端向前下

移位，极易压迫肱动脉或刺破肱动脉，加上损伤后组织反应，局部肿胀严重，均会影响远端肢体血循环，导致前臂骨筋膜室综合征。如果早期未能及时正确的治疗，可导致缺血性肌挛缩。

60. 多发性骨髓瘤最常见的症状是骨骼疼痛，以腰骶部最多见。

61. 骨巨细胞瘤 X 线表现为病灶位于干骺端，呈偏心性、溶骨性、膨胀性骨破坏，边界清楚，有时呈"肥皂泡样"改变，多有明显包壳。

62. 股骨头坏死的早期多表现为髋关节疼痛，典型的体征为腹股沟区深部压痛，可放射至臀或膝部，"4"字试验阳性。

第十八章　风湿免疫性疾病

【答案】

A1/A2 型题

1. E　2. C　3. B　4. E　5. E　6. E　7. A
8. B　9. B　10. E　11. D　12. C　13. D

A3/A4 型题

1. （1）A（2）D（3）B
2. （1）D（2）A
3. （1）A（2）E
4. （1）C（2）E
5. （1）B（2）E

B1 型题

1. （1）A（2）E（3）B（4）D
2. （1）D（2）B（3）C（4）A
3. （1）A（2）B（3）E
4. （1）C（2）A

【解析】

A1/A2 型题

2. SLE 病人最典型的面部表现是蝶形红斑。

3. 晨僵在类风湿关节炎（RA）中表现最为突出。

5. 类白血病样改变不符合 SLE 的血液系统改变。

7. 风湿性疾病是指累及关节及周围软组织的一大类疾病。

8. 在风湿性疾病中，皮肌炎（DM）较少累及肾脏。

11. RA 导致关节软骨和骨质破坏，造成关节畸形。

13. 患者左膝关节痛、腰痛。查体：左膝关节有压痛，右骶髂关节压痛阳性，考虑强直性脊柱炎，其最典型和常见的表现为炎性腰背痛，附着点炎多见于足跟、足掌部，也见于膝关节，90% 左右的病人 HLA－B27 阳性，是最具特异性的检查（D 对）。强制性脊柱炎患者 RF 阴性。活动期可有血沉和 C 反应蛋白升高，但不特异，也可见于感染时。抗"O"试验是检查是否有链球菌感染的指标，如果查体中发现抗"O"升高，提示有链球菌感染的可能，在链球菌感染的 1~2 个月左右达到最高峰。

B1 型题

4. （1）类风湿关节炎的基本病理改变为滑膜炎、血管翳形成。

（2）系统性红斑狼疮的病因和发病机制与遗传、性激素、环境等多种因素有关。一般好发于青年女性，目前认为免疫复合是引起 SLE 组织损伤的主要机制，其本质的病变是血管炎。

第十九章　儿科疾病

【答案】

A1/A2 型题

1. E	2. D	3. D	4. E	5. B	6. E	7. B
8. B	9. D	10. E	11. B	12. D	13. D	14. A
15. A	16. A	17. B	18. A	19. E	20. A	21. E
22. A	23. E	24. D	25. A	26. B	27. C	28. A
29. D	30. E	31. D	32. A	33. B	34. D	35. D
36. C	37. A	38. B	39. B	40. B	41. E	42. C
43. A	44. C	45. D	46. B	47. D	48. B	49. C
50. B	51. B	52. D	53. C	54. C	55. D	56. C
57. D	58. E	59. C	60. B	61. D	62. E	63. A
64. A	65. C	66. C	67. E	68. E	69. C	70. C
71. E	72. E	73. D	74. C	75. B	76. D	77. C
78. A	79. D	80. B	81. E	82. D	83. D	84. A
85. A	86. C	87. D	88. B	89. A	90. B	91. D
92. A	93. D	94. B	95. D	96. D	97. E	98. C
99. E	100. B	101. D	102. A	103. A	104. C	105. B
106. C	107. C	108. D	109. C	110. A	111. E	112. B
113. D	114. D	115. E	116. A	117. A	118. A	119. E
120. D	121. D	122. E	123. A	124. E	125. C	126. B
127. A	128. B	129. D	130. C	131. D	132. B	133. C
134. D	135. C	136. C	137. D	138. A	139. A	140. C
141. B	142. B	143. A	144. A	145. C	146. D	147. B
148. D	149. C					

A3/A4 型题

1. (1) E (2) E (3) E
2. (1) B (2) B
3. (1) A (2) D (3) E
4. (1) C (2) B (3) A (4) C
5. (1) D (2) C (3) E (4) B
6. (1) C (2) C (3) D
7. (1) B (2) A (3) B
8. (1) A (2) B (3) C
9. (1) C (2) A (3) E
10. (1) E (2) D (3) B (4) D
11. (1) D (2) C (3) E
12. (1) D (2) C (3) B

13. (1) D (2) D (3) C
14. (1) D (2) D
15. (1) A (2) C (3) D
16. (1) C (2) A
17. (1) B (2) E

B1 型题

1. (1) C (2) B (3) A
2. (1) A (2) C
3. (1) E (2) A (3) D
4. (1) B (2) D (3) A
5. (1) D (2) D (3) E
6. (1) D (2) E (3) C (4) D (5) D
7. (1) A (2) C (3) D (4) B
8. (1) E (2) C (3) B
9. (1) A (2) D (3) B
10. (1) B (2) D (3) E
11. (1) B (2) C (3) D
12. (1) B (2) E
13. (1) C
14. (1) E (2) B

【解析】

A1/A2 型题

1. 致小儿腹泻病且出现带泡沫豆腐渣样便的病原体是白色念珠菌。

2. 唐氏综合征最常见的标准型染色体核型是 47，XX（或 XY），+21。

3. 治疗新生儿低体温的关键是复温。

4. 新生儿生理性体重下降发生的时期是在出生后 3～4 日内。

5. 维生素 D 缺乏性佝偻病初期的临床表现是非特异性神经精神症状。

6. 本病临床分 4 期，第 1 至第 3 期出现在新生儿早期，第 4 期在新生儿期以后出现。①警告期：表现为嗜睡、吸吮反射减弱和肌张力减退。②痉挛期：轻者仅两眼凝视，阵发性肌张力增

高；重者两手握拳、前臂内旋、角弓反张，有时尖声哭叫。③恢复期：大多出现于第1周末，首先吸吮力和对外界的反应逐渐恢复，继而痉挛逐渐减轻、消失。④后遗症期。

7. 皮肤硬肿即皮肤紧贴皮下组织，不能移动，按之橡皮感，呈暗红色或青紫色。伴水肿者有指压凹陷，硬肿常呈对称性，其发生顺序依次为：小腿－大腿－臀部－面颊－上肢－全身。

8. 猩红热多在发病后1～2天出疹，顺序为耳后、颈、上胸部，然后迅速波及躯干及上肢，最后到下肢。

9. 咽结合膜热由腺病毒3、7型所致，常发生于春夏季，以发热、咽炎、结合膜炎为特征。

10. 室间隔缺损的X线征象：小型缺损无明显改变；大型缺损心影呈中度或中度以上增大，肺动脉段明显突出，肺血管影增粗，搏动强烈，左、右心室增大，左心房也大，主动脉正常或较小，肺动脉高压者以右心室增大为主。

11. 婴儿出生时颅骨缝稍有分开，于3～4个月龄闭合。出生时后囟很小或已闭合，迟至6～8周龄闭合。前囟出生时1～2cm，以后随颅骨发育而增大，6个月龄左右逐渐骨化而变小，在1～1.5岁闭合。

12. 胎儿肺内充满液体，足月儿为30～35 ml/kg，出生时经产道挤压，约1/3肺液由口鼻排出，其余在建立呼吸后被肺间质内毛细血管和淋巴管吸收。出生时会有呼吸反射性的增快，稳定后呼吸频率为40～60次/分。

13. 法洛四联症患儿喜蹲踞，是因为增加体循环阻力、减少右向左分流及回心血量。

14. 缺铁引起细胞免疫功能降低，常合并感染。缺铁性贫血红细胞特点为体积小、重量轻、分布宽。

15. 血红蛋白小于60g/L为重度贫血，需予输血治疗。

16. 光照疗法是目前应用最多且安全有效的措施，通过光照使皮肤2mm深度的胆红素氧化为无毒水溶性产物从胆汁及尿中排出。

17. 早产儿病理性黄疸，黄疸持续时间是>4周。

18. 先天性心脏病最常见的类型是室间隔缺损。

19. 先天性甲状腺功能减退症患儿常为过期产儿，出生体重常大于第90百分位。生后患儿对外界反应低下，吮奶差，呼吸慢，体温低，便秘，黄疸期延长。本病应早期确诊，尽早治疗，以避免对脑发育的损害。需甲状腺素制剂终生治疗，以维持正常生理功能。

21. 化脓性脑膜炎最可靠的诊断依据是脑脊液中检出化脓性细菌。

22. 营养性缺铁性贫血选用硫酸亚铁加维生素C加高蛋白饮食。

23. 新生儿贲门括约肌发育不成熟，常发生胃食管反流。

25. 小儿腹泻时，轻度脱水静脉补液总量应给予30～50ml/kg。

26. 小儿呼吸衰竭的诊断标准是 PaO_2 50mmHg，SaO_2 <85%。

27. 单纯型肾病为仅具有典型的"三高一低"（大量蛋白尿、高脂血症、明显水肿、低白蛋白血症）临床表现者。多为微小病变型肾病，多呈选择性蛋白尿，初次激素治疗效果好，常对皮质激素敏感。

28. 胸部X线摄片未见异常，PPD试验（－），随访即可。

29. 肾病综合征患儿，禁盐2个月，近3天频繁呕吐，水肿未消退，嗜睡，血压下降，惊厥2次，诊断可能为肾病综合征伴低钠血症。

30. 肾病综合征诊断标准中，24小时尿蛋白总量临界值应 >0.05g/kg。

31. 新生儿呼吸窘迫综合征又称肺透明膜病，是因肺表面活性物质缺乏所致，多见于早产儿，生后不久出现呼吸窘迫，并呈进行性加重。本病的X线检查具有特征性表现，是目前确诊的最佳手段：①双肺普遍性透光性降低，可见均匀一致的细小颗粒网状阴影；②支气管充气征；③白肺。

32. 支气管淋巴结核出现痉挛样咳嗽可能是淋巴结高度肿大压迫气管分叉处。

34. 低钾血症早期的临床表现为肌无力，先是四肢软弱无力，以后可延及躯干和呼吸肌，可

致呼吸困难或窒息。还可有软瘫、腱反射减退或消失等。患儿常有厌食、恶心、呕吐和腹胀、肠蠕动消失等肠麻痹表现。心脏受累主要表现为传导阻滞和节律异常。

35. 法洛四联症属于右向左分流的先天性心脏病。

36. 烦躁不安，四肢湿冷，脉搏细速，血压下降，周身有花纹均是低血容量性休克的表现。

37. 先天性甲状腺功能减低症临床表现有：特殊面容和体态：头大、颈短、皮肤苍黄、干燥、毛发稀少、面部黏液水肿、眼睑浮肿、眼距宽、鼻梁宽平、舌大而宽厚，常伸出口外。腹部膨隆，常有脐疝，身材矮小，躯干长而四肢短小。神经系统表现为动作发育迟缓，表情呆滞，嗜睡，反应低下。生理功能低下，腹胀、便秘，少哭多睡，四肢凉，心率慢等。

38. 治疗支气管肺炎抗生素应持续用至临床症状基本消失后3天。

39. 本例患儿8个月仍单纯母乳喂养，母乳中维生素B_{12}含量极少，未添加辅食易造成维生素B_{12}缺乏，从而导致营养性巨幼细胞贫血。本病多见于婴幼儿，多呈虚胖、贫血等表现，神经系统症状明显，可见表情呆滞、反应迟钝等。严重者还可出现头部、肢体或全身不规则震颤。血象呈大细胞性贫血。

41. 胸部X线摄片是肺部疾病的首选检查。

42. 诊断为高渗性中度脱水，一般等渗性脱水用1/2张含钠液，低渗性脱水用2/3张含钠液，高渗性脱水用1/3张含钠液。中度补充50～100ml/kg。

43. 维生素D的代谢中，1，25－二羟维生素D_3药物作用最强。

44. 1～9岁骨龄简易计算法：腕部骨化中心的数目约为小儿的年龄加1。

45. 铁剂治疗缺铁性贫血应持续至红细胞和血红蛋白达到正常后6～8周。

46. 营养性缺铁性贫血铁剂治疗后，网织红细胞上升的时间是2～3天左右。

47. 单纯性肾病不出现肉眼血尿。

48. 肾病综合征的低蛋白血症的临界值是血浆白蛋白＜30g/L。

49. 葡萄球菌肺炎抗生素治疗的疗程是体温平稳后的2～3周。

50. 支气管肺炎的主要体征为细湿啰音。

51. 一般等渗性脱水用1/2张含钠液，低渗性脱水用2/3张含钠液，高渗性脱水用1/3张含钠液。

54. 9个月小儿体重＝6＋9×0.25＝8.25（kg），身高＝50＋6×2.5＋3×1.5＝69.5（cm），本例患儿生长过速导致佝偻病。

56. 双眼窝凹陷、口唇干燥提示重度脱水；心音低钝、腹胀、肠鸣音减少提示低血钾；呼吸快、口唇樱红说明酸中毒。

57. 婴幼儿免疫球蛋白SIgA、IgA、IgG和IgG亚类含量与成人不同。

58. 肺炎支原体肺炎可引起心肌炎、心包炎、溶血性贫血等全身多系统损害。

59. 肾炎性肾病多为非选择性蛋白尿。

60. 急性肾炎小儿恢复上学的指标血沉正常。

61. 营养性缺铁性贫血的主要病因是摄入量不足。

62. 法洛四联症随年龄增加而加重的主要畸形是肺动脉狭窄。

63. 动脉导管未闭的X线检查心影正常或左心房、左心室增大，肺动脉段突出，肺野充血，肺门血管影增粗，搏动增强，可有肺门"舞蹈"的征象。

64. 急性化脓性脑膜炎的典型脑脊液表现是压力高，细胞数高，中性高，蛋白高，糖减低，氯化物低。

66. 母乳喂养是指出生4～6个月内采用纯母乳喂养。

67. 脑脊液中找到结核菌是诊断结核性脑膜炎的金标准。

68. 结核性脑膜炎早期（前驱期）约1～2周，表现为小儿性格改变，如少言、懒动、易倦、喜哭、易怒等，无脑神经障碍。

69. 动脉导管未闭体征：①胸骨左缘第2肋间粗糙响亮的连续性机器样杂音，持续整个收缩期与舒张期，于收缩期末最响，杂音向左锁骨

下、颈部和背部传导，最响处可扪及震颤，P2亢进，但多被杂音掩盖。②差异性发绀：下半身青紫，左上肢轻度青紫，右上肢正常。③周围血管征。

70. 先天性甲状腺功能减退症患儿的主要临床特征包括智能落后、生长发育迟缓、生理功能低下等。该病具有特殊面容和体态：颈短，头大，皮肤粗糙，面色苍黄，毛发稀少、干燥、无光泽，面部黏液水肿，眼睑水肿，眼距宽，鼻梁低平，唇厚，舌大而宽厚、常伸出口外。腹部膨隆，常有脐疝。手和腕骨X线片，可以判断患儿骨龄，以作为辅助诊断和治疗监测。

71. 治疗维生素D缺乏性手足搐搦症，应严格遵守用药顺序，先治标后治本。即立即控制惊厥，解除喉痉挛，补充钙剂，然后补充维生素D。

72. 金黄色葡萄球菌（简称金葡菌）致病力强，能产生多种毒素与酶，包括外毒素、杀白细胞素、肠毒素、表皮剥脱素及血浆凝固酶、透明质酸酶等。金黄色葡萄球菌肺炎以肺部广泛出血性坏死、多发性小脓肿形成为其病理特点，病变发展迅速，组织破坏严重。临床起病急，病情重，发展快。多呈弛张高热，婴儿可呈稽留热。全身中毒症状明显，面色苍白，呻吟，咳嗽，呼吸困难，肺部体征出现较早，双肺可闻及中、细湿啰音，可合并循环、神经及胃肠道功能障碍。胸部X线常见肺浸润，多发生肺脓肿、脓胸、脓气胸、肺大疱等。病变进展迅速（易变性）是本病的X线特征之一，因此在短期内应重复摄片。

73. 由于腹泻丢失大量碱性物质；进食少，肠吸收不良，摄入热量不足，体内脂肪的分解代谢增加，酮体生成增多（酮血症）；血容量减少，血液浓缩，组织灌注不良和缺氧，导致无氧酵解增多而使乳酸堆积（乳酸血症）；脱水使肾血流量不足，其排酸、保钠功能低下使酸性代谢产物滞留体内，故发生代谢性酸中毒。

74. PPD试验由阴性转为阳性反应，或反应强度从原来小于10mm增至大于10mm，且增加的幅度大于6mm时，表示新近有结核感染。

76. 重度脱水是指脱水量占体重的10%以上。

78. 肺炎支原体肺炎首选的抗生素是红霉素。

80. 结核性脑膜炎简称结脑，是小儿结核病中最严重的类型。常在结核原发感染后1年以内发生，尤其在初染结核3~6个月最易发生结脑。多见于3岁内婴幼儿，约占60%。

81. 支原体肺炎的实验室和其他检查：①血白细胞总数正常或略增高，以中性粒细胞为主；②冷凝集试验阳性，起病2周后测定可阳性，若滴定效价大于1：32，尤其当滴度逐步升高时，更有诊断价值；③链球菌MG凝集试验阳性，凝集试验为诊断肺炎支原体感染的传统实验方法，但其敏感性与特异性均不理想；④血清支原体IgM抗体的测定（酶联免疫吸附试验最敏感，免疫荧光法特异性强，间接血凝法较实用）阳性；⑤直接检测标本中肺炎支原体抗原，可用于临床早期快速诊断，单克隆抗体免疫印迹法、核酸杂交技术及PCR技术等具有高效、特异而敏感等优点，对诊断肺炎支原体感染有重要价值；⑥胸部X线表现为肺部多种形态的浸润影，呈节段性分布，以肺下野多见，或从肺门附近向外伸展。

82. 保护性隔离和抗生素预防性治疗属于一般治疗，免疫球蛋白替代疗法限于低IgG血症，T细胞缺陷患儿不宜输新鲜血，免疫重建可以纠正细胞免疫缺陷病。

83. 高渗性脱水细胞外液呈高渗状态，细胞外液和内液都减少。

84. 小儿腹泻的治疗原则中不应禁食。

85. 叶酸和维生素B_{12}缺乏导致贫血的主要机制是影响DNA合成，使红细胞生成速度减慢。

86. 新生儿生理性黄疸的主要原因是红细胞破坏增多。

87. 产后感染的新生儿败血症入侵途径广泛，可从脐部、皮肤黏膜、呼吸道、消化道侵入，也可通过医源性途径，如医务人员的手、吸痰器、各种导管、暖箱感染新生儿。

88. 婴儿结核性脑膜炎早期主要表现为蹙眉、皱额、凝视、嗜睡。

89. 呼吸道合胞病毒性肺炎的突出表现为喘憋。

90. 金黄色葡萄球菌肺炎的X线片表现为易变性。

91. 小儿应有乳牙数为 20 颗。恒牙为 32 颗。

92. 佝偻病患儿头部变化：①颅骨软化：多见于 3~6 个月婴儿，因此时颅骨发育最快，软化部分常发生在枕骨或顶骨中央，约 6 个月时颅骨软化逐渐消失；②方颅：多见于 7~8 个月以上小儿，由于骨样组织增生致额骨及顶骨双侧呈对称性隆起，形成方颅，重者可呈鞍状、十字状颅形；③前囟增大及闭合延迟：重者可延迟至 2~3 岁方闭合；④出牙延迟：可迟至 1 岁出牙，有时出牙顺序颠倒，牙齿缺乏釉质，易患龋齿。

93. 如果反复发生化脓性感染，应考虑抗体缺陷，故应检查血清免疫球蛋白测定。

94. 小型室间隔缺损可无明显症状。中到大型缺损在婴儿期即可出现体循环供血不足的表现，如生长发育落后、呼吸急促、多汗、乏力、易患呼吸道感染等。本病典型体征为心前区隆起，心界扩大，心尖搏动弥散，胸骨左缘第 3、4 肋间可闻及 3~4 级响亮粗糙的全收缩期杂音，传导广泛。

95. 房间隔缺损杂音产生的主要原理是肺动脉瓣相对狭窄。

97. 高钾血症的心电图特点是 T 波高尖。

98. 佝偻病初期（早期）多见于 6 个月以内，主要表现为非特异性的神经兴奋性增高症状，如易激惹，烦躁，睡眠不安，夜间惊啼，多汗（与季节无关），枕秃（因烦躁及头部多汗致婴儿常摇头擦枕）。佝偻病以血清 $25-(OH)D_3$ 水平测定为最可靠的诊断标准，血生化与骨骼 X 线是诊断"金标准"。

99. 肾炎性肾病可有持续性镜下血尿。

100. 无甲状腺组织的先天性甲状腺功能减退症出现症状的时间是婴儿早期。

101. CSF、涂片找到 G^+ 杆菌对诊断化脓性脑膜炎最有意义。

102. 先天愚型的标准型最多见，患儿体细胞染色体为 47 条，有一个额外的 21 号染色体，核型为 47，XX（或 XY），+21。双亲外周血淋巴细胞核型正常。标准型 21-三体综合征再发风险为 1%。

105. 支气管肺炎有缺氧表现，鼻导管给氧的流量为 0.5~1L/min。

106. 脓气胸常为金黄色葡萄球菌引起，革兰阴性杆菌次之。肺脏边缘的脓肿破裂并与肺泡或小支气管相通，以致脓液与气体进入胸腔引起脓气胸。表现为：病情突然加重，突然呼吸困难加剧，剧烈咳嗽，烦躁不安，面色发绀。胸部叩诊在积液上方呈鼓音，下方呈浊音，听诊呼吸音减低或消失。若支气管破裂处形成活瓣，气体只进不出，胸腔内气体愈积愈多而形成张力性气胸，可危及生命。立位 X 线检查可见液气平面。

107. 动脉导管未闭可出现周围血管征。

108. 严重循环充血由高度水钠潴留，导致循环血量增加引起，表现为尿少加剧、心慌气促、频咳、烦躁、不能平卧、呼吸深大、发绀、两肺湿啰音、心率增快，可有奔马律和肝脏进行性增大。

109. 缺铁性贫血的骨髓象表现是铁粒幼细胞减少，甚至消失。

110. 婴儿腹泻等渗性脱水时，第 1 天补液的张力应为 1/2 张。

111. 小儿腹泻导致中度脱水时，静脉补液总量应给予 120~150ml/kg。

112. 结核性脑膜炎时蛛网膜下腔炎性渗出集聚由重力作用在脑底诸池聚集，如堵塞室间孔、脑脊液循环受阻可导致脑积水。

113. 影响机体对结核分枝杆菌自然抵抗力的因素除遗传因素外，还包括生活贫困、居住拥挤、营养不良等社会因素。婴幼儿细胞免疫系统不完善，老年人、HIV 感染者、免疫抑制剂使用者、慢性疾病患者等免疫力低下者，都是结核病的易感人群。

114. 低渗性脱水是水从细胞外进入到细胞内。

115. 肺炎支原体肺炎起病较缓慢，多有咽痛、咳嗽、发热、头痛、肌痛、耳痛、腹泻、食欲缺乏、乏力等。咳嗽常为阵发刺激性呛咳，或咳少量黏液。

116. 急性链球菌感染后肾炎诊断主要依据：①前驱感染史：一般起病前有皮肤或呼吸道链球菌感染史，也可能有其他部位链球菌感染；②临床表现为急性起病，有血尿、水肿、少尿、高血压，尿常规有红细胞及不同程度的蛋白尿，可见颗粒或透明管型及白细胞；③血清补体 C3 下

降，伴或不伴 ASO 升高。具备上述特征者可诊断。

117. 血清抗链球菌溶血素"O"效价测定对风湿热的诊断有帮助，但不是活动的指标。

118. 口服甲状腺片治疗先天性甲状腺功能减退症，用量过大可引起烦躁、多汗、消瘦、腹痛、腹泻和发热等症状。食欲好转与药物过量无关。

119. 如室间隔缺损较大产生大量的左向右分流时，肺动脉压力则不同程度的增高，少数患儿晚期出现肺血管硬化而致梗阻性的肺动脉高压，当右心房的压力超过左心房时，血自右向左分流出现持续青紫（即艾森曼格综合征）。

120. 胸部 X 线片表现多样性的肺炎是肺炎支原体肺炎。

121. 最能反映婴儿营养状况的体格发育指标是体重。

122. 结核性脑膜炎脑脊液压力明显升高，外观呈毛玻璃样，细胞数（500～1000）×10⁶/L，以单核细胞为主，蛋白质明显增高，糖和氯化物降低，薄膜涂片与培养可检出结核杆菌。

123. 结核菌素试验的注射部位为右前臂掌侧面中、下 1/3 交界处皮内。

124. 等渗性脱水细胞内液无变化。

125. 急性肾炎引起水肿的主要机制是肾小球滤过率下降。

126. 肾病患儿最早出现的症状为水肿。

127. 营养性巨幼细胞贫血血常规表现是红细胞数减少较血红蛋白量降低为著。

128. 铁剂治疗后最早显效的是网织红细胞，2～3 天网织红细胞开始上升，5～7 天达高峰，2～3 周后下降至正常。

129. 新生儿肺透明膜病最主要见于早产儿。

130. 小儿出生后 4～6 天和 4～6 岁时，中性粒细胞与淋巴细胞所占比例相等。

131. 人类维生素 D 的主要来源是紫外线照射皮肤产生维生素 D₃。

132. 一般轻度脱水失水量为体重的 3%～5%（30～50ml/kg）；中度脱水失水量为体重的 5%～10%（50～100ml/kg）；重度脱水失水量为体重的

10%（100～120ml/kg）。

133. 人乳中钙含量不如牛乳中高，但由于钙磷比例适当等原因，母乳中钙的吸收好。

134. 苯丙酮尿症主要是饮食治疗，为低苯丙氨酸饮食。

135. 本例患儿起病稍缓，一般情况良好，见较剧烈的干咳无痰，影像学检查示左肺下野大片阴影，提示支原体肺炎，治疗首选红霉素。

136. 大型室间隔缺损在 6 个月以内反复发生肺炎及心力衰竭者，应予以及时手术治疗。

137. 动脉导管未闭患儿由于存在主动脉血部分流入肺动脉，故肺动脉血氧含量较右心室为高。

138. 新生儿败血症最常见的并发症是化脓性脑膜炎。

139. 新生儿硬肿症发病的内因是体内热量不足，皮下脂肪中饱和脂肪酸含量多。

140. 新生儿肺透明膜病出现呼吸困难的时间一般不超过生后 12 小时。

141. 婴幼儿最常见的贫血是缺铁性贫血。

143. 麻疹患儿合并肺炎时应隔离至出疹后 10 天。

144. 先天性甲减的主要临床特征包括智能落后、生长发育迟缓、生理功能低下等。

145. 异食癖是铁摄入不足的表现。

146. pH 值降低，HCO_3^- 降低，提示代谢性酸中毒。

147. Apgar 评分是一种简易的、临床上评价刚出生婴儿情况和复苏是否有效的可靠指标，内容包括呼吸、心跳、对刺激的反应、肌张力、皮肤颜色五项指标。

148. 足月产是指妊娠满 37 周至不满 42 足周。

149. 苯丙酮尿症是因苯丙氨酸代谢途径中酶缺陷，导致苯丙氨酸及其酮酸蓄积，并从尿液中大量排出，属于常染色体隐性遗传病。

A3/A4 型题

7.（1）本病最可能的诊断是化脓性脑膜炎。诊断依据：3 个月婴儿，起病急；主要表现为发热、反复呕吐及抽搐，颅内压增高（前囟

隆起）以及神经系统阳性体征（颈抵抗感，踝阵挛阳性）；外周血象明显增高，以中性粒细胞为主。

16.（1）发热，咽峡部出现疱疹，考虑诊断为疱疹性咽峡炎。

（2）疱疹性咽峡炎的病原体为柯萨奇A组病毒。

17.（1）本例患儿生长和智力发育落后，身材矮小，头围小、眼距宽、鼻梁低（特殊面容），通贯手（皮纹特点），心脏听诊有杂音（伴发畸形），应诊断为唐氏综合征（21-三体综合征）。

（2）考虑诊断为唐氏综合征，明确诊断最合适的检查是染色体核型分析。

B1 型题

14.（1）母乳喂养的婴儿在生后 4~7 天出现黄疸，2~4 周达高峰（血清胆红素可超过 256.6~342.0μmol/L），一般状况良好，无溶血或贫血表现。黄疸一般持续 3~4 周，第 2 个月逐渐消退，少数可延至 10 周才退尽。

（2）新生儿溶血病由于红细胞破坏，血红蛋白下降会出现贫血，血胆红素水平也会在短时间内快速上升。

第二十章 传染病、性传播疾病

A1/A2 型题

1. A 2. D 3. C 4. E 5. E 6. A 7. B

A3/A4 型题

1. （1）D （2）E （3）D （4）C
2. （1）A （2）E （3）A
3. （1）A （2）B （3）D
4. （1）A （2）A

B1 型题

1. （1）D （2）A
2. （1）D （2）E （3）A
3. （1）C （2）D （3）B （4）E
4. （1）B （2）A
5. （1）E （2）D （3）C

【解析】

A1/A2 型题

1. 疟疾的传播途径是蚊虫叮咬。

2. 根据患儿症状。最可能的诊断是幼儿急疹。

3. 急性淋病的治疗首选药物是头孢曲松。

5. 疑诊中心静脉导管感染时的首要处理措施是拔出导管，同时导管尖端送细菌培养。

7. 传染病的诊断依据是临床资料，流行病学资料，实验室检查。

A3/A4 型题

4. （1）流行性乙型脑炎临床上以高热、意识障碍、抽搐、病理反射及脑膜刺激征为特征，外周血白细胞总数增高，脑脊液压力增高，白细胞增多，蛋白轻度增高，糖正常或偏高，氯化物正常。

（2）血清特异性抗体 IgM 抗体有助于流行性乙型脑炎的早期诊断。

B1 型题

3. （2）甲型肝炎病毒感染人体后，即出现抗－HAV IgM 和 IgG 抗体，IgM 抗体多持续 3~6 个月，IgG 抗体存在时间更长，前者是近期或急性感染的标志，后者多做为流行病学调查的主要标志。

第二十一章　其他

A1/A2 型题

1. C　2. D　3. E　4. A　5. D　6. A　7. C
8. A　9. B　10. C　11. D　12. B　13. A　14. A
15. C　16. A　17. D　18. D　19. E　20. E　21. C
22. D　23. B　24. B　25. D　26. E　27. B　28. E
29. E　30. D　31. E　32. C　33. C　34. C　35. E
36. B　37. C　38. A　39. C　40. A　41. B　42. C
43. D　44. C　45. B　46. B　47. A　48. E　49. A
50. E　51. C　52. A　53. D　54. A

A3/A4 型题

1. （1）C（2）D
2. （1）E（2）C（3）B
3. （1）A（2）E（3）C（4）D
4. （1）D（2）C（3）D
5. （1）B（2）C
6. （1）C（2）D（3）D（4）D
7. （1）A（2）A
8. （1）C（2）B
9. （1）E（2）A
10. （1）D（2）B
11. （1）B（2）C

B1 型题

1. （1）E（2）B
2. （1）C（2）B
3. （1）D（2）B（3）E
4. （1）A（2）B
5. （1）A（2）C（3）B
6. （1）B（2）A
7. （1）D（2）B（3）C
8. （1）E（2）B（3）D
9. （1）C（2）A

【解析】

A1/A2 型题

1. 手术创伤并在术后禁食期间机体能量消

耗增加，胰岛素反应不足，处理葡萄糖的能力降低，对糖的利用率下降，容易发生高血糖；蛋白质分解加速，尿氮排出增加，出现负氮平衡；糖异生活跃，脂肪分解加快，体重减轻。（速记：创伤时除了糖高，其他都是分解的）

2. 保留乳房的乳腺癌切除术的手术适应证为①临床Ⅰ期、Ⅱ期的乳腺癌患者，且乳房有适当体积，术后能保持外观效果者。②外上象限直径2cm肿瘤为$T_1N_0M_0$期，属于Ⅰ期，可以行保留乳房的乳腺癌切除术（D对）。多个病灶、弥漫钙化灶、合并有硬皮病的患者无法行该类手术，因为病变太广泛。曾接受过胸部放疗的患者也不适合行该类手术，容易复发。

3. 尽早行彻底清创术是预防和治疗创伤后发生气性坏疽的关键措施，此举比用抗生素更关键。

4. 手术消毒范围至少要包括切口周围15cm的区域。

5. 75%乙醇适用于皮肤、环境表面及医疗器械的消毒。

6. 此肺水肿是有机磷中毒的M样受体症状，故治疗措施是使用解毒剂阿托品。

7. 有机磷杀虫药中毒的表现中，用阿托品治疗无效的是肌束震颤。

9. 提高恶性肿瘤疗效的关键在于早期治疗。

10. 洗胃液的温度通常应控制在30℃左右。温度过低，胃皱襞扩展不全，洗胃不彻底；温度过高，胃壁血管扩张，促进毒物吸收。

11. 烧伤面积估算九分法（成人）：将体表面积划分为11个9%的等份，另加1%（会阴部），构成100%的总体表面积，即头颈部（发部3%、面部3%、颈部3%）＝1×9%；躯干（躯干前13%，躯干后13%，会阴1%）＝3×

9%；两上肢（双上臂 7%，双前臂 6%，双手 5%）＝2×9%；双下肢（双臀 5%，双大腿 21%，双小腿 13%，双足 7%）＝5×9%＋1%，共为 11×9%＋1%。

12. 急性乳腺炎最常见于初产哺乳的妇女。

13. 长期采用全胃肠外营养，理想的静脉为颈内或锁骨下静脉。

18. 膈下脓肿一般继发于腹腔内感染或腹部大手术后，初为弛张热，也可为中等程度持续发热。脓肿部位可有持续性钝痛，深呼吸时加重。疼痛常位于近中线的肋缘下或剑突下。有肝区叩痛。右膈下脓肿可使肝浊音界扩大。X 线检查可见膈下有液气平面。B 超可鉴别。

19. 在全国通用的烧伤补液公式中，胶体液和电解质溶液的比例是 0.5：1，重者 1：1。

20. 化脓性感染形成脓肿后，外科治疗的基本原则是立即切开引流。

21. 手术治疗是乳腺癌综合治疗的首选方法，术后化疗应于术后早期应用。浸润性肿瘤，直径 >2cm，淋巴结转移是化疗指征。

23. 乳腺纤维腺瘤好发于 20～40 岁女性，结合病史、联合临床乳房检查、乳房影像学检查和针穿活检的三联检查，可以明确诊断。临床上，纤维腺瘤表现为有一定韧度、典型的圆形，或是坚韧、有弹性的分叶状肿块，表面光滑，可活动，与皮肤或胸壁不固定。乳腺超声显示肿块形态规整，边界清晰，边缘光滑整齐，内部回声均质，如有钙化斑多为较大颗粒状或弧形，血流信号检出率低。

24. 痈最常见发生的部位是背部。

25. 抗中性粒细胞胞浆抗体（ANCA）：对血管炎病尤其是 Wegener 肉芽肿的诊断和活动性判定有帮助。

26. 非甾体抗炎镇痛药的作用机制是抑制前列腺素合成。

27. 有机磷杀虫剂在人体分布最多的器官为肝。

28. 心肺复苏时最常用的药物是肾上腺素。

30. 伤口附近出现"红线"是浅层管状淋巴管炎。

31. 清蛋白低于 21g/L 表示重度营养不良。

33. 因消化道恶性肿瘤转移最早受累的器官是肝。

34. 心跳呼吸停止后，最容易出现的继发性病理改变是脑缺血缺氧性改变。

36. 急性乳腺炎脓肿未形成前的主要治疗方法是促使乳汁通畅排出。

37. 急性乳腺炎的病因是乳汁淤积加细菌入侵。

41. 口唇呈樱桃红色是一氧化碳中毒的特点。

40. 有机磷酸酯农药抑制的酶是胆碱酯酶。

42. 患者白细胞及血小板减少，需要考虑有否再生障碍性贫血或肝硬化脾功能亢进，但不应有关节痛。骨性关节炎白细胞、血小板不减少，血沉不加快。Felty 综合征的特点符合类风湿关节炎的关节改变，另有白细胞减少及脾大，本例符合 Felty 综合征。

43. 有机磷农药中毒者使用阿托品后应迅速达到阿托品化，并应维持阿托品化。因为有机磷中毒有肠肝循环存在，突然停用解毒药，可导致中毒症状反跳，甚至死亡。

44. 乳房的淋巴回流途径：①乳房大部分淋巴液经胸大肌外侧缘淋巴管流至腋窝淋巴结，再流向锁骨下淋巴结；部分乳房上部淋巴液可经胸大、小肌间淋巴结直接流至锁骨下淋巴结。②部分乳房内侧淋巴液经肋间淋巴管流至胸骨旁淋巴结。③两侧乳房间皮下有交通淋巴管，一侧淋巴液可流向对侧。④乳房深部淋巴液可经腹直肌鞘和肝镰状韧带流向肝。

46. 一般头、面、颈部在术后 4～5 日拆线，下腹部、会阴部在术后 6～7 日拆线，胸部、上腹部、背部、臀部在手术后 7～9 日拆线，四肢在手术后 10～12 日拆线（近关节处可适当延长），减张缝线 14 日拆线。

48. 恶性肿瘤最重要的诊断依据是病理学检查。

49. 创伤、感染后的神经－内分泌反应，导致肾上腺素、胰高血糖素升高，而胰岛素下降。

50. 破伤风患者的治疗原则是清除毒素来源，中和毒素，控制和解除痉挛。

51. 在开放伤中，可根据伤口类型再分为贯通伤（既有入口又有出口者）、盲管伤（只有入口没有出口者）、切线伤（致伤物沿体表切线方向擦过所致的沟槽状损伤）、反跳伤（入口和出口在同一点）。

52. Ⅲ度烧伤是全皮层烧伤甚至达到皮下、肌肉或骨骼。创面无水疱，呈蜡白或焦黄色甚至炭化，痛觉消失，局部温度低，皮层凝固性坏死后形成焦痂，触之如皮革，痂下可显树枝状栓塞的血管。

53. 气性坏疽的临床特点是进行性局部肌组织坏死，伤口中有大量浆液性或血性渗出物，有恶臭。皮下如有积气，可触及捻发音，局部胀痛明显，病情发展迅速，应及时减张，彻底清创。

54. 室内烤炉，出现呕吐，考虑是急性一氧化碳中毒可能。

第二十二章 实践综合

【答案】

A1/A2 型题

1. D　　2. E　　3. B

B1 型题

1. (1) E (2) A (3) C
2. (1) D (2) B
3. (1) B (2) D
4. (1) B (2) E
5. (1) B (2) A
6. (1) B (2) D

【解析】

A1/A2 型题

1. 慢性粒细胞白血病最显著的特点是脾大。

2. 中心型发绀常见于发绀型先天性心脏病时。

3. 中性粒细胞碱性磷酸酶活性明显增高见于类白血病反应。

B1 型题

5. (1) 支气管扩张时，局部扩张的支气管无法恢复原有的结构，造成引流不畅，易合并感染，形成固定湿啰音。

6. (1) 脓性指头炎切开引流的正确切口是末节指侧面纵切口。

(2) 痈切开引流的正确切口是"＋"字形切口。

E. 降低房室传导

59. 患者，男，58 岁。既往有冠心病劳力型心绞痛史，心电图示 $V_4 \sim V_6$ T 波倒置。3 天来清晨 5 时出现剧烈胸痛发作，持续时间比以往心绞痛时间长，心电图示 $V_4 \sim V_6$ T 波倒置变直立。诊断为
A. 恶化型劳力性心绞痛
B. 心包炎
C. 卧位型心绞痛
D. 变异型心绞痛
E. 心内膜下心肌梗死

60. 下肢静脉曲张的临床表现
A. 大腿内侧及小腿外侧静脉曲张
B. 大腿内外侧静脉曲张
C. 全下肢内后侧静脉曲张
D. 下肢内侧和小腿后侧静脉曲张
E. 大腿内、外侧静脉曲张并向腹壁延伸

61. 下肢静脉曲张的主要并发症是
A. 足部溃疡　　　　　B. 小腿丹毒
C. 深静脉血栓形成　　D. 小腿溃疡
E. 深静脉瓣功能不全

62. 以下哪一项无助于主动脉瓣狭窄的诊断
A. 主动脉瓣区第二心音减弱
B. 主动脉瓣区收缩期杂音伴震颤
C. 左心室肥大
D. 脉压增大
E. X 线片示左心室肥大，升主动脉增宽

63. 有关颈静脉怒张正确的是
A. 正常人坐位或平卧时颈外静脉显露
B. 颈静脉充盈在锁骨上缘至下颌角距离的下 2/3 以内
C. 提示左心房压力升高
D. 提示右心房压力升高
E. 常见于肺水肿

64. 扩张型心肌病与心包积液鉴别，哪一项检查最有帮助
A. X 线片　　　　　B. 心电图
C. 心肌酶谱　　　　D. 超声心动图
E. 放射性核素

65. 下列心脏瓣膜病中，最易引起心绞痛的是
A. 二尖瓣狭窄　　　B. 二尖瓣关闭不全
C. 主动脉瓣狭窄　　D. 主动脉瓣关闭不全
E. 肺动脉瓣狭窄

66. 变异型心绞痛的主要特点是
A. 心绞痛发作时常可见 Q 波
B. 常于劳累后发作
C. 情绪激动是常见诱因
D. 发作时 ST 段上移
E. 发作时 ST 段明显下移

67. 血容量不足时中心静脉压往往低于多少（1cmH$_2$O = 0.098kPa）
A. 14cmH$_2$O　　　　B. 12cmH$_2$O

C. 10cmH$_2$O　　　　D. 8cmH$_2$O
E. 5cmH$_2$O

68. 患者，女，32 岁。反复突发心悸、心慌、胸闷伴尿频 5 年，今无诱因症状又现，持续 1 小时来院急诊，心电图示：心率 150 ~ 250 次/分，P 波在 Ⅱ、Ⅲ、aVF 导联倒置，QRS 波群时限及形态均正常并与 P 波保持固定关系，其诊断应是
A. 阵发性室上性心动过速
B. 窦性心动过速
C. 快速心房颤动
D. 快速心房扑动
E. 短阵室性心动过速

69. 患者，男，68 岁。昨夜突然晕厥，急诊心电图提示：P 波规律出现，79 次/分；QRS 波群形态和时限正常，节律规整，42 次/分；P 波与 QRS 波群互不相关。诊断为
A. 窦性心动过缓
B. 窦房传导阻滞
C. 二度Ⅰ型房室传导阻滞
D. 二度Ⅱ型房室传导阻滞
E. 三度房室传导阻滞

70. 血压 170/100mmHg 伴心肌梗死患者应诊断为高血压病
A. 2 级（低危）　　　B. 2 级（中危）
C. 2 级（高危）　　　D. 2 级（极高危）
E. 3 级（极高危）

71. 直接引起心脏容量负荷加重的疾病为
A. 主动脉瓣狭窄　　　B. 主动脉瓣关闭不全
C. 肺动脉瓣狭窄　　　D. 高血压
E. 肺动脉高压

72. 以下是冠心病的危险因素，除了
A. 年龄、性别、吸烟
B. 血红蛋白异常
C. 血脂、血压异常
D. 胰岛素抵抗与肥胖
E. 高同型半胱氨酸血症

73. 可引起低血钾的药物是
A. 螺内酯　　　　　B. 依那普利
C. 氨苯蝶啶　　　　D. 阿米洛利
E. 呋塞米

74. 动脉粥样硬化病变最常累及哪一支冠状动脉
A. 左冠状动脉主干　　B. 左冠状动脉回旋支
C. 左冠状动脉前降支　D. 右冠状动脉后降支
E. 右冠状动脉窦房结支

75. 急性心肌梗死最常见的心律失常是
A. 心房颤动　　　　B. 房室传导阻滞
C. 室性期前收缩　　D. 窦房传导阻滞
E. 加速性室性自主心律

76. 以下哪一种疾病较少引起亚急性感染性心内膜炎
A. 室间隔缺损　　　　B. 动脉导管未闭
C. 二尖瓣关闭不全　　D. 主动脉瓣关闭不全

E. 二尖瓣狭窄合并心房颤动

77. Ewart 征见于

A. 病毒性心肌炎　　　　　B. 渗出性心包炎

C. 肥厚型心肌病　　　　　D. 急性心肌梗死

E. 纤维素性心包炎

78. 造成下肢静脉血栓形成的相关因素不包括

A. 脾功能亢进　　　　　B. 久病卧床

C. 静脉损伤　　　　　D. 长期服用避孕药

E. 妊娠

79. 患者，男，71 岁。咳嗽、咳痰 20 年，气短 2 天，高血压病史 20 年。查体：T 37.5℃，BP 150/90mmHg，半坐位，口唇发绀，呼吸相延长，双肺可闻及干性啰音，心界向左下扩大，心率 120 次/分，律齐，为改善患者的临床症状，下列药物应首选的是

A. 毛花苷丙（西地兰）　　　B. 氨茶碱

C. 肾上腺素　　　　　D. 吗啡

E. 呋塞米

80. 患者，男，55 岁。1 年前诊断为冠心病。实验室检查：血 LDC－C 4.0mmol/L，TG 2.3mmol/L，该患者最适宜的治疗药物是

A. 辛伐他汀　　　　　B. 华法林

C. 硝苯地平　　　　　D. 非诺贝特

E. 氢氯噻嗪

81. 患者，女，28 岁。活动后心悸、气短 1 个月，既往有游走性关节肿痛病史。查体：双颊呈紫红色；叩诊：心包饱满，心尖部可闻及舒张期杂音。该患者最可能的诊断是

A. 主动脉瓣关闭不全　　　B. 二尖瓣狭窄

C. 主动脉瓣狭窄　　　　D. 肺动脉瓣狭窄

E. 二尖瓣关闭不全

82. 患者，女，66 岁。体检发现血压高，无不适，其父亲于 49 岁时死于急性心肌梗死。查体：BP 155/100mmHg。实验室检查：血清总胆固醇 5.90mmol/L，尿蛋白 240mg/24h，对该患者高血压的诊断应为

A. 1 级，高危　　　　B. 2 级，高危

C. 2 级，很高危　　　D. 1 级，中危

E. 1 级，很高危

83. 患者，女，40 岁。产后卧床 5 天，突发左下肢肿胀、疼痛。查体：左股三角区压痛阳性，左大腿肿胀，皮温升高，小腿前静脉扩张，无压痛，该患者血栓形成最可能的部位是

A. 股静脉　　　　　B. 小隐静脉

C. 腘静脉　　　　　D. 大隐静脉

E. 髂－股静脉

84. 休克代偿期表现不包括

A. 血压下降　　　　　B. 兴奋

C. 过度通气　　　　　D. 烦躁

E. 舒张压升高

85. 右心衰时引起下肢水肿的最主要原因是

A. 毛细血管压升高　　　　B. 淋巴回流受阻

C. 血浆胶体渗透压降低　　D. 组织液静水压降低

E. 组织液胶体渗透压升高

86. 慢性右心衰竭时最早出现的临床表现是

A. 上腹胀满　　　　　B. 颈静脉充盈和怒张

C. 肝大　　　　　D. 对称性下肢凹陷性水肿

E. 腹水

87. 患者，女，45 岁。右下肢静脉迂曲扩张 15 年，长期站立有酸胀感，近 1 年右足靴区颜色加深、肿胀。大隐静脉瓣膜功能试验（＋），深静脉通畅试验（－）。最可能的诊断是

A. 下肢深静脉血栓形成

B. 血栓性浅静脉炎

C. 动静脉瘘

D. 单纯性下肢静脉曲张

E. 原发性下肢深静脉瓣膜功能不全

A3/A4 型题

1. （共用题干）患者，女，65 岁。冠心病心绞痛病史 8 年，无高血压病史，夜间突发心前区疼痛 8 小时入院，入院时血压为 150/90mmHg（20/12kPa），经心电图检查，诊断为急性前壁心肌梗死。

（1）最可能的心电图表现为

A. Ⅱ、Ⅲ、aVF 出现异常 Q 波，伴 ST 段弓背向上抬高

B. $V_1 \sim V_4$ 出现异常 Q 波伴 ST 段弓背向上抬高

C. $V_1 \sim V_4$ 出现冠状 T 波

D. 频发室性期前收缩

E. 三度房室传导阻滞

（2）此时最具特征性的实验室改变是

A. 血清 LDH 水平增高

B. 血清 GOT（AST）水平增高

C. 血清 GPT（ALT）水平增高

D. 血清 CK－MB 水平增高

E. 血清肌红蛋白下降

（3）上述患者出现频发室性期前收缩，有时呈短阵室速，最恰当的处理是

A. 静脉滴注维拉帕米　　　B. 口服美西律

C. 静脉使用利多卡因　　　D. 口服普鲁卡因胺

E. 静脉滴注硝酸酯类药物

（4）第 2 日患者血压 70/50mmHg，出冷汗、面色苍白，窦性心律，心率 126 次/分，双肺底少许湿啰音。此时患者发生了

A. 心源性休克　　　　B. 急性左心衰竭

C. 急性全心衰竭　　　D. 急性右心衰竭

E. 感染性休克

（5）起病 4 周后，患者反复低热，心前区闻及心包摩擦音，此时应考虑并发

A. 肺部感染　　　　　B. 急性心包炎

C. 感染性心内膜炎　　　D. 心肌梗死后综合征

E. 肺栓塞

2.（共用题干）患者，男，28 岁。风湿性心瓣膜病 3 年，曾经诊断为"二尖瓣狭窄并关闭不全"。半个月来发热，体温 37~38℃，心力衰竭症状加重。查体：端坐位，贫血貌，皮肤无瘀点，颈静脉怒张，心界扩大，心尖部舒张期隆隆样杂音，主动脉瓣区舒张期叹气样杂音，脾大，下肢不肿。

（1）该患者的初步诊断是

A. 风湿性心肌炎

B. 贫血性心脏病

C. 风心病，心力衰竭

D. 先天性主动脉瓣病变

E. 风湿性瓣膜病合并亚急性感染性心内膜炎

（2）此时首先需要做的是

A. 做超声心动图

B. 立即使用抗生素

C. 准备急诊瓣膜置换术

D. 抽血培养后使用抗生素

E. 查血常规后使用抗生素

（3）该患者最常见的并发症是

A. 心力衰竭 　　　　　　B. 肾小球肾炎

C. 迁移性脓肿 　　　　　D. 细菌性动脉瘤

E. 脑栓塞与脑脓肿

3.（共用题干）患者，男，68 岁。有高血压、高脂血症病史 8 年，入院前 1 小时负重上 4 楼后，突发剧烈胸痛，继之发作晕厥伴大小便失禁 1 次，触诊脉搏缓慢。

（1）其最可能的诊断是

A. 急性脑梗死 　　　　　B. 急性肺梗死

C. 急性心肌梗死 　　　　D. 颈动脉窦超过敏

E. 低血糖反应

（2）其晕厥发生的原因，最大可能是

A. 一度房室传导阻滞

B. 二度Ⅰ型房室传导阻滞

C. 三度房室传导阻滞

D. 室上性心动过速

E. 心房扑动

（3）其确定诊断的方法是立即做哪一项检查

A. 脑 CT 　　　　　　　B. 心肌酶学

C. 血气分析＋电解质 　　D. 心电图

E. 颈动脉窦按摩

4.（共用题干）患者，男，25 岁。背部刀伤，伤口流血 2 小时，查体：神志尚清楚，诉口渴，皮肤苍白，稍冷，脉搏 110 次/分，血压 90/70mmHg，脉压小，表浅静脉塌陷，尿少。

（1）此患者休克达何种程度

A. 中度 　　　　　　　　B. 轻度

C. 重度 　　　　　　　　D. 晚期

E. 代偿期

（2）估计此患者失血量约占全身血容量的量是

A. <20% 　　　　　　　B. 20%

C. 20%~40% 　　　　　D. 40% 左右

E. 50% 左右

（3）应采取何种措施

A. 门诊观察 　　　　　　B. 胸部 X 线摄片

C. 全血细胞计数 　　　　D. 收住院手术治疗

E. 输血

5.（共用题干）患者，女，28 岁。因反复心慌气短 1 年，加重 2 天入院。平时劳累和感冒时症状加重，不能平卧，痰中带血；7 年前有关节疼痛史。查体：BP 150/60mmHg，半卧位，颈静脉充盈，颈部搏动明显，双侧肺底部湿啰音。胸骨左缘第二肋间舒张期叹气样杂音，向心尖部传导；心尖部舒张期隆隆样杂音，无传导；周围血管征阳性。胸片示"靴形心"。

（1）该患者初步诊断为

A. 二尖瓣狭窄

B. 主动脉瓣狭窄

C. 二尖瓣狭窄并主动脉瓣狭窄

D. 主动脉瓣关闭不全并二尖瓣狭窄

E. 主动脉瓣关闭不全并三尖瓣狭窄

（2）进一步确诊需要行哪一项检查

A. 心电图 　　　　　　　B. 心音图

C. X 线检查 　　　　　　D. 超声心动图

E. 放射性核素心肌灌注

（3）若经过检查证实二尖瓣无器质性病变，则心尖部舒张期杂音原因为

A. Austin Flint 杂音

B. Graham Steell 杂音

C. 主动脉瓣杂音传导所致

D. 三尖瓣关闭不全

E. 合并了肺动脉瓣关闭不全

6.（共用题干）患者，男，50 岁。3 个月前因肺癌行手术治疗。10 天来感气短、下肢水肿。1 天来症状加重。查体：血压 105/84mmHg，呼吸急促，颈静脉怒张，双肺未闻及啰音，心界向两侧扩大，心率 120 次/分，心音遥远，有奇脉，肝脏肋下 2cm，下肢水肿，心电图：窦速。

（1）该患者诊断为

A. 心包压塞 　　　　　　B. 心力衰竭

C. 呼吸衰竭 　　　　　　D. 心动过速

E. 上腔静脉综合征

（2）为了证实诊断，应该立即做哪一项检查

A. 胸部 X 线片 　　　　　B. 心电图

C. 超声心动图 　　　　　D. 心导管检查

E. 心脏放射性核素显像

（3）证实诊断后，应立即采取哪一项急救措施

A. 吸氧 　　　　　　　　B. 应用多巴胺

C. 应用毛花苷丙 　　　　D. 补充血容量

E. 心包穿刺抽液

（4）首次行该操作时，抽液量应

A. ＜100ml
B. 100～200ml
C. 300～500ml
D. 600～800ml
E. 1000ml

7. （共用题干）患者，男，66岁。高血压病史10年，劳力性心前区疼痛2年。平时活动量稍大或上三楼时出现胸部疼痛，休息缓解。近1个月发作频繁，1～2次／天，约15分／次，休息时也有发作。发作时做心电图示ST段压低。

（1）该患者应该诊断为
   A. 心肌梗死
   B. 主动脉夹层
   C. 变异型心绞痛
   D. 稳定型心绞痛
   E. 不稳定型心绞痛

（2）心绞痛的严重程度分级是
   A. Ⅰ级
   B. Ⅱ级
   C. Ⅲ级
   D. Ⅳ级
   E. 无法分级

（3）具有确诊意义的检查是
   A. 运动心电图
   B. 24小时动态心电图
   C. 心肌放射性核素显像
   D. 超声心动图
   E. 冠状动脉造影

8. （共用题干）患者，男，27岁。发现室间隔缺损20年。1个月来出现不规则发热，体温37.5℃左右。入院前已经不规则使用抗生素2周。查体：皮肤、结膜下有瘀点，胸骨左缘3、4肋间4/6级收缩期杂音，脾大，杵状指。化验血红蛋白75g／L。

（1）初步诊断为
   A. 慢性白血病
   B. 贫血性心脏病
   C. 系统性红斑狼疮
   D. 室间隔缺损，心力衰竭
   E. 亚急性感染性心内膜炎

（2）该患者可能的致病菌是
   A. 真菌
   B. 肠球菌
   C. 肺炎链球菌
   D. 草绿色链球菌
   E. 金黄色葡萄球菌

（3）若患者的血培养结果为阴性，有助于诊断的检查是
   A. 胸片
   B. 全血分析
   C. 肝肾功能
   D. 超声心动图
   E. 肝、胆、脾超声

（4）本病与风湿热鉴别时，最有帮助的项目是
   A. 血沉
   B. 体温高度
   C. 皮肤瘀点
   D. 肝肾功能
   E. 白细胞计数

9. （共用题干）患者，男，70岁。2周来反复胸痛，发作与劳累及情绪有关，休息可以缓解。3小时前出现持续性疼痛，进行性加剧。并气促，不能平卧，血压110／70mmHg，心率120次／分，律齐，心尖部可闻及3/6级

收缩期杂音，双肺散在哮鸣音及湿啰音。

（1）根据上述临床表现，该患者的诊断最可能是
   A. 风心病二尖瓣关闭不全
   B. 扩张型心肌病
   C. 支气管哮喘
   D. 支气管肺炎
   E. 急性心肌梗死并发左心衰竭

（2）应首选检查
   A. X线胸片
   B. 心电图
   C. 超声心动图
   D. 血清心肌酶
   E. 心肌放射性核素显像

（3）下列何种治疗方案应首选
   A. β受体阻断剂预防室性心律失常
   B. 抗生素控制感染
   C. 洋地黄类药物治疗
   D. 肾上腺皮质激素减轻支气管痉挛
   E. 吗啡和利尿剂治疗

10. （共用题干）患者，女，31岁。发现"风湿性瓣膜病"2年，2周前因感冒出现呼吸困难，咳嗽，不能平卧。查体：半卧位，颈静脉充盈，双肺底湿啰音。心率127次／分，心房颤动，可闻及开瓣音，心尖部舒张期杂音，肝肋下0.5cm，下肢轻度水肿。

（1）以下哪一项结果与病情不符合
   A. 心电图示左房肥大
   B. 心电图示右室肥大
   C. X线片示心影呈"靴形心"
   D. X线片示心影呈"梨形心"
   E. 超声心动图示后叶前向移动和瓣叶增厚

（2）此时首选的治疗是
   A. 静脉注射毛花苷丙
   B. 静脉注射利多卡因
   C. 静脉注射维拉帕米
   D. 静脉注射胺碘酮
   E. 电复律

（3）经过治疗病情平稳，口服地高辛0.25mg／d维持治疗。1天前感胸闷、恶心，心率67次／分。心电图示心房颤动伴频发室性期前收缩。此时的治疗应在补钾基础上
   A. 地高辛减半量
   B. 维持原剂量
   C. 停用地高辛
   D. 地高辛增加剂量
   E. 继续使用，同时静脉注射利多卡因

（4）病情好转后，为了缓解二尖瓣狭窄，首选的治疗方法是
   A. 继续药物治疗
   B. 二尖瓣闭式分离术
   C. 二尖瓣直视分离术
   D. 人工瓣膜置换术
   E. 经皮二尖瓣球囊扩张术

（5）但患者未行特殊治疗。半年后，发现下肢水肿逐渐明

显，而呼吸困难明显减轻。其原因是

A. 病情自然好转

B. 病情自然痊愈

C. 恢复成了窦性心律

D. 右心衰竭减轻了左房压

E. 添加了其他瓣膜损害

11.（共用题干）患者，男，40岁。原有风湿性心脏病，主动脉瓣关闭不全，因劳累性呼吸困难1周就诊。体检：心脏向左下扩大，胸骨左缘第3、4肋间有舒张期叹气性递减型杂音，心尖部有 Austin Flint 杂音。

（1）确定此患者是否曾有急性心力衰竭，下列哪一项是最主要的

A. 心电图示左室高电压及 T 波倒置

B. 心脏听诊有无奔马律

C. 有无水冲脉

D. 肺部有无哮鸣音

E. 有无夜间入睡后突然憋气而端坐呼吸

（2）急性左心衰竭的主要治疗为

A. 强心、利尿、扩血管

B. 吸氧、休息、低盐饮食

C. 平喘、止咳、化痰

D. 利尿剂＋氯化钾

E. GIK（极化液）

（3）心尖部有 Austin Flint 杂音应与哪一种疾病产生的杂音进行鉴别

A. 室间隔缺损　　　　B. 二尖瓣关闭不全

C. 三尖瓣关闭不全　　D. 二尖瓣狭窄

E. 房间隔缺损

（4）应行何种检查进一步明确诊断

A. MRI

B. 心脏 CT

C. 心脏放射性核素显像

D. 心脏三维片

E. 超声心动图

12.（共用题干）患者，男，18岁。半年来出现间断性黑矇、晕厥，多在活动时发作，无胸痛及夜间阵发性呼吸困难。查体：无颈静脉怒张，心界不大，心律整齐，胸骨左缘第3、4肋间可闻及3/6级收缩期杂音，下蹲位减弱，肝脏不大，下肢不肿。

（1）患者的初步诊断是

A. 风湿性主动脉瓣狭窄

B. 梗阻肥厚型心肌病

C. 陈旧性心肌梗死

D. 室间隔缺损

E. 二尖瓣脱垂

（2）若要证实诊断而行超声心动图检查，哪一项符合本病

A. 二尖瓣前叶收缩期前向移动

B. 主动脉瓣叶增厚、钙化，瓣口缩小

C. 室间隔与舒张期左室后壁之比 >1.3 : 1

D. 二尖瓣前叶运动曲线呈"城墙样"

E. 舒张期二尖瓣前叶或室间隔纤细扑动

（3）给本患者做心电图发现异常，哪一项改变不符合本病

A. T 波倒置　　　　　B. 左心室肥大

C. ST 段抬高　　　　D. 深而不宽的 Q 波

E. V₁ 导联 R 波增高，R/S 比例增大

（4）本患者可以选择哪一类药物治疗最好

A. 洋地黄

B. 硝酸酯类

C. 血管紧张素转换酶抑制剂

D. β 受体阻断剂

E. 肾上腺素能受体兴奋剂

13.（共用题干）患者，男，22岁。3周前发热、流涕、咽痛，体温37~38℃，近1周自觉喘憋、心悸和乏力，呈进行性加重，既往体健。查体：T 37℃，R 22 次/分，BP 100/65mmHg，颈静脉无怒张，双下肺可闻及湿啰音，实验室检查血肌钙蛋白升高。

（1）该患者最可能的诊断是

A. 扩张型心肌病　　　B. 肥厚型心肌病

C. 急性心肌梗死　　　D. 肺血栓栓塞

E. 病毒性心肌炎

（2）最有助于确定喘憋原因的辅助检查是

A. 血气分析　　　　　B. 超声心动图

C. 冠状动脉造影　　　D. 心电图

E. 血常规

14.（共用题干）患者，男，27岁。持续性胸痛2小时，2小时前出现胸骨后疼痛，休息后未缓解，逐渐出现呼吸困难。既往有高血压和血脂异常史。查体：BP 130/80mmHg，双肺呼吸音清，P 86 次/分，律齐，A₂ > P₂，心电图：V1~V3 导联 ST 段抬高 0.3mv，III、avF 导联 ST 段压低 0.2mv。

（1）该患者最可能的诊断是

A. 急性心包积液　　　B. 变异性心绞痛

C. 急性心肌炎　　　　D. 急性心肌梗死

E. 急性肺血栓栓塞

（2）该患者关键的治疗是

A. 再灌注治疗

B. 应用非甾体类抗炎药

C. 应用糖皮质激素

D. 应用华法林

E. 应用非二氢吡啶类钙通道阻滞剂

15.（共用题干）患者，男，35岁。活动后心悸、气短1年。查体：BP 144/78mmHg，双肺呼吸音清，心率82 次/分，心律整齐，胸骨左缘第3、4肋间可闻及3/6级收缩期喷射性杂音。胸部 X 线示左心室增大，左心室射血分数43%。

（1）该患者最可能的诊断是

A. 高血压性心脏损害　B. 风湿性心脏病

C. 病毒性心肌炎　　　D. 肥厚型心肌病

E. 扩张型心肌病

（2）该患者最适宜的治疗药物是

  A. 硝酸甘油   B. 地高辛

  C. 美托洛尔   D. 氢氯噻嗪

  E. 氨茶碱

B1 型题

1.（共用备选答案）

  A. 心力衰竭时收缩期杂音较响，随心力衰竭好转而减轻

  B. 有类似心绞痛发作，有特征性杂音，猝死率高

  C. 有感冒病史，心律失常，心肌酶升高

  D. 两侧血压不对称，上腹部有血管杂音

  E. 发作后，心电图出现动态演变

（1）肥厚型梗阻性心肌病的表现为

（2）扩张型心肌病的表现为

（3）心肌炎的表现为

2.（共用备选答案）

  A. 中心静脉压很低，尿量多

  B. 中心静脉压偏低，尿量少

  C. 中心静脉压偏低，尿量多

  D. 中心静脉压偏高，尿量多

  E. 中心静脉压很高，尿量少

（1）提示血容量不足的是

（2）说明液体量已补充足的是

（3）可能有心功能不全存在的是

3.（共用备选答案）

  A. 维拉帕米   B. 西地兰

  C. 美托洛尔   D. 尼莫地平

  E. 苯妥英钠

（1）房室结折返性心动过速宜选用

（2）急性心肌梗死二级预防宜选用

（3）洋地黄中毒致室性期前收缩宜选用

4.（共用备选答案）

  A. 交通支静脉瓣膜功能

  B. 大隐静脉瓣、小隐静脉瓣、交通支静脉瓣功能

  C. 下肢功能

  D. 深静脉功能

  E. 浅静脉功能

（1）Trendelenburg 试验可检查

（2）Perthes 试验可检查

（3）Pratt 试验可检查

5.（共用备选答案）

  A. 心尖部舒张中晚期隆隆样杂音

  B. 胸骨左缘第3肋间舒张期叹气样杂音

  C. 心尖部全收缩期吹风样杂音

  D. 胸骨右缘第2肋间收缩期喷射性杂音

  E. 胸骨左缘第4、5肋间收缩期杂音

（1）二尖瓣狭窄的听诊特点是

（2）主动脉瓣狭窄的听诊特点是

6.（共用备选答案）

  A. 真菌   B. 肠球菌

  C. 肺炎链球菌   D. 草绿色链球菌

  E. 金黄色葡萄球菌

（1）急性感染性心内膜炎最常见的致病菌是

（2）亚急性感染性心内膜炎最常见的致病菌是

7.（共用备选答案）

  A. 左室充盈障碍

  B. 左室后负荷突然增加

  C. 左室舒张期过短

  D. 左室排血量急剧下降

  E. 左室前负荷突然增加

（1）阵发性室上性心动过速导致

（2）急性广泛前壁心肌梗死导致

（3）老年人输液速度过快易导致

8.（共用备选答案）

  A. 颈部和锁骨上窝   B. 左腋下和肩胛下区

  C. 胸骨左缘和心底部   D. 胸骨左缘和心尖部

  E. 心尖部

下列各心脏病变所产生的杂音可以传导至

（1）二尖瓣后叶关闭不全

（2）主动脉瓣关闭不全

（3）主动脉瓣狭窄

9.（共用备选答案）

  A. 地高辛   B. 卡托普利

  C. 美托洛尔   D. 硝苯地平

  E. 硝酸甘油

（1）变异型心绞痛时宜选用

（2）终止心绞痛发作应选用

（3）心绞痛发作伴高血压宜选用

第十一章　消化系统

A1／A2 型题

1. 急性梗阻性化脓性胆管炎的典型临床表现不包括

  A. 黄疸   B. 贫血

  C. 休克   D. 寒战高热

  E. 腹痛

2. 符合早期胃癌诊断条件的是

  A. 肿瘤局限于胃窦

  B. 肿瘤直径小于 1cm

  C. 肿瘤直径小于 0.5cm

  D. 癌未累及肌层

  E. 内膜皱襞消失

3. 因腹部闭合性损伤行剖腹探查手术时应首先探查的器

官是

A. 结肠　　　　　　　　B. 盆腔器官

C. 肝、脾等实质性器官　D. 胃、十二指肠第 1 段

E. 胃后壁及胰腺

4. 慢性胃炎最主要的病因是

A. 药物损伤　　　　　　B. 幽门螺杆菌感染

C. 化学损伤　　　　　　D. 刺激性食物

E. 物理损伤

5. 肝硬化最常见的并发症是

A. 肝性脑病　　　　　　B. 原发性肝癌

C. 肝肾综合征　　　　　D. 上消化道出血

E. 自发性腹膜炎

6. 胃癌致幽门梗阻最突出的临床表现为

A. 腹胀　　　　　　　　B. 呕吐

C. 消瘦　　　　　　　　D. 贫血

E. 脱水

7. 患者，女，47 岁。全身皮肤瘙痒 2 年，家人发现其巩膜及皮肤黄染。检查：肝肋下 6cm，质地硬，表面平滑，脾肋下 4cm。尿色加深、粪色变浅，血清胆红素增高，免疫球蛋白 IgM 升高，抗线粒体抗体滴度明显增高。最可能的诊断是

A. 肝炎后肝硬化　　　　B. 血色病肝硬化

C. 肝豆状核变性　　　　D. 淤血性肝硬化

E. 胆汁性肝硬化

8. 患者，男，43 岁。5 年前曾患肝炎，腹胀 2 个月，加重 1 周。体检：面色黝黑，颈部见散在分布的蜘蛛痣，蛙状腹，腹围 100cm，移动性浊音（＋），肝肋下 2cm，质地硬，脾肋下 4cm。拟诊肝硬化伴腹水。下述治疗措施不妥的是

A. 低盐饮食

B. 限制进水量，每日约给予 1000ml 左右

C. 强化利尿，至每周体重减轻 2～3kg

D. 间歇输注血浆或白蛋白

E. 利尿效果不佳时做腹水浓缩回输

9. 急性阑尾炎穿孔最易形成弥漫性腹膜炎者为

A. 老年人

B. 儿童

C. 孕妇

D. 慢性阑尾炎急性发作

E. 全身抵抗力低下者

10. 肝性脑病患者可选用的灌肠溶液是

A. 肥皂水　　　　　　　B. 稀醋酸液

C. 地塞米松　　　　　　D. 谷氨酸钾

E. 精氨酸

11. 慢性胃窦炎最主要的病因是

A. 胆汁反流　　　　　　B. 服用非甾体抗炎镇痛药

C. 吸烟　　　　　　　　D. 饮酒

E. 幽门螺杆菌感染

12. 胃十二指肠急性穿孔施行非手术疗法最关键的治疗措

施为

A. 禁食　　　　　　　　B. 胃肠减压

C. 补液，输血　　　　　D. 针灸，中药

E. 选用抗生素

13. 患者，男，42 岁。呕吐、腹泻 2 天，意识模糊、烦躁不安半天急诊入院。查体：BP 110/70mmHg，神志恍惚，巩膜中度黄染，颈部可见数枚蜘蛛痣，心肺未见异常，腹软，肝肋下未触及，脾肋下 3cm，双上肢散在出血点，Hb 90g/L，WBC 3.2×10⁹/L，血糖 7.0mmol/L，尿糖（＋），尿酮（－），尿镜检（－）。最可能的诊断是

A. 肝性脑病

B. 糖尿病酮症酸中毒

C. 高渗性非酮症糖尿病昏迷

D. 尿毒症

E. 脑血管病

14. 在诊断闭合性腹部外伤合并内出血中以下哪一项最重要

A. 左季肋部挫伤合并肋骨骨折

B. 血红蛋白 80g/L，红细胞 2.5×10¹²/L

C. 左上腹明显压痛及肌紧张

D. 腹腔穿刺抽出不凝固血液

E. 血压 80/60mmHg，脉搏 110 次/分

15. 消化性溃疡活动时，下列说法错误的是

A. 疼痛可放射至背部

B. 疼痛性质不一，常为持续性钝痛、灼痛、饥饿痛

C. 疼痛可呈慢性、节律性、周期性特点

D. 少数胃溃疡可癌变

E. 并发大出血后，疼痛常加剧

16. 患者，男，60 岁。前一日因车祸致颅底骨折，2 小时前突然呕吐咖啡色液体 300ml，诊断首先考虑为

A. 食管胃底静脉曲张破裂出血

B. 慢性胃炎急性发作

C. 胃溃疡

D. 应激性溃疡或急性胃黏膜病变

E. 胃癌

17. 较早出现食管阻塞的食管癌，病理类型常是

A. 溃疡型　　　　　　　B. 缩窄型

C. 蕈伞型　　　　　　　D. 髓质型

E. 癌侵及周围组织

18. 胰腺癌最常见的首发症状是

A. 上腹痛和上腹饱胀不适

B. 黄疸

C. 消化道症状

D. 消瘦和乏力

E. 发热

19. 胃黏膜中分泌胃蛋白酶的细胞是

A. 壁细胞　　　　　　　B. 主细胞

C. 黏液细胞　　　　　　D. G 细胞

E. 肥大细胞

20. 胃癌的主要转移途径是
    A. 肝转移　　　　　　　B. 肺转移
    C. 骨转移　　　　　　　D. 淋巴转移
    E. 腹腔种植转移

21. 患者，男，40 岁。黄疸，肝、脾肿大半年，进食时突然呕吐暗红色液体 300ml，其病因可能为
    A. 食管胃底静脉曲张破裂出血
    B. 食管贲门黏膜撕裂综合征
    C. 食管癌
    D. 急性胃黏膜损伤
    E. 胃体上部溃疡

22. 患者，男，65 岁。大便秘结半年，逐渐变细，近 1 个月来反复脓血便，3～4 次/天，经治疗稍缓解，5 天前开始停止排便排气，伴呕吐。查体：全腹胀，对称，肛诊未及肿块。结肠镜检：距肛门 9cm 可见环形狭窄，菜花样外观，肠镜不能通过。最可能的诊断是
    A. 直肠中段癌　　　　　B. 直肠上段癌
    C. 直肠炎性狭窄　　　　D. 直肠多发息肉
    E. 溃疡性直肠炎

23. 患者，男，50 岁。突然寒战、高热，右上腹胀痛。体温 39.5℃，肝大，右上腹触痛伴肌紧张。白细胞 20 × 10⁹/L。X 线腹部透视示右膈肌抬高，活动受限；B 超提示肝占位性病变。应考虑
    A. 胆道感染　　　　　　B. 急性肝炎
    C. 细菌性肝脓肿　　　　D. 阿米巴肝脓肿
    E. 肝癌

24. 患者，女，46 岁。近 1 个月来粪便中有黏液或脓血，每天大便 4～5 次，肛门坠胀感。此时最先应做的检查为
    A. X 线钡剂灌肠造影　　B. B 超检查
    C. 纤维结肠镜检查　　　D. 直肠指诊
    E. 大便常规及培养

25. Murphy 征阳性提示
    A. 细菌性肝脓肿　　　　B. 急性胆管炎
    C. 肝总管结石　　　　　D. 左肝管结石
    E. 急性胆囊炎

26. 结肠癌最早出现的症状的是
    A. 腹部胀痛
    B. 排便习惯与粪便性状改变
    C. 腹部肿块
    D. 贫血、消瘦、乏力等全身症状
    E. 肠道梗阻

27. 以下哪一项检查对肝癌的诊断最有临床价值
    A. 肝区疼痛　　　　　　B. 肝脏触之质硬
    C. 触诊肝脏有压痛　　　D. 肝脏边缘钝
    E. 肝进行性肿大，表面不平

28. 患者，女，37 岁。腹胀、腹泻与便秘交替半年，常有午后低热，夜间盗汗。体检：腹壁柔韧感，轻度压痛，肝脾未触及，腹水征（＋）。腹水检验：比重 1.018，

蛋白 25g/L，白细胞 0.7 × 10⁹/L，中性 0.30，淋巴 0.70，红细胞 0.3 × 10⁹/L。本例最可能的诊断是
    A. 结核性腹膜炎　　　　B. 原发性腹膜炎
    C. 癌性腹膜炎　　　　　D. 巨大卵巢囊肿
    E. 肝静脉阻塞综合征

29. 患者，女，56 岁。腹痛、腹胀 2 月余，停止排便排气 2 天，直肠指诊发现距肛门 7cm 处环形肿物，术中发现肿物巨大，与盆壁固定，最适宜的手术是
    A. 扩大直肠癌根治术
    B. 乙状结肠造口术
    C. 经腹直肠癌切除术
    D. 拉下式直肠癌切除术
    E. 腹会阴联合直肠癌根治术

30. 患者，男，52 岁。6 个月前发现进食哽噎感，其后症状逐渐加重，近 3 周只能进全流食，体重减轻，体力下降。查体：脉搏 85 次/分，血压 127/90mmHg，体温 36.5℃，消瘦，颈、锁骨上淋巴未触及。化验正常。食管钡剂造影：于食管中、下段见 8cm 狭窄，黏膜破坏。其诊断是
    A. 贲门失弛缓症　　　　B. 食管良性肿瘤
    C. 腐蚀性食管灼伤　　　D. 食管炎
    E. 食管癌

31. 患者，女，36 岁。突然发生右上腹阵发性绞痛，伴发热、寒战，排柏油样便少量，查体急性病容，巩膜黄染，应考虑为
    A. 门静脉高压　　　　　B. 胃十二指肠溃疡
    C. 出血性胃炎　　　　　D. 胆道出血
    E. 应激性溃疡出血

32. 患者，女，67 岁。因突发恶心，呕鲜血 300ml 伴柏油便入院，肝炎史 8 年，B 超示肝硬化，查体：脾肋下 2 指，肝肋下未及，补液止血治疗同时用三腔管压迫，下列哪一项正确
    A. 三腔管以 250g 重物悬吊
    B. 一般胃气囊充气量为 100ml
    C. 做好患者思想工作，边吞咽边插三腔管
    D. 患者仰卧便于牵引压迫
    E. 放置三腔管，时间不宜持续超过 6～7 天

33. 患者，男，62 岁。近来咽第一口饭时常有哽噎感，首先应考虑
    A. 食管炎　　　　　　　B. 食管息肉
    C. 食管癌　　　　　　　D. 贲门失弛缓症
    E. 食管憩室

34. 患者，男，40 岁。上腹胀痛 2 年，有嗳气，无反酸，血清胃泌素 14pg/ml，胃镜见胃窦部萎缩性胃炎，病理结果为慢性黏膜炎症，伴重度不典型增生。最佳的治疗方法为
    A. 手术治疗
    B. 应用 H₂ 受体阻断剂
    C. 应用抗多巴胺受体阻断剂
    D. 应用胰酶制剂

E. 应用肾上腺皮质激素

35. 包在肝格利森纤维鞘内的管道有
- A. 门静脉、肝静脉、肝胆管
- B. 肝动脉、门静脉、胆总管
- C. 肝动脉、门静脉、肝静脉
- D. 肝动脉、肝胆管、门静脉
- E. 肝动脉、肝胆管、肝静脉

36. 滑动疝最易发生的部位是
- A. 外伤处
- B. 小网膜孔
- C. 脐血管穿过的脐环
- D. 髂窝区后腹膜与后腹壁结合处
- E. 愈合不良的手术切口

37. 患者，男，35 岁，间断上腹痛 5 年，加重伴呕吐 1 周，呕吐物量多，可见隔夜食物。查体：腹软，无明显压痛，上腹部振水音（＋）。最可能的诊断是
- A. 胃癌
- B. 食管贲门失弛缓症
- C. 幽门梗阻
- D. 慢性胃炎
- E. 胃溃疡

38. 下列哪一种情况应立即采取手术治疗
- A. 盆腔感染所致的腹膜炎
- B. 败血症所致的腹膜炎
- C. 急性胆囊炎所致的局限性腹膜炎
- D. 阑尾穿孔所致阑尾周围脓肿的形成
- E. 急性腹膜炎无局限趋势而病因不明者

39. 关于蜘蛛痣正确的说法是
- A. 是一种似蜘蛛状的红痣
- B. 与体内性激素的多少有关
- C. 大多出现于上腔静脉回流区
- D. 妇女在妊娠期间皆可出现，但分娩后即消失
- E. 有蜘蛛痣，即可诊断为肝硬化

40. 患者，男，63 岁。上腹隐痛 3 个月，向背部放射，腹痛逐渐加重并影响睡眠，蜷曲卧位略减轻。1 周前发现皮肤黄染，无发热。应首先考虑的诊断是
- A. 胆囊癌
- B. 胰腺癌
- C. 肝癌
- D. 胃癌
- E. 胆囊结石伴胆道梗阻

41. 腹部闭合性损伤中，较多见的实质性脏器损伤为
- A. 肝
- B. 肾
- C. 脾
- D. 肾上腺
- E. 胰

42. 胃大部切除术治疗十二指肠溃疡的原因是
- A. 切除溃疡病变
- B. 预防癌变
- C. 阻断迷走神经刺激
- D. 降低胃酸分泌
- E. 预防穿孔

43. 阑尾残端安全处理的最好方法是
- A. 结扎
- B. 结扎和包埋
- C. 单纯包埋
- D. 挤压

E. 苯酚（石炭酸）烧灼

44. 女性，34 岁。车祸外伤致脾破裂，腹腔内大出血急诊行剖腹探查术。术中发现左肾严重碎裂需作左肾切除，在切除左肾前必须
- A. 输血扩充血容量
- B. 膀胱造瘘
- C. 检查右侧肾是否良好
- D. 抗生素治疗
- E. 给予止血剂

45. 肛瘘手术治疗中，最重要的是
- A. 麻醉充分
- B. 肛管括约肌松弛
- C. 找出外口
- D. 明确瘘管与括约肌关系
- E. 手术后呈 V 形创面

46. 下述哪一项不是溃疡性结肠炎的常见并发症
- A. 中毒性巨结肠
- B. 直肠结肠出血
- C. 癌变
- D. 多发性瘘管
- E. 急性肠穿孔

47. 一阑尾炎穿孔并弥漫性腹膜炎患者，急诊手术后于右下腹放置烟卷式引流条 1 根，下列处理措施中正确的是
- A. 放置 1 ~ 2 天后即可拔除
- B. 每次换药时旋转并拔出约 1 ~ 2cm，术后 1 ~ 2 天即可拔除
- C. 每次换药时旋转并拔出约 1 ~ 2cm，术后 3 天即可拔除
- D. 视引流情况，至术后 6 ~ 7 天方可拔除
- E. 应于术后 1 周拔除

48. 下列哪一项不是肠套叠症状
- A. 果酱样血便
- B. 阵发性腹痛
- C. 早期出现高热
- D. 腹部可触及腊肠样肿块
- E. 恶心、呕吐

49. 患者，女，45 岁。疑胆总管结石行 ERCP 检查，4 小时后剑突下出现持续性疼痛伴呕吐。体检：体温 38℃，剑突下压痛，无反跳痛及肌紧张，最可能的诊断是
- A. 急性十二指肠炎
- B. 急性胆管炎
- C. 急性胆囊炎
- D. 急性胰腺炎
- E. 急性胃炎

50. 在患有急性腹膜炎的情况下，最常引起早期发热的原因是
- A. 胃、十二指肠溃疡穿孔
- B. 急性阑尾炎，胆囊炎穿孔
- C. 实质脏器破裂
- D. 结肠破裂早期
- E. 代谢性酸中毒

51. 患者，女，45 岁。上腹痛一天伴恶心、呕吐，2 小时前出现全腹痛。右下腹压痛，反跳痛，腹肌紧张。结肠充气试验阳性，白细胞 $24 \times 10^9/L$。应诊断为
- A. 急性胰腺炎
- B. 急性胆囊炎
- C. 上消化道穿孔
- D. 急性阑尾炎穿孔
- E. 右侧输尿管结石

52. 原发性肝癌早期转移途径为
- A. 肺内转移
- B. 淋巴转移

C. 直接浸润转移　　　　D. 肝内转移

E. 骨转移

53. 直肠镜、乙状结肠镜、纤维光束结肠镜检查最危险的并发症是

　　A. 肛门撕裂引起大便失禁

　　B. 引起直肠大出血

　　C. 交叉感染及癌细胞种植性转移

　　D. 引起直肠穿孔

　　E. 引起内痔出血

54. 患者，男，50岁。胃溃疡病史25年，饭后突发上腹剧痛1小时，为进一步明确诊断，首选的检查方法是

　　A. 腹腔诊断性穿刺

　　B. 立位腹部X线平片

　　C. CT检查

　　D. B超检查

　　E. X线胃肠钡餐检查

55. 肝硬化最常见的死亡原因是

　　A. 肝性脑病　　　　　　B. 上消化道出血

　　C. 原发性肝癌　　　　　D. 原发性腹膜炎

　　E. 肝肾综合征

56. 患者，女，80岁。急性结石性胆囊炎术后，因伤口疼痛肌内注射哌替啶（度冷丁）1支，半小时后昏睡，呼吸10次/分，可能原因是

　　A. 术后伤口感染　　　　B. 腹腔感染

　　C. 严重鼓肠　　　　　　D. 麻醉剂过量

　　E. 休克

57. 急性弥漫性腹膜炎最常见的原因是

　　A. 急性胆囊炎穿孔　　　B. 胃、十二指肠溃疡穿孔

　　C. 胆总管结石　　　　　D. 肝破裂

　　E. 肠扭转

58. 嵌顿性疝与绞窄性疝的根本区别是

　　A. 肠壁动脉血流障碍

　　B. 肠壁静脉血流障碍

　　C. 疝囊内有渗液积聚

　　D. 疝块迅速增大

　　E. 发生急性机械性肠梗阻

59. 肛裂常发生在肛管的

　　A. 前正中位　　　　　　B. 后正中位

　　C. 左侧位　　　　　　　D. 右侧位

　　E. 右后位

60. 急性阑尾炎最严重的并发症是

　　A. 阑尾穿孔腹膜炎　　　B. 门静脉炎

　　C. 膈下脓肿　　　　　　D. 盆腔脓肿

　　E. 肠间脓肿

61. 十二指肠溃疡的绝对手术指征是

　　A. 多年病史，反复发作

　　B. 有过或现有急性穿孔

　　C. 有过反复多次出血

　　D. 瘢痕性幽门梗阻

E. 钡餐证实十二指肠球部变形

62. 患者，男，45岁。查体发现肝硬化5年，3天前与朋友聚餐时出现呕血，鲜红色，量约1000ml。伴有头晕、心慌、出冷汗等。经输血、补液和应用止血药物治疗后病情好转，血压和心率恢复正常。1天前出现睡眠障碍，并出现幻听和言语不清。化验检查：血氨130μg/dl，血糖5.6mmol/L，尿素氮7.2mmol/L。患者最可能的诊断是

　　A. 尿毒症　　　　　　　B. 脑血管意外

　　C. 流行性乙型脑炎　　　D. 糖尿病酮症酸中毒

　　E. 肝性脑病

63. 创伤性肝破裂后，腹腔内积血不凝固的主要原因是

　　A. 肝外伤后经内因的作用，凝血酶原降低

　　B. 出血被腹腔渗出液稀释

　　C. 经腹膜脱纤维作用失去纤维蛋白

　　D. 肝外伤后胆汁性血腹可不凝固

　　E. 肝功能异常，凝血因子生成障碍

64. 患者，男，35岁。因上消化道大出血入院，入院后输血2000ml，突然出现全身抽搐。查体：血压135/90mmHg，瞳孔等大等圆，对光反射正常，脑神经无异常。化验：血清钾3.8mmol/L，血清钠150mmol/L，动脉血pH 7.4，最可能的诊断是

　　A. 高钾血症　　　　　　B. 低钾血症

　　C. 高钙血症　　　　　　D. 低钙血症

　　E. 高钠血症

65. 断流手术的主要优点不包括

　　A. 明显降低门静脉压力，减少出血的机会

　　B. 对肝功能影响小

　　C. 既能控制出血，又能保证肝脏血液供应

　　D. 手术简便，易于推广

　　E. 手术创伤小，患者恢复快

66. 急性胆囊炎需急诊手术，除外

　　A. 右上腹压痛明显者

　　B. 有频繁呕吐者

　　C. 老年患者

　　D. 全身中毒症状重或有感染性休克者

　　E. 临床症状重，胆囊肿大或有穿孔可能者

67. 无痛性黄疸伴胆囊增大，最可能的诊断是

　　A. 十二指肠乳头炎　　　B. 胆道蛔虫病

　　C. 胰头癌　　　　　　　D. 胆囊结石

　　E. 硬化性胆管炎

68. 直肠指诊可以扪到下列一些常见病变，除外

　　A. 直肠下端肿瘤　　　　B. 肛管肿瘤

　　C. 肛瘘　　　　　　　　D. 痔核

　　E. 直肠上端肿瘤

69. 难复性疝的内容物多数是

　　A. 小肠　　　　　　　　B. 大网膜

　　C. 盲肠　　　　　　　　D. 乙状结肠

　　E. 膀胱

70. Charcot 三联征间歇发作最大的可能是
　　A. 壶腹部癌　　　　　　B. 肝细胞癌
　　C. 胆总管结石　　　　　D. 黄疸型肝炎
　　E. 细菌性肝脓肿

71. 诊断腹腔内脏损伤最有价值的方法是
　　A. 超声波检查　　　　　B. 腹腔穿刺和腹腔灌洗术
　　C. 腹部压痛　　　　　　D. X 线检查
　　E. 放射性核素扫描

72. 早期诊断食管癌简易而有效的方法是
　　A. X 线食管钡餐透视　　B. 食管镜检查
　　C. 带网气囊检查　　　　D. 气管镜检查
　　E. 放射性核素扫描

73. 关于上消化道出血的说法，不正确的是
　　A. 上消化道大量出血后多数可出现低热
　　B. 胃内积血 250～300ml 可引起呕血
　　C. 每日出血 50～100ml 可出现黑粪
　　D. 周围血可见晚幼红细胞与嗜多彩红细胞
　　E. 急性大出血时血常规检查为病因诊断和病情观察的依据

74. 门静脉高压分流术的主要缺点是
　　A. 肝功能易受损　　　　B. 不能迅速纠正脾亢
　　C. 容易发生血栓　　　　D. 手术复杂，不易推广
　　E. 肝性脑病发生率高

75. 胰头癌最主要的首发症状是
　　A. 呕血、黑粪　　　　　B. 黄疸
　　C. 发热　　　　　　　　D. 消瘦乏力
　　E. 腹痛、腹部不适

76. 下列哪一种疝是由内脏构成疝囊的一部分
　　A. 脐疝　　　　　　　　B. 腹股沟斜疝
　　C. 腹股沟直疝　　　　　D. 嵌顿性疝
　　E. 滑动性疝

77. 最易引起嵌顿的疝为
　　A. 切口疝　　　　　　　B. 股疝
　　C. 腹股沟斜疝　　　　　D. 腹股沟直疝
　　E. 滑动性疝

78. 闭合性损伤造成腹腔内出血的主要原因为
　　A. 肠管破裂　　　　　　B. 肠系膜破裂
　　C. 腹膜后血肿　　　　　D. 实质脏器损伤
　　E. 胰腺损伤

79. 外伤性脾下极多发小裂伤，其最佳的手术方法是
　　A. 脾修补术　　　　　　B. 脾切除术
　　C. 脾部分切除术　　　　D. 吸收性明胶海绵填塞
　　E. 保守治疗

80. 对便血患者强调要作直肠指诊，其主要目的是
　　A. 排除肛瘘　　　　　　B. 排除肛窦炎
　　C. 排除肿瘤　　　　　　D. 诊断外痔
　　E. 诊断内痔

81. 患者，男，35 岁。已有胃痛史 4 年，以往有黑粪史，4 小时前突发上腹部刀割样疼痛，腹部板样强直，术中证

实为十二指肠前壁穿孔，穿孔直径为 0.5cm，最理想的手术方法是
　　A. 穿孔修补术
　　B. 胃大部切除术，Billroth I 式
　　C. 胃大部切除术，Billroth II 式
　　D. 穿孔修补术加胃、空肠吻合术
　　E. 穿孔修补术加迷走神经切除术

82. 患者，女，37 岁。慢性腹泻 2 年，大便每天 2～3 次，常带少量黏液，反复粪便致病菌培养阴性，结肠镜检查见直肠、降结肠和横结肠充血、水肿，有少数散在浅溃疡，拟诊为溃疡性结肠炎。首选的治疗方案是
　　A. 泼尼松口服　　　　　B. 诺氟沙星口服
　　C. 甲硝唑保留灌肠　　　D. 氢化可的松保留灌肠
　　E. 5 - 氨基水杨酸口服

83. 巨大卵巢囊肿与腹水的鉴别最有诊断价值的检查是
　　A. 腹部触诊　　　　　　B. 腹部叩诊
　　C. 腹部 X 线摄片　　　　D. 腹部胃肠钡餐透视
　　E. 腹腔 B 型超声

84. 胃癌盆腔转移的途径是
　　A. 直接蔓延　　　　　　B. 淋巴转移
　　C. 血行转移　　　　　　D. 腹腔内种植转移
　　E. 尚不清楚

85. 对肠结核最有诊断价值的检查是
　　A. X 线钡餐检查发现肠腔狭窄
　　B. 结肠镜检查示回盲部炎症
　　C. 结肠镜下活检找到干酪性上皮样肉芽肿
　　D. 结核菌素试验强阳性
　　E. 大便中查到结核杆菌

86. 关于肝硬化腹水形成的因素，不正确的是
　　A. 门静脉压力增高　　　B. 原发性醛固酮增多
　　C. 低白蛋白血症　　　　D. 肝淋巴液生成过多
　　E. 抗利尿激素分泌过多

87. 幽门梗阻所致的持续呕吐可造成
　　A. 低氯高钾性碱中毒　　B. 缺钾性酸中毒
　　C. 低氯低钾性酸中毒　　D. 低氯高钠性碱中毒
　　E. 低氯低钾性碱中毒

88. 下列治疗消化性溃疡的药物中，抑酸最强、疗效最佳的是
　　A. 西咪替丁　　　　　　B. 阿托品
　　C. 硫糖铝　　　　　　　D. 奥美拉唑
　　E. 枸橼酸铋钾

89. 判断慢性胃炎是否属活动性的病理依据是
　　A. 幽门螺杆菌感染的程度
　　B. 黏膜糜烂的程度
　　C. 脓性分泌物的多少
　　D. 黏膜充血水肿的程度
　　E. 黏膜有无中性粒细胞浸润

90. 患者，男，40 岁。上腹不适 5 年伴嗳气，胃镜检查见胃窦黏膜苍白，皱襞变细而平坦，活检发现中度不典型

增生。此时最重要的措施是

A. 外科手术切除

B. 定期作胃酸分泌功能测定

C. 定期复查胃肠钡餐检查

D. 防止幽门梗阻发生

E. 定期胃镜检查追踪观察

91. 判断胃肠道破裂最有价值的发现是

A. 腹膜刺激征　　　　B. 心率增快

C. 呕血　　　　　　　D. 气腹

E. 腹胀

92. 患者，男，30 岁。上腹隐痛，与饮食有关 4 年，此次突然上腹部剧痛，不敢深呼吸。体检：面色苍白，上腹部压痛明显，反跳痛及肌紧张，下腹轻度压痛，白细胞 $15\times10^9/L$，中性 0.80，为明确诊断首先应

A. 摄腹部立位平片　　B. 紧急钡餐透视

C. 腹腔穿刺　　　　　D. 急查血淀粉酶

E. 紧急静脉胆道造影

93. 患儿，男，10 岁。突发剑突下阵发性剧烈绞痛 3 小时，发作时辗转不安，呻吟痛苦，伴恶心呕吐，发作过后如常人。检查无发热无黄疸，腹平软无明显压痛，白细胞计数正常。应诊断为

A. 急性胃炎　　　　　B. 急性胆囊炎

C. 肠套叠　　　　　　D. 胆道蛔虫病

E. 胃溃疡穿孔

94. 阵发性剑突下钻顶样疼痛，是下列哪一种疾病的典型表现

A. 胃溃疡　　　　　　B. 急性胆囊炎

C. 十二指肠球部溃疡　D. 胆道蛔虫病

E. 急性胰腺炎

95. 急性梗阻性化脓性胆管炎最常见的病因是

A. 胆总管结石　　　　B. 胆总管末端狭窄

C. 胆道出血继发感染　D. 胆总管癌

E. 先天性胆总管扩张症

96. 患者，男，56 岁。皮肤黄染进行性加重 2 个月，体重减轻 5kg。查体：体温 37.2℃，皮肤黄染，右肋下可触及肿大胆囊，无压痛。实验室检查：血清淀粉酶正常，血清总胆红素 222μmol/L。最可能的诊断是

A. 慢性胰腺炎　　　　B. 胰头癌

C. 胆总管结石　　　　D. 胆囊癌

E. 肝门部胆管癌

97. 轻中型溃疡性结肠炎治疗的首选药物是

A. 肾上腺皮质激素　　B. 柳氮磺胺吡啶

C. 免疫抑制剂　　　　D. 抗生素

E. 乳酸杆菌制剂

98. 患者，男，54 岁。进行性吞咽困难已半年，食管钡餐透视见中段食管有 6cm 长狭窄，管壁僵硬，黏膜破坏，最适宜的治疗方法是

A. 放射疗法　　　　　B. 化学疗法

C. 激光疗法　　　　　D. 放疗和手术切除

E. 胃造瘘术

99. 患者，男，48 岁。餐后上腹胀满，恶心，呕吐，上腹部隆起 2 周，3 个月前有跌跄上腹部触及台阶史。检查：一般情况好，上腹正中膨隆，可触及 1 个 15cm×12cm 略呈椭圆形稍囊性的肿块，轻度压痛，X 线钡餐透见胃及横结肠均向下移位，诊断应首选考虑

A. 肝囊肿　　　　　　B. 肠系膜囊肿

C. 腹膜后囊肿　　　　D. 胰腺假性囊肿

E. 胆总管囊肿

100. 原发性肝胆管结石患者，首选的治疗方法是

A. 震波碎石疗法

B. 溶石疗法

C. 手术去除病灶，解除梗阻，通畅引流

D. 针灸排石疗法

E. 中药排石汤急攻疗法

101. 某患者因急性阑尾炎穿孔手术，切除术后 6 天，腹部胀痛不适，呈持续性，伴恶心呕吐，未排便排气。查体：全腹膨胀，肠鸣音消失。腹部 X 线平片：小肠及结肠均有多量充气及液气平面，进一步应采取

A. 剖腹探查

B. 全胃肠钡餐透视

C. 胃肠减压支持疗法

D. 腹腔穿刺，灌洗

E. 以上均不合适

102. 普查原发性肝癌最简单有效的方法是

A. B 超检查　　　　　B. AFP 定性检查

C. 肝脏 CT 检查　　　D. 肝脏 MRI 检查

E. 放射性核素肝扫描

103. 患者，男，36 岁。右腹股沟肿块 10 年，可回纳，今晨突然咳嗽后，突然出现肿块增大，局部出现持续性痛，阵发性加重，查肿块局部红肿有压痛，穿出暗红色液少许，最佳的治疗方法为

A. Ferguson 修补术　　B. Bassini 修补术

C. Halsted 修补术　　　D. 疝成形术

E. 腹部探查肠切除术

104. 患者，男，25 岁。近 3 个月经常排便后滴鲜血，量不多。肛门指检无异常发现，肛镜检：截石位见 3、7 点各有一突出肛管内暗红色圆形软结节，诊断为

A. 直肠息肉　　　　　B. 肛裂

C. 内痔　　　　　　　D. 肛管癌

E. 慢性痢疾

105. 患者术前诊断为阑尾炎，术中见阑尾正常，回肠末端距回盲部 30cm 处肠壁有一圆形溃疡穿孔，应首先考虑为

A. 肠结核　　　　　　B. 肠伤寒

C. 局限性肠炎　　　　D. 梅克尔憩室

E. 痢疾合并肠穿孔

106. 患者，男，45 岁。上腹隐痛，大便潜血阳性，钡餐见胃窦小弯侧黏膜纹理紊乱，胃壁僵直，首先考虑为

A. 慢性胃炎　　　　　B. 胃溃疡

C. 胃癌
D. 胃淋巴肉瘤
E. 萎缩性胃炎

107. 最易发生幽门梗阻症状的溃疡是
A. 胃角溃疡
B. 胃窦溃疡
C. 球后溃疡
D. 幽门管溃疡
E. 胃多发性溃疡

108. 检查正常人脾脏，下列说法正确的是
A. 仰卧位可触及
B. 右侧卧位吸气时可触及
C. 左侧卧位可触及
D. 坐位前倾可触及
E. 不能触及

109. 患者，男，69 岁。持续上腹痛伴呕吐 6 小时，腹痛逐渐加重，蜷曲位稍减轻，发病前曾与朋友聚餐。查体：巩膜无黄染，上腹部肌紧张，无反跳痛，Murphy 征阴性，肠鸣音 3 次/分，最可能的诊断是
A. 急性胃炎
B. 急性胰腺炎
C. 急性胆囊炎
D. 消化性溃疡
E. 急性肠梗阻

110. 患者，男，57 岁。进食后呕吐大量鲜血 6 小时，既往乙型病毒性肝炎病史 30 余年，为迅速明确出血病因，首选的检查是
A. 腹部 CT
B. 选择性腹腔动脉造影
C. 上消化道 X 线钡餐造影
D. 胃镜
E. 腹部 B 超

111. 患者，男，42 岁。突然大量呕血，既往无腹痛史。查体：体温37℃，脉搏98 次/分，血压100/80mmHg，巩膜黄染，肝未触及，脾大季肋下 3cm，质硬，未叩出移动性浊音。血常规：红细胞 2.24×10^{12}/L，血红蛋白 72g/L，白细胞 9×10^9/L，血小板 80×10^9/L。可能诊断为
A. 胃溃疡病
B. 胆道出血
C. 胃炎
D. 胃癌
E. 门静脉高压

112. X 线钡剂检查钡影呈跳跃征象者，提示为
A. 十二指肠球部溃疡
B. 肠结核
C. 克罗恩病
D. 溃疡性结肠炎
E. 结肠癌

113. 胰头癌最主要的临床表现是
A. 左上腹痛、夜痛尤剧
B. 无痛性梗阻性黄疸
C. 消瘦、贫血
D. 食欲下降
E. 腹部肿块

114. 粪便呈黑色，但隐血试验阴性，见于
A. 下消化道出血
B. 上消化道出血
C. 服铋剂或铁剂后
D. 咽喉部出血吞咽后
E. 以上都不是

115. 急性糜烂性胃炎的确诊依据是

A. 上消化道出血的临床表现
B. 胃液分析
C. X 线胃肠钡餐检查
D. 急诊胃镜检查
E. 腹部 B 超

116. 下列哪一项是确诊肝硬化最可靠的证据
A. 食管钡餐检查发现静脉曲张
B. 腹壁有水母头状静脉怒张
C. 肝穿刺活检示假小叶形成
D. 血浆白蛋白/球蛋白比例倒置
E. 血清单胺氧化酶活性增高

117. 以下关于肝性脑病的诱发因素，不正确的是
A. 大量排钾利尿
B. 多次灌肠或导泻
C. 上消化道出血
D. 反复放腹水
E. 高蛋白饮食

118. 胰腺炎患者，急性腹痛，发病 1 周后，对此较具有诊断价值的检查为
A. 白细胞计数及分类
B. 血清淀粉酶
C. 空腹血糖测定
D. 血清脂肪酶
E. X 线腹部平片

119. 下述选项与氨中毒诱发肝性脑病的因素关系最小的是
A. 便秘
B. 上消化道出血
C. 代谢性酸中毒
D. 低钾性碱中毒
E. 低血容量与缺氧

120. 对 Crohn 病最有诊断意义的病理改变是
A. 肠腺隐窝脓肿
B. 炎性息肉
C. 肠瘘形成
D. 肠壁非干酪性上皮样肉芽肿
E. 肠系膜淋巴结肿大

121. 下述检查对结核性腹膜炎最具诊断价值的是
A. 腹水检查
B. 腹壁柔韧感
C. 腹腔镜检查
D. 腹部 X 线平片检查
E. 结核菌素皮肤试验

122. 对上消化道大出血最有价值的诊断方法是
A. 临床观察判定
B. 吞少量稀钡检查
C. 红细胞比容测定
D. 凝血因子的检查
E. 急诊胃镜检查

123. 患者，女，44 岁。发热 1 天，右上腹痛，呕吐 4 次，体检示 Murphy 征阳性，经用抗生素治疗后退热，症状改善。该患者发生呕吐的机制可能为
A. 药物副作用
B. 反射性呕吐
C. 神经官能性呕吐
D. 中枢性呕吐
E. 前庭障碍性呕吐

124. 患者，男，54 岁。体检 B 超发现肝右叶 3cm 实质性占位，查甲胎蛋白（AFP）1000 ng/ml，肝功能正常，8 年前有肝炎病史。最佳处理方案是
A. 观察随访
B. 手术治疗
C. 肝动脉栓塞
D. 放疗

E. 化疗

125. 治疗重型溃疡性结肠炎应首选的治疗是
A. 水杨酸柳氮磺胺吡啶
B. 免疫抑制剂
C. 大剂量肾上腺糖皮质激素
D. 手术治疗
E. 大剂量抗生素

126. 在我国引起急性胰腺炎最常见的病因是
A. 大量饮酒和暴饮暴食
B. 胆道疾病
C. 高钙血症
D. 手术创伤
E. 并发于流行性腮腺炎

127. 有关消化性溃疡的流行病学的说法，正确的是
A. 我国球部溃疡和胃溃疡发病率相同
B. 女性与男性之比约为（3：1）～（4：1）
C. 60 岁以上老年人一般不发生
D. 十二指肠球部溃疡近年来发病率下降
E. 胃溃疡多见于胃角和胃窦

128. 肠结核的好发部位为
A. 回盲部 　　　　B. 空肠
C. 回肠 　　　　　D. 升结肠
E. 十二指肠

129. 肝硬化患者肝功能减退的临床表现不包括
A. 齿龈出血 　　　B. 脾大
C. 黄疸 　　　　　D. 水肿
E. 肝掌

130. 患者，男，35 岁。2 小时前突然呕鲜血约 1000ml 来院，2 年前诊断为慢性乙型病毒性肝炎。查体：贫血貌，血压 90/60mmHg，心率 120 次/分，肝肋下未触及，脾肋下 3cm。血红蛋白 60g/L，红细胞 2.6×10^{12}/L，血小板 60×10^{9}/L。最有效的紧急止血措施是
A. 三腔二囊管压迫 　B. 补充凝血因子
C. 口服止血药 　　　D. 静脉注射生长抑素制剂
E. 冷盐水洗胃

131. 肝硬化患者近期肝脏进行性增大，应首先考虑的情况是
A. 并发肝癌 　　　B. 肝淤血
C. 门静脉高压加重 　D. 肝硬化加重
E. 肝炎活动

132. 胃体部癌肿发生淋巴转移，一般首先受累的淋巴结群位于
A. 腹主动脉旁 　　B. 腹腔
C. 胃大弯 　　　　D. 肝十二指肠韧带
E. 结肠中动脉旁

133. 证实幽门螺杆菌感染的检查方法中不包括
A. 血清幽门螺杆菌抗体检测
B. ^{13}C 尿素呼气试验
C. 胃黏膜活检幽门螺杆菌培养

D. 胃黏膜活检快速尿激酶试验
E. 粪便幽门螺杆菌抗原检测

134. 肠梗阻的四大典型临床表现是
A. 腹痛、腹胀、呕吐、停止排便排气
B. 腹痛、腹胀、呕吐、肠鸣音亢进
C. 腹痛、肠型、呕吐、停止排便排气
D. 腹痛、肠型、腹胀、停止排便排气
E. 腹痛、呕吐、停止排便排气、肠鸣音减弱

135. 患者，女，70 岁。反酸，胃灼热 1 年，时轻时重，胃镜见食管下段可见条状糜烂。最适合的治疗药物是
A. 奥美拉唑 　　　　B. 雷尼替丁
C. 铝碳酸镁 　　　　D. 枸橼酸铋钾
E. 西咪替丁

136. 患者，男，70 岁。上腹痛 1 年，进食后加重，大便 10 次/天，可见脂肪滴。查体：中腹部压痛（＋）。腹部 B 超：胰腺多发钙化灶，应给予的药物是
A. 解痉止痛药物 　　B. 胰酶制剂
C. 消炎利胆药物 　　D. 钙化灶阻滞剂
E. 质子泵抑制剂

137. 患者，男，40 岁。反复发作上腹部不适、疼痛 6 年。疼痛多发生在餐后 60 分钟左右，1～2 小时后逐渐缓解。查体：腹平软，肝脾未触及，上腹轻度压痛，无反跳痛，移动性浊音（－）。上消化道 X 线钡餐造影：胃小弯侧 1.5cm 壁外龛影，大弯侧有痉挛性切迹，最可能的诊断是
A. 胃憩室 　　　　　B. 胃炎
C. 胃溃疡 　　　　　D. 胃癌
E. 胃平滑肌瘤

138. 诊断门静脉高压侧支循环开放最有意义的体征是
A. 食管胃底静脉曲张 　B. 腹壁静脉曲张
C. 脐周静脉曲张 　　　D. 颈静脉怒张
E. 痔静脉扩张

139. 腹外疝最常见的疝内容物是
A. 小肠 　　　　　B. 盲肠
C. 大网膜 　　　　D. 阑尾
E. 膀胱

140. 患者，女，45 岁。右上腹痛 2 天。2 天前聚餐后突发右上腹疼痛，伴恶心，呕吐胃内容物 1 次。查体：T 37℃，BP 130/80mmHg，右上腹压痛（＋），Murphy 征阳性。血 WBC 14.1×10^{9}/L，N 0.82。进一步检查首选
A. 腹部 B 超 　　　B. 磁共振胰胆管成像
C. 腹部 CT 　　　　D. ERCP
E. 立位腹部 X 线平片

141. 患者，男，32 岁。上夜班时突发上腹部剧烈疼痛，20 分钟后疼痛波及至右下腹。查体：肝浊音界消失，上腹部腹肌紧张，右下腹有明显压痛及反跳痛。该患者最可能的诊断是
A. 胃溃疡急性穿孔 　B. 急性阑尾炎

C. 急性胆囊炎　　　　　　D. 急性胰腺炎

E. 急性小肠梗阻

A3/A4 型题

1. （共用题干）一创伤患者，伴恶心、呕吐、腹痛入院。查体：面色苍白，脉搏微弱，左下胸可见皮肤瘀斑，胸廓挤压征（＋），左肺呼吸音减弱，移动性浊音（＋），无明显腹膜炎体征。

（1）首选的检查方法是

A. 腹腔穿刺　　　　　　B. 腹腔灌洗

C. 选择性脾动脉造影　　D. 腹部 B 超

E. 胸腹 X 线片

（2）首先考虑的诊断是

A. 左肋骨骨折

B. 左肋骨骨折，左胸膜腔积血

C. 左胸膜腔积血

D. 脾破裂，多发性左肋骨骨折，左胸膜腔积血

E. 脾破裂，左肾挫伤

（3）最适合的抢救措施是

A. 抗休克

B. 抗休克治疗后进一步检查

C. 抗休克和肋骨骨折固定

D. 在抗休克的同时行剖腹探查

E. 抗休克和左胸膜腔穿刺引流后剖腹探查

2. （共用题干）患者，女，27 岁。已婚，月经过后 10 天，突发脐周痛，2 小时后局限于右下腹伴呕吐。查体：右下腹压痛。血常规：WBC 11 × 10⁹/L，N 0.80。尿常规：WBC 1～2/HP，RBC 0～2/HP。

（1）应首先考虑的是

A. 胃穿孔可能性大，应与梅克尔憩室相鉴别

B. 急性阑尾炎可能性大，应与黄体破裂相鉴别

C. 肠系膜淋巴结炎可能性大，应与胃穿孔相鉴别

D. 急性阑尾炎可能性大，应与右侧输尿管结石相鉴别

E. 急性阑尾炎可能性大，应与异位妊娠破裂相鉴别

（2）该病最合适的处理是

A. X 线腹部平片　　　　B. 静脉肾盂造影

C. 胸腹透视　　　　　　D. 查妊娠试验，请妇科会诊

E. MRI

3. （共用题干）患者，男，35 岁。右腹股沟肿块 10 年，站立时明显，平卧后可消失，有时可降入阴囊，可还纳。查：右腹股沟肿块，手拳大小，可还纳腹腔，外环容 3 指，压迫内环后肿块未再出现。

（1）该患者最可能的诊断为

A. 精索鞘膜积液　　　　B. 股疝

C. 腹股沟直疝　　　　　D. 腹股沟斜疝

E. 先天性鞘膜积液

（2）该患者的最佳手术方式为

A. 疝囊高位结扎　　　　B. 紧缩内环

C. 疝前壁修补术　　　　D. 疝后壁修补术

E. 疝囊高位结扎＋紧缩内环＋疝后壁修补术

（3）该患者最容易出现的并发症是

A. 逆行性嵌顿　　　　　B. 急性肠梗阻

C. 感染性休克　　　　　D. 嵌顿疝并绞窄性肠梗阻

E. 以上均不是

（4）上述患者，如行 Halsted 修补术，精索的位置是

A. 腹外斜肌腱下，腹内斜肌外侧

B. 腹内斜肌下，腹横肌外

C. 皮下，腹外斜肌腱膜外

D. 腹内斜肌内侧，腹膜外

E. 没有改变精索位置

4. （共用题干）患者，女，56 岁，进行性吞咽困难半年。

（1）首先考虑的诊断是

A. 食管癌　　　　　　　B. 贲门失弛缓症

C. 食管息肉　　　　　　D. 食管炎

E. 食管腐蚀性狭窄

（2）检查首选

A. 胸部 CT　　　　　　B. 食管超声

C. 食管吞钡造影　　　　D. 食管拉网脱落细胞检查

E. 食管镜检查

5. （共用题干）患者，女，50 岁。腹部阵发性胀痛 1 天，呕吐胃内容物，近 3 个月来有时腹胀，大便带黏液无脓血，查体：血压 127/90mmHg，心率 86 次/分，腹胀，未见肠型，右下腹触及一斜行肿块，质韧压痛，腹部透视见气液平面，白细胞 11 × 10⁹/L。血红蛋白 87g/L。

（1）下列检查意义最大的是

A. X 线钡餐透视　　　　B. 纤维结肠镜

C. 腹部 B 超　　　　　　D. 腹部 CT

E. 以上都不是

（2）诊断首先考虑为

A. 阑尾周围脓肿　　　　B. 卵巢囊肿

C. 结肠癌　　　　　　　D. 回盲部结核

E. 回盲部套叠

（3）应采取的治疗措施为

A. 中药治疗　　　　　　B. B 超引导下穿刺

C. 手术治疗　　　　　　D. 结肠充气复位

E. 对症支持疗法

6. （共用题干）患者，男，62 岁。右上腹阵发性绞痛伴恶心呕吐 20 小时，急诊入院，寒战高热，明显黄疸。查体：T 40℃，BP 90/60mmHg，P 120 次/分，巩膜及全身皮肤黄染，剑突下压痛，腹肌紧张。血常规：WBC 20 × 10⁹/L。

（1）此患者应诊断为

A. 急性胆源性胰腺炎

B. 肝脓肿

C. 急性化脓性胆囊炎

D. 十二指肠溃疡急性穿孔

E. 急性梗阻性化脓性胆管炎

（2）本例的治疗原则是

A. 大量使用抗生素

B. 胃肠减压，维持水、电解质平衡

C. 解痉镇痛

D. 服用大量中药利胆

E. 胆道减压引流，解除梗阻

（3）急诊剖腹探查，术中见胆总管直径为 1.8cm，穿刺有脓性胆汁，P 30 次/分，BP 50/30mmHg，此时应采用的术式是

A. 胆囊切除并胆总管切开引流减压段

B. 胆囊切除术

C. 胆囊空肠改良式 Roux – Y 吻合

D. 胆总管空肠 Roux – Y 吻合

E. 胆总管切开引流减压 T 形管引流

7.（共用题干）患者，男，24 岁。腹部闭合性损伤后 2 小时，血压 120/80mmHg，脉搏 96 次/分，全腹压痛，反跳痛，肌紧张，移动性浊音不明显，肠音消失，尿无异常。

（1）应诊断为

A. 腹腔内实质脏器损伤

B. 腹腔内空腔脏器损伤

C. 泌尿系损伤

D. 胰腺损伤

E. 肝破裂

（2）应如何处置

A. 立即手术

B. 观察 12 小时后手术

C. 非手术治疗

D. 抗感染，补液，如血压、脉搏异常则手术

E. 补液 2000ml 后手术

8.（共用题干）患者，男，40 岁。发热伴慢性腹泻 40 天，大便 3～5 次/日，暗红色，略带腥臭味，近 2 周伴右上腹痛。查体：体温 39.5℃，消瘦，肝肋下 2cm，右腋前线第 7、8 肋间有明显压痛。外周血象：血红蛋白 100g/L，白细胞总数 12×10^9/L，中性粒细胞 0.86。胸部 X 线片检查：右膈上升伴活动受限。超声波检查肝右叶外上方有一 3cm×4.5cm 大的液平段。肝穿刺抽出灰褐色脓液，细菌培养为革兰阴性杆菌。

（1）诊断最可能为

A. 细菌性肝脓肿

B. 阿米巴肝脓肿

C. 阿米巴肝脓肿继发细菌感染

D. 肝癌

E. 肝炎并发化脓性胆囊炎

（2）对病原体治疗应首选的药物是

A. 甲硝唑
B. 依米丁（吐根碱）

C. 氯喹
D. 氯喹加庆大霉素

E. 氯喹加巴龙霉素

9.（共用题干）患者，女，35 岁。临床表现为腹痛，寒战，高热，黄疸。

（1）临床上应首先考虑为

A. 胆囊结石
B. 壶腹周围癌

C. 急性化脓性胆囊炎
D. 肝内胆管结石

E. 结石阻塞的继发性胆管炎

（2）首选的辅助检查方法是

A. ERCP
B. CT

C. BUS
D. X 线立位腹平片

E. MRI

（3）进一步的治疗方法是

A. 胰十二指肠切除术

B. 减压胆道取石 T 形管引流

C. 胆总管空肠 Roux – Y 吻合术

D. 胆囊空肠 Roux – Y 吻合术

E. 胆囊切除术

10.（共用题干）患者，男，65 岁。上腹部不适，食欲不振 3 个月。近 1 个月来，出现黄疸并进行性加重，伴有低热，无疼痛。查体：全身黄染，可扪及肿大的胆囊，血胆红素 171μmol/L，尿胆红素阳性。

（1）首先应考虑的诊断是

A. 胰腺脓肿
B. 慢性胰腺炎

C. 病毒性肝炎
D. 胰头癌

E. 胆囊炎、胆石症

（2）进一步检查中，不需要进行的是

A. MRCP
B. DSA

C. ERCP
D. PTC

E. CT

11.（共用题干）患者，男，65 岁。进行性吞咽困难 2 个月，现仅能进流质食物。查体：消瘦，锁骨上未触及肿大的淋巴结，食管 X 线钡餐透视显示：食管中段黏膜破坏，充盈缺损，管腔狭窄。

（1）进一步检查应首选

A. 食管镜
B. 食管拉网

C. 放射性核素扫描
D. 胸部及纵隔 CT

E. 腹部超声波和肝功能检查

（2）如患者出现声音嘶哑，提示肿瘤已侵犯

A. 声带
B. 气管隆嵴

C. 迷走神经
D. 喉返神经

E. 喉上神经

（3）腹部超声波检查发现肝内有多发性转移瘤，提示来自食管癌的

A. 直接浸润
B. 血行转移

C. 淋巴转移
D. 种植转移

E. 消化道黏膜下浸润

12.（共用题干）患者，女，52 岁。有胆管结石病史，近 2 天来右上腹痛，体温 37.8℃，2 小时前突然畏寒、寒战，体温达 40℃，精神紧张兴奋、口渴、面色苍白、脉搏 98 次/分、有力，血压 110/96mmHg，尿量每小时 26ml。

（1）此时，患者处于何种情况

A. 急性胆管炎，无休克

B. 休克代偿期

C. 中度休克

D. 重度休克

E. 高排低阻型休克

（2）下列哪一项不是其微循环变化的特征

A. 微动脉，微静脉收缩

B. 动静脉短路开放

C. 直捷通路开放

D. 组织灌流减少

E. 静脉回心血量减少

（3）为排除发生弥散性血管内凝血的可能做了多项检查，下列哪一项监测检查结果是无意义的

A. 血小板计数低于 80×10^9/L

B. 纤维蛋白原少于 1.5g/L

C. 凝血酶原时间较正常延长 3 秒以上

D. 副凝固试验阳性

E. 凝血时间明显缩短

（4）下列治疗错误的是

A. 积极补充血容量　　　B. 联合应用抗菌药物

C. 尽早做胆管引流　　　D. 纠正酸中毒

E. 静脉滴注间羟胺

13.（共用题干）患者，女，32 岁。间歇性吞咽困难 5 年，消瘦。

（1）应首先考虑

A. 食管癌　　　　　　　B. 食管平滑肌瘤

C. 食管良性狭窄　　　　D. 贲门失弛缓症

E. 食管憩室

（2）首选检查是

A. 食管带网气囊脱落细胞检查

B. 食管吞钡造影

C. 食管超声检查

D. 食管染色检查

E. 食管镜检查

14.（共用题干）患者，男，33 岁。冬春季发作性节律性上腹部疼痛 10 年，近 1 周来疼痛剧烈，以半夜最甚，偶伴呕吐。胃镜检查示十二指肠后壁有直径 0.5～1.5cm 溃疡，周围充血水肿，诊断为十二指肠球部活动性溃疡入院治疗。

（1）为迅速缓解症状，选取用强烈的抑酸药物，下列何种作用最强

A. 西咪替丁　　　　　　B. 雷尼替丁

C. 法莫替丁　　　　　　D. 硫糖铝

E. 奥美拉唑

（2）有关消化性溃疡的病史，下列描述不正确的是

A. 具有节律性周期性发作

B. 肝浊音区消失，应疑溃疡穿孔

C. 45 岁以上十二指肠溃疡患者，大便隐血阳性，考虑癌变

D. 部分患者以上消化道出血为首发症状

E. 出血后可使原有的溃疡症状减轻

（3）有关消化性溃疡穿孔的并发症，下列描述错误的是

A. 游离穿孔、十二指肠溃疡比胃溃疡多见

B. 十二指肠溃疡穿孔多发生于前壁

C. 胃溃疡并发穿孔多发生于小弯侧

D. 十二指肠后壁溃疡穿孔可并发出血

E. 十二指肠后壁溃疡发生穿孔速度很快

15.（共用题干）患者，男，18 岁。因转移性右下腹痛 12 小时入院，诊断为"急性阑尾炎"，当晚行阑尾切除术。病理为坏疽性阑尾炎。自术后次晨起，患者表现为腹痛，烦躁不安，未解小便，查体：面色较苍白，皮肤湿冷，心率 110 次/分，较弱，血压 80/60mmHg，腹稍胀，全腹压痛，轻度肌紧张。肠鸣音减弱。

（1）该患者目前情况，应考虑的原因是

A. 术后肠麻痹　　　　　B. 术后疼痛所致

C. 术后尿潴留　　　　　D. 术后腹腔内出血

E. 机械性肠梗阻

（2）为明确诊断，最好选择的措施是

A. 继续观察病情变化　　B. 腹部 X 线透视

C. 腹部 B 超　　　　　　D. 诊断性腹腔穿刺

E. 导尿

（3）诊断明确后，应采取的治疗方法是

A. 镇静、止痛治疗　　　B. 留置导尿管

C. 输液输血治疗　　　　D. 持续胃肠减压

E. 剖腹探查术

16.（共用题干）患者，男，45 岁。近 2 个月出现肝区疼痛，乏力，消瘦明显，消化不良，腹胀，食欲减退，无黄疸。查体：肝于右肋下可触及 3.0cm，移动性浊音（－），诊断为肝癌。

（1）对诊断有重要意义的实验室检查是

A. 血常规　　　　　　　B. 两对半

C. 肝功能　　　　　　　D. AFP

E. 血浆蛋白测定

（2）诊断价值不大的检查是

A. CT　　　　　　　　　B. B 超

C. MRI　　　　　　　　D. ERCP

E. ECT

（3）在可能实施的情况下，治疗最有效的方法是

A. 手术切除病灶　　　　B. 肝动脉结扎

C. 肝动脉栓塞　　　　　D. 化疗

E. ^{60}钴照射

17.（共用题干）患者，男，45 岁。1 周前因急性阑尾炎，进行手术治疗时阑尾系膜出血，缝扎止血时致回肠末段血运障碍，行回肠部分切除吻合术，腹腔引流，间断性引出血性液每日约 200ml。查体：腹胀，右侧腹压痛，未触及肿块，鸣音弱，BP 120/82mmHg，P 20 次/分，WBC 12×10^9/L，N 0.80。

（1）首先应考虑诊断为

A. 粘连性肠梗阻　　　　B. 绞窄性肠梗阻

C. 麻痹性肠梗阻　　　　D. 小肠吻合口狭窄，梗阻

E. 以上都不是

（2）进一步检查首先应选择
A. 腹部 X 线平片　　　B. B 超
C. CT　　　D. 钡剂灌肠
E. 腹腔穿刺

（3）应采取的主要措施是
A. 剖腹探查　　　B. 支持疗法
C. 腹腔灌洗　　　D. 肠造瘘术
E. 以上均不是

18.（共用题干）患者，男，45 岁。乙型病毒性肝炎后肝硬化 10 年，突然呕血 800ml。查体：贫血貌，血压 90/60mmHg，脉搏 110 次/分，腹软，肝未及，脾肋下 3cm，血红蛋白 60g/L，白细胞 3.5 × 10^9/L，血小板 50 × 10^9/L。

（1）患者出血的原因最可能是
A. 胃出血　　　B. 胆道出血
C. 应激性溃疡出血　　　D. 溃疡病出血
E. 食管胃底静脉曲张破裂出血

（2）患者的诊断可能是
A. 失血性休克　　　B. 胃癌
C. 门静脉高压　　　D. 原发性肝癌
E. 出血性胃炎

19.（共用题干）患者，女，33 岁。4 年前始反复上腹痛，餐前出现，餐后缓解。今晨突然出现剧烈腹痛，来诊。查体：血压 80/40mmHg，体温 38.9℃，上腹部压痛、反跳痛及肌紧张，肠鸣音减弱。RBC 4.2 × 10^{12}/L，WBC 22 × 10^9/L。

（1）可能的诊断是
A. 急性肠梗阻　　　B. 急性胰腺炎
C. 急性胆囊炎　　　D. 消化性溃疡穿孔
E. 急性胃炎

（2）为进一步确诊首先应做的检查是
A. 腹部 B 型超声　　　B. X 线腹部立位片
C. 内镜　　　D. 腹腔穿刺
E. 血淀粉酶

（3）该患首先应采取的治疗是
A. 抗生素　　　B. 胃肠减压
C. 立即手术　　　D. 禁食
E. 抗酸剂应用

20.（共用题干）患者，男，32 岁。饱食后突感右上腹部剧痛，迅速转移到右下腹和下腹部，伴恶心，呕吐不能减轻腹痛，发病 6 小时来院急诊。体检：血压 90/60mmHg，脉搏 120 次/分，痛苦貌，全腹肌紧张，压痛、反跳痛，以上腹和右上腹部为重，肠鸣音消失，肝浊音界存在，白细胞 16 × 10^9/L，中性 0.9。

（1）最可能的诊断是
A. 肠扭转　　　B. 十二指肠溃疡急性穿孔
C. 急性胆囊炎伴穿孔　　　D. 急性胰腺炎
E. 阑尾炎穿孔致腹膜炎

（2）为明确诊断，首先要进行的检查是
A. 血清淀粉酶测定　　　B. 急诊钡餐造影
C. 急性静脉胆道造影　　　D. 摄腹部立位平片
E. 腹腔穿刺

（3）经检查决定剖腹手术，术前准备中最关键的措施是
A. 禁食　　　B. 插胃管，胃肠减压
C. 半卧位　　　D. 应用抗生素
E. 补液，输血

21.（共用题干）患者，男，40 岁。每日饮白酒 200ml 达 10 年以上，近 2 年来反复间歇发作上腹部疼痛，腹痛可被抗酸剂缓解。体检示上腹部有轻度压痛。实验室检查示红细胞比容 0.45，白细胞计数 10 × 10^9/L，血清肌酐 106μmol/L，血清淀粉酶 274.4μmol/L［800U（Somogyi）］，尿肌酐 10.6μmol/L，尿淀粉酶 27.44μmol/L［80U（Somogyi）］，粪便隐血（＋＋），X 线钡餐检查示十二指肠球部畸形。

（1）该患者的淀粉酶/肌酐清除率（比率）是
A. 0.001%　　　B. 0.01%
C. 0.1%　　　D. 1%
E. 10%

（2）最可能的诊断为
A. 急性胰腺炎伴十二指肠球部痉挛
B. 急性胰腺炎伴十二指肠球部炎症
C. 急性胰腺炎伴十二指肠球部溃疡
D. 十二指肠球部溃疡伴巨淀粉酶血症
E. 十二指肠球部后壁穿透性溃疡

22.（共用题干）患者被车撞伤 4 小时，右上腹痛，查血压 80/60mmHg，脉搏 120 次/分，右肋见皮肤擦伤，右上腹压痛明显，全腹轻度肌紧张，移动性浊音阳性，肠鸣音弱，尿色正常。

（1）应首先进行的检查是
A. 腹部 CT　　　B. 腹部 B 超
C. 腹部 X 线片　　　D. 尿常规
E. 腹腔穿刺

（2）应诊断为
A. 肝破裂失血性休克
B. 脾破裂失血性休克
C. 肾破裂失血性休克
D. 胃破裂失血性休克
E. 胰腺破裂失血性休克

23.（共用题干）患者，男，50 岁。十二指肠溃疡出血，入院时神志清，表性淡漠，口渴明显，面色苍白，四肢湿冷，脉搏 120 次/分，心律齐，血压 85/75mmHg，血红蛋白 90g/L，尿少。既往高血压、冠心病史。

（1）进一步检查不选用
A. 心电图　　　B. 尿量
C. 中心静脉压　　　D. 血细胞比容
E. 颅脑 CT

（2）进一步治疗不应考虑

A. 补充血容量　　　　　B. 静脉滴注碳酸氢钠
C. 止血药物　　　　　　D. 急诊手术
E. 脱水治疗

24.（共用题干）患者，男，24岁。冬春季节上腹痛发作已有4年，近半个月来上腹痛加重，伴反酸及饥饿痛，并有半夜痛，进食后疼痛缓解，1小时前突然发作上腹部刀割样剧痛，大汗淋漓，面色苍白，腹痛迅速蔓延至全腹而来院急诊。

（1）该患者在体检时最可能出现的体征是
A. 肠鸣音亢进　　　　　B. 振水音阳性
C. 腹部板状强直　　　　D. 皮肤巩膜黄染
E. 移动性浊音阳性

（2）首选用哪一项检查来协助做出诊断
A. 血白细胞分类计数　　B. 血清淀粉酶
C. B型超声　　　　　　D. 腹部平片
E. 急诊胃镜检查

（3）据上述症状、体征及检查，应考虑诊断为
A. 胆石症　　　　　　　B. 胆道蛔虫病
C. 溃疡病穿孔　　　　　D. 急性胰腺炎
E. 消化道出血

25.（共用题干）患者，男，35岁。反复上腹部疼痛6年，多于每年秋季发生，疼痛多出现于餐前，进餐后可缓解，近2日疼痛再发，伴反酸。体检发现剑突下压痛，血红蛋白80g/L，粪便隐血（＋＋＋）。

（1）该患者首先应考虑的诊断是
A. 消化性溃疡
B. 急性胃黏膜损害
C. 食管贲门黏膜撕裂综合征
D. 胃癌
E. 胃黏膜脱垂

（2）进一步应做的检查是
A. 胃肠钡餐透视　　　　B. 胃液分析
C. 内镜　　　　　　　　D. 腹部B超
E. 幽门螺杆菌检测

（3）应首先采取的治疗是
A. 紧急输血
B. 6－氨基己酸静脉滴注
C. 质子泵抑制剂静脉滴注
D. 生长抑素静脉滴注
E. 血管加压素静脉滴注

（4）如幽门螺杆菌阳性，应采用的治疗是
A. 质子泵抑制剂＋克拉霉素
B. 阿莫西林＋克拉霉素＋甲硝唑
C. 质子泵抑制剂＋阿莫西林＋克拉霉素
D. 胶体铋＋阿莫西林
E. 胶体铋＋质子泵抑制剂＋甲硝唑

26.（共用题干）患者，女，10岁。阵发性腹痛，黑粪2天，双下肢散在出血点，双膝关节肿胀，腹软，双下腹压痛。血常规：白细胞12.5×10⁹/L，血小板200×10⁹/L，血红蛋白110g/L。尿常规：蛋白质（＋），红细胞（＋），颗粒管型0～3个/HP。

（1）该患者的诊断可能是
A. 急性阑尾炎　　　　　B. 肠套叠
C. 风湿性关节炎　　　　D. 过敏性紫癜
E. 急性肾小球肾炎

（2）不常见的病因中，不正确的是
A. 细菌病毒　　　　　　B. 食物，如鱼、牛奶
C. 某些药物　　　　　　D. 寒冷因素
E. 放射性物质

（3）首选的治疗措施是
A. 急诊手术　　　　　　B. 肾上腺皮质激素
C. 抗生素　　　　　　　D. 氯苯那敏
E. 雷尼替丁

27.（共用题干）患者，男，48岁。乙型病毒性肝炎病史10年，因乏力、低热、腹胀、少尿，来院就诊。检查发现巩膜黄染，腹部膨隆，有大量腹水存在。超声显像见肝略缩小，脾大，肝硬化结节形成，门静脉和脾静脉增宽。诊断为肝炎后肝硬化，门静脉高压。

（1）哪一项指标不能提示肝功能严重损害
A. 清蛋白明显降低　　　B. 氨基转移酶明显增高
C. 重度黄疸　　　　　　D. 大量腹水
E. 扑翼样震颤

（2）不适当的治疗措施为
A. 卧床休息
B. 忌盐饮食
C. 给予复方氨基酸和清蛋白
D. 合并应用保钾和排钾利尿剂
E. 反复多次抽放腹水

（3）入院后出现持续发热（37.5～38.3℃），弥漫性腹痛，腹水增多。腹水常规检查：淡血性色、白细胞1.0×10⁹/L，中性86％。最可能的诊断是肝硬化并发
A. 自发性腹膜炎　　　　B. 结核性腹膜炎
C. 癌性腹水　　　　　　D. 下腔静脉阻塞
E. 肠系膜静脉阻塞

28.（共用题干）患者，男，77岁。饮酒后呕吐咖啡样物1次，量约150ml，3个月来因冠心病口服小剂量阿司匹林。查体：P 80次/分，BP 128/68mmHg，神清，腹软，剑突下轻压痛，未触及包块，肝脾肋下未触及。

（1）最可能的诊断是
A. 十二指肠肠炎　　　　B. 反流性食管炎
C. 贲门黏膜撕裂综合征　D. 急性胃黏膜病变
E. 胃癌

（2）首选的检查是
A. 胃镜　　　　　　　　B. 腹部X线平片
C. 腹部B超　　　　　　D. 腹部CT
E. 肿瘤标记物

（3）首选的治疗是
A. 静脉滴注氨甲苯酸

B. 口服胃黏膜保护剂

C. 静脉滴注质子泵抑制剂

D. 静脉滴注 H_2 受体拮抗剂

E. 口服云南白药

29. （共用题干）患者，男，23 岁。突然晕倒 2 小时，5 天前因车祸撞伤左下胸部，曾卧床休息 2 天。查体：**P 140 次/分，R 30 次/分，BP 75/60mmHg**，神志清，面色苍白，左下胸有皮肤瘀斑，腹部膨隆，轻度压痛，反跳痛，移动性浊音阳性，肠鸣音减弱。

（1）最可能的诊断是

　　A. 小肠破裂　　　　　　B. 结肠破裂

　　C. 胃破裂　　　　　　　D. 脾破裂

　　E. 肾破裂

（2）为尽快明确诊断，首选的辅助检查是

　　A. 腹部 MRT　　　　　　B. 胸部 X 线片

　　C. 腹部 B 超　　　　　　D. 腹部 CT

　　E. 腹部 X 线片

（3）最佳的处理方法是

　　A. 小肠修补术　　　　　B. 结肠修补术

　　C. 胃修补术　　　　　　D. 脾切除术

　　E. 肾切除术

30. （共用题干）患者，男，25 岁。左上腹撞击伤 2 小时，左上腹疼痛伴轻度恶心，未呕吐，伴心慌、出冷汗。查体：左上腹轻度压痛，反跳痛（±），局限性腹肌紧张，移动性浊音（+），肠鸣音 6 次/分，血压 80/50mmHg。

（1）该病人最有价值的诊断方法是

　　A. 血常规　　　　　　　B. 血淀粉酶检查

　　C. X 线腹部平片　　　　D. 尿常规检查

　　E. 腹腔穿刺

（2）最可能损伤的脏器是

　　A. 结肠破裂　　　　　　B. 空肠破裂

　　C. 肝破裂　　　　　　　D. 脾破裂

　　E. 肾破裂

（3）腹腔抽出不凝血的原因是

　　A. 病人凝血机制异常

　　B. 使用抗凝药物

　　C. 弥散性血管内凝血

　　D. 腹膜炎性渗出液混合

　　E. 腹膜脱纤维作用

31. （共用题干）患儿，男，13 岁。进食油腻食物后出现腹痛、呕吐，肛门停止排气、排便 6 小时。2 年前曾做阑尾炎切除术。腹部 X 平片立位检查示阶梯样液平面。

（1）患者考虑的诊断是

　　A. 急性胰腺炎　　　　　B. 急性胃炎

　　C. 粘连性肠梗阻　　　　D. 胃溃疡并幽门梗阻

　　E. 急性胆囊炎

（2）导致此次疾病病因的是

　　A. 不洁饮食　　　　　　B. 手术导致

　　C. 细菌感染　　　　　　D. 遗传因素

E. 应激反应

B1 型题

1. （共用备选答案）

　　A. McBurney 点压痛　　　B. Murphy 征阳性

　　C. 腹中部压痛　　　　　D. 脐周压痛

　　E. 下腹正中压痛

（1）急性胆囊炎的疼痛特点是

（2）急性阑尾炎的疼痛特点是

2. （共用备选答案）

　　A. 常发生在进油腻食物后

　　B. 过食、饮酒后发生

　　C. 腹痛在剧烈活动后发生

　　D. 持续性腹痛阵发性加重

　　E. 转移性疼痛

（1）急性胆囊炎发病与饮食的关系是

（2）急性胰腺炎发病与饮食的关系是

（3）胆石症合并胆道感染时，腹痛的表现是

3. （共用备选答案）

　　A. 胃镜检查　　　　　　B. 钡餐造影

　　C. 腹部 CT　　　　　　 D. 腹部 B 超

　　E. 胃液分析

（1）诊断急性胃炎的主要依据是

（2）了解溃疡病患者胃酸分泌情况的依据是

4. （共用备选答案）

　　A. 地图形溃疡

　　B. 边缘呈堤坝样隆起的溃疡

　　C. 长轴与局部肠管纵轴平行的溃疡

　　D. 边缘整齐如刀切的圆形溃疡

　　E. 口小底大的烧瓶状溃疡

（1）消化性溃疡病的特点是

（2）溃疡型胃癌的特点是

（3）细菌性痢疾的特点是

5. （共用备选答案）

　　A. 鲜红血便　　　　　　B. 创伤后呕血

　　C. 出血伴腹痛、发热　　D. 呕血及黑粪

　　E. 出血来势凶猛，以呕血为主

（1）食管胃底静脉曲张破裂出血的特点是

（2）胆道出血的特点是

（3）应激性溃疡的特点是

6. （共用备选答案）

　　A. 一日出血量为 10ml

　　B. 一日出血量为 60ml

　　C. 胃内储积血量为 300ml

　　D. 一日出血量为 400ml

　　E. 一日出血量为 1200ml

出现下列症状时的消化道出血量估计为

（1）黑粪

（2）呕血

（3）周围循环衰竭

7.（共用备选答案）
 A. AFP < 20μg/L
 B. AFP > 100μg/L
 C. AFP > 200μg/L 持续 6 周
 D. AFP > 200μg/L 持续 8 周
 E. AFP > 500μg/L 持续 2 周
（1）可以诊断肝细胞癌的是
（2）可以诊断胆管细胞癌的是

8.（共用备选答案）
 A. 便血量多而鲜红　　B. 便血少而疼痛
 C. 便血污秽而臭　　　D. 便血量多而色黑
 E. 便污血而疼痛
（1）肛裂的便血特点是
（2）内痔的便血特点是
（3）血栓性外痔的便血特点是
（4）直肠癌的便血特点是

9.（共用备选答案）
 A. 胆囊切除术
 B. 胆囊造口术
 C. Oddi 括约肌切开成形术
 D. 胆囊切除加胆管空肠 Roux – Y 吻合术
 E. 胆囊切除加胆总管探查引流术
（1）胆囊多发性小结石有黄疸史宜采用
（2）慢性胆囊炎合并胆囊积水宜采用
（3）肝内胆管大量泥沙样结石宜采用
（4）胆囊积脓穿孔合并感染性休克宜采用

10.（共用备选答案）
 A. 腹水比重 < 1.016，蛋白 20g/L
 B. 腹水比重 > 1.018，李凡他（Rivalta）试验阳性
 C. 乳糜样腹水
 D. 腹水细胞总数 > 1000 × 10⁶/L，分类以中性粒细胞为主
 E. 腹水细胞总数为 100 × 10⁶/L，分类以间皮细胞为主
（1）最可能为肝硬化腹水的是
（2）最可能为结核性腹膜炎腹水的是

11.（共用备选答案）
 A. 急性胆囊炎　　　B. 急性阑尾炎
 C. 胃十二指肠溃疡穿孔　D. 急性胰腺炎
 E. 右输尿管结石
（1）转移性右下腹痛，最可能的诊断是
（2）上腹部束带状疼痛，多呈持续性，最可能的诊断是
（3）右腰部阵发性绞痛向会阴部扩散，最可能的诊断是

12.（共用备选答案）
 A. 十二指肠损伤断裂　B. 肝破裂
 C. 胃破裂　　　　　　D. 胰腺损伤断裂
 E. 乙状结肠严重损伤断裂
（1）较大裂伤可在彻底止血后放置引流，不予缝合的疾病是
（2）在修补术后，行胃部分切除、胃空肠吻合术，术后胃

肠减压 7～10 天，治疗的疾病是

13.（共用备选答案）
 A. 上腹刀割样痛伴肌紧张
 B. 上腹烧灼痛伴反酸
 C. 上腹钻顶样痛
 D. 右上腹绞痛
 E. 中上腹持续性剧痛
（1）十二指肠球部溃疡的疼痛特点是
（2）胆道蛔虫病的疼痛特点是
（3）内脏穿孔的疼痛特点是

14.（共用备选答案）
 A. 十二指肠球部溃疡
 B. 胰源性溃疡
 C. 浅表性胃炎
 D. 胃窦溃疡
 E. 胃窦癌
（1）Billroth Ⅱ式胃大部切除术适用于
（2）Billroth Ⅰ式胃大部切除术适用于

15.（共用备选答案）
 A. 左半结肠癌　　　B. 右半结肠癌
 C. 小肠肿瘤　　　　D. 局限性肠炎
 E. 溃疡性结肠炎
（1）腹部不适，无力，消瘦，发热伴贫血，粪便带脓血或黏液，最可能的诊断是
（2）腹痛，腹胀，便秘或腹泻，不完全性低位肠梗阻，最可能的诊断是

16.（共用备选答案）
 A. 胆道蛔虫病　　B. 急性梗阻性化脓性胆管炎
 C. 肝脓肿　　　　D. 急性水肿型胰腺炎
 E. 急性化脓性胆囊炎
（1）胆囊结石最常见的并发症是
（2）最易引起感染性休克的疾病是

17.（共用备选答案）
 A. 急性化脓性胆囊炎
 B. 胆囊结石
 C. 急性梗阻化脓性胆管炎
 D. 急性出血坏死性胰腺炎
 E. 胆总管结石
（1）Charcot 三联征见于
（2）Murphy 征见于
（3）Reynolds 五联征见于

18.（共用备选答案）
 A. 增强 CT
 B. B 超
 C. X 线片
 D. 经皮肝穿刺胆道造影（PTC）
 E. 经内镜逆行胰胆管造影（ERCP）
（1）胆道疾病检查首选
（2）易诱发急性胰腺炎的检查是

第十二章　泌尿系统

A1／A2 型题

1. 急性尿潴留患者，首选的处理方法是
A. 膀胱穿刺造瘘
B. 耻骨上膀胱穿刺抽吸尿液
C. 热敷
D. 针灸
E. 导尿管导尿

2. 老年男性急性尿潴留最常见的病因是
A. 膀胱颈挛缩　　　　　B. 尿道狭窄
C. 前列腺癌　　　　　　D. 膀胱肿瘤
E. 前列腺增生

3. 有助于鉴别肾盂肾炎与膀胱炎的尿液检查是
A. 白细胞计数　　　　　B. 尿培养
C. 蛋白定量　　　　　　D. 红细胞计数
E. 白细胞管型

4. 确诊膀胱肿瘤最可靠的依据是
A. B 超　　　　　　　　B. 膀胱镜检查＋活检
C. CT　　　　　　　　　D. 膀胱造影
E. 尿脱落细胞学检查

5. 患者，女，18 岁。咽痛，发热 1 天，浓茶色尿半天。首选的检查项目是
A. 尿蛋白定量　　　　　B. 尿蛋白电泳
C. 尿常规加沉渣镜检　　D. 尿渗透压
E. 尿细菌培养

6. 某患者经影像学检查确诊为肾癌，近半个月来出现左侧阴囊内精索静脉曲张，且平卧后不消失，最可能的原因是
A. 肾静脉内癌栓
B. 肾动脉内癌栓
C. 肿瘤压迫精索内静脉
D. 原发性精索静脉曲张
E. 与肾肿瘤无关

7. 选择药物治疗前列腺增生时，其中效果好，起效快，目前最常应用的是
A. 雌激素　　　　　　　B. 雄激素
C. α 受体阻断剂　　　　D. 抗生素
E. 5α－还原酶抑制剂

8. 患者，女，32 岁。蛋白尿 2 年，尿少 1 周入院，全身凹陷性水肿，血压正常，血白蛋白 11g/L，肾功能正常，尿蛋白 10g/24h，诊断肾病综合征。哪一项处理不当
A. 卧床休息　　　　　　B. 低盐、正常蛋白饮食
C. 静脉输注白蛋白　　　D. 首选肾上腺皮质激素
E. 利尿剂消肿

9. 尿道球部损伤尿外渗的部位是
A. 膀胱周围　　　　　　B. 会阴浅袋
C. 会阴深袋　　　　　　D. 阴茎部
E. 阴囊部

10. 睾丸下降固定术，手术最佳时间是
A. 2 岁以内　　　　　　B. 3 岁
C. 4 岁　　　　　　　　D. 5 岁
E. 6 岁

11. 治疗慢性肾小球肾炎的主要目的是
A. 消除水肿　　　　　　B. 消除血尿
C. 消除蛋白尿　　　　　D. 控制高血压
E. 延缓肾功能减退

12. 患者，男，70 岁。排尿困难 2 年，腹部平片提示膀胱区有直径 2.0cm 的椭圆形致密影。典型的临床症状是
A. 排尿疼痛　　　　　　B. 进行性排尿困难
C. 血尿　　　　　　　　D. 腰痛，血尿，脓尿
E. 尿流中断，改变体位后好转

13. 少尿是指 24 小时尿量少于
A. 1500ml　　　　　　　B. 1000ml
C. 750ml　　　　　　　 D. 400ml
E. 100ml

14. 有关夜尿增多的描述，正确的是
A. 夜尿量超过白天尿量
B. 夜间尿量持续超过 700ml
C. 尿路感染时夜尿增多
D. 夜尿增多多为正常现象
E. 肾分泌功能减退

15. 患者，男，10 岁。1 年来尿频、尿急、尿痛和排尿困难，尿流突然中断，改变体位又能继续排尿，应首先考虑
A. 膀胱炎　　　　　　　B. 尿道炎
C. 膀胱结石　　　　　　D. 包茎
E. 泌尿系结核

16. 选择性蛋白尿的特点是以
A. 清蛋白为主　　　　　B. 白蛋白为主
C. 本周蛋白为主　　　　D. IgA 为主
E. α₂－微球蛋白为主

17. 患者，男，31 岁。下腹部外伤 6 小时，患者出现小腹隐痛伴排尿困难，试插导尿管可以顺利进入膀胱，注入 50ml 生理盐水后抽出不足 50ml，反复注入均如此，此种情况应首先考虑
A. 后尿道断裂　　　　　B. 前尿道断裂
C. 输尿管损伤　　　　　D. 膀胱损伤合并尿道损伤
E. 膀胱破裂

18. 尿毒症高血压伴血钾增高时，降压治疗不宜使用
A. β 受体阻断剂　　　　B. 襻利尿剂
C. 钙拮抗剂　　　　　　D. 血管扩张剂

E. 血管紧张素转换酶抑制剂

19. 导致肾盂肾炎常见的致病菌为
　　A. 克雷伯杆菌　　　　　B. 大肠埃希菌
　　C. 变形杆菌　　　　　　D. 葡萄球菌
　　E. 粪链球菌

20. 能有效鉴别慢性肾盂肾炎与慢性肾小球肾炎的是
　　A. 血尿程度
　　B. 蛋白尿程度
　　C. 肾功能减退程度
　　D. 影像检查示一侧肾缩小或表面凹凸不平
　　E. 高血压程度

21. 下列哪一项属慢性肾功能不全失代偿期（氮质血症期）
　　A. GFR > 50ml/min，Cr < 178μmol/L（< 2mg/dl）
　　B. GFR < 50ml/min，Cr > 178μmol/L（> 2mg/dl）
　　C. GFR < 25ml/min，Cr > 450μmol/L（> 5mg/dl）
　　D. GFR < 15ml/min，Cr > 607μmol/L（> 3mg/dl）
　　E. GFR < 10ml/min，Cr > 884μmol/L（> 10mg/dl）

22. 患者，男，24 岁。排尿困难 3 年余，4 年前有骨盆骨折史。B 超测残余尿量为 200ml。引起该患者排尿困难的原因最可能是
　　A. 前列腺增生　　　　　B. 膀胱损伤
　　C. 尿道结石　　　　　　D. 尿道狭窄
　　E. 包茎

23. 患者，女，45 岁。慢性尿路感染反复发作 10 年，现血尿素氮 9mmol/L，血肌酐 186μmol/L，尿中红细胞 5 ~ 10/HP。其肾功能属
　　A. 肾功能正常期　　　　B. 肾功能代偿期
　　C. 肾功能失代偿期　　　D. 肾衰竭期
　　E. 肾衰竭加重期

24. 在腹部平片不易显影的结石是
　　A. 磷酸盐结石　　　　　B. 草酸盐结石
　　C. 尿酸结石　　　　　　D. 碳酸盐结石
　　E. 混合结石

25. 老年男性发生膀胱结石最常见的诱因是
　　A. 膀胱炎　　　　　　　B. 前列腺炎
　　C. 膀胱挛缩　　　　　　D. 前列腺增生
　　E. 膀胱异物

26. 尿路感染中，有利于磷酸盐结石形成的细菌是
　　A. 大肠埃希菌　　　　　B. 变形杆菌
　　C. 产气杆菌　　　　　　D. 铜绿假单胞菌
　　E. 金黄色葡萄球菌

27. 患者，女，22 岁。突然发热，腰痛，卧床不起，尿蛋白（－），红细胞 10/HP。白细胞 20 ~ 30/HP。下列不符合急性肾盂肾炎的表现是
　　A. 发热　　　　　　　　B. 尿白细胞管型
　　C. 高血压　　　　　　　D. 膀胱刺激征
　　E. 肾区叩痛

28. 患者，男，52 岁。间断无痛性全程肉眼血尿 3 天。查

体：肾区无叩痛。尿检：红细胞满视野。膀胱镜检：未见异常。静脉尿路造影：右肾盂有充盈缺损。首先应考虑诊断为
　　A. 肾盂肾炎　　　　　　B. 肾结核
　　C. 肾结石　　　　　　　D. 肾囊肿
　　E. 肾盂癌

29. 慢性肾盂肾炎的典型临床表现是
　　A. 血尿　　　　　　　　B. 长期低热、腰痛
　　C. 高血压　　　　　　　D. 反复急性发作
　　E. 无症状菌尿

30. 下列选项不是急进性肾小球肾炎临床特点的是
　　A. 起病急，初期表现似急性肾炎
　　B. 常有贫血
　　C. 常出现少尿甚至无尿
　　D. 可有咯血及肺部病变
　　E. 强化治疗无效时可长期透析

31. 在我国成年人中，引起原发性肾病综合征最常见的病理类型是
　　A. 微小病变型
　　B. 系膜增生性肾小球肾炎
　　C. 系膜毛细血管性肾小球肾炎
　　D. 膜性肾病
　　E. 局灶节段性肾小球硬化

32. 肉眼血尿反复发作，最常见于
　　A. 急性肾小球肾炎
　　B. 狼疮性肾小球肾炎
　　C. 急进性肾小球肾炎
　　D. 过敏性紫癜肾炎
　　E. IgA 肾病

33. 在我国引起慢性肾衰竭最常见的原因是
　　A. 慢性肾小球肾炎
　　B. 慢性肾盂肾炎
　　C. 遗传性肾小球肾炎
　　D. 糖尿病肾病
　　E. 高血压肾病

34. 患者，女，26 岁。蛋白尿 2 个月，血压 130/80mmHg，尿蛋白（＋＋＋），红细胞（＋＋），肾活检病理示肾小球系膜区多种抗体和补体沉积，血中 C4 降低及多种自身抗体阳性。可确诊为
　　A. 狼疮性肾小球肾炎
　　B. IgA 肾病
　　C. 过敏性紫癜肾炎
　　D. 急性肾小球肾炎
　　E. 慢性肾小球肾炎

35. 对区分急、慢性肾衰竭最有意义的是
　　A. 蛋白尿程度　　　　　B. 血尿程度
　　C. 肾脏体积的大小　　　D. 氮质血症程度
　　E. 酸中毒程度

36. 患者，男，36 岁。慢性肾炎多年，近来出现恶心，呕吐，呼

吸深而快。血尿素氮 20mmol/L（55mg/dl），肌酐 450μmol/L（5mg/dl），血 pH 7.25，血 HCO_3^- 20mmol/L。该患者的肾功能处于

A. 正常期 　　　　　　B. 代偿期
C. 失代偿期 　　　　　D. 衰竭期
E. 终末期

37. 肾病综合征患者应用泼尼松治疗 5 周后，尿蛋白定量由 3.8g/24h 减少至 2.6g/24h，但仍有双下肢的水肿，应当进行的治疗是
A. 继续泼尼松治疗
B. 换用地塞米松
C. 将泼尼松减量，加强利尿
D. 加用吲哚美辛
E. 加用环磷酰胺

38. 患者，女，28 岁。寒战发热伴尿频 3 天。查体：T 39.5℃，右肾区叩击痛，尿常规：红细胞 5～10/高倍视野，白细胞 20～30/高倍视野，该患者抗生素治疗的疗程是
A. 3 天 　　　　　　　B. 1 周
C. 4 周 　　　　　　　D. 2 周
E. 3 周

39. 排泄性尿路造影显示右肾上盏局限性边缘不整齐和虫蛀样改变，此时，对临床症状轻微患者，最合适的治疗方法是
A. 肾结核病灶清除 　　B. 肾部分切除
C. 肾切除 　　　　　　D. 抗结核药物治疗
E. 无须治疗

40. 以下各项检查中，对确定膀胱肿瘤最可靠的是
A. B 超 　　　　　　　B. CT
C. 经膀胱镜检查 + 活检 　D. 尿细胞学检查
E. 膀胱双合诊

41. 男性泌尿生殖器结核原发病灶多在
A. 肾 　　　　　　　　B. 输尿管
C. 膀胱 　　　　　　　D. 附睾
E. 前列腺

42. 下列排尿困难的常见病因，应除外
A. 尿道狭窄 　　　　　B. 前列腺增生症
C. 膀胱颈挛缩 　　　　D. 神经性膀胱
E. 前列腺挛缩

43. 前列腺增生排尿困难的程度主要决定于
A. 前列腺的大小 　　　B. 患者年龄
C. 增生的部位 　　　　D. 是否癌变
E. 是否钙化

44. 肾损伤漏诊最主要的原因是
A. 无肉眼血尿症状 　　B. 血液溢向肾外
C. 合并其他内脏损伤 　D. 尿液外溢至肾周
E. 肾区无皮损

45. 上尿路结石是指
A. 肾结石 　　　　　　B. 输尿管结石
C. 膀胱结石 　　　　　D. 输尿管和膀胱结石
E. 肾和输尿管结石

46. 患者，男，68 岁。短期内发生左侧精索静脉曲张，最可能的原因是
A. 肾结核 　　　　　　B. 睾丸肿瘤
C. 肾积水 　　　　　　D. 肾盂巨大结石
E. 肾癌

47. 患者，男，30 岁。慢性肾炎 6 年。实验室检查：BUN 18mmol/L，Cr 285μmol/L，Hb 80g/L，尿蛋白（＋＋），最合适的治疗为
A. 低蛋白饮食 + 酮酸 　B. 血液透析
C. 肾移植 　　　　　　D. 腹膜透析
E. 中草药

48. 患者，男，30 岁。慢性肾炎 10 年，近来疲乏明显，伴恶心、消瘦。实验室检查：血尿素氮 12.8mmol/L，肌酐 256μmol/L，给该患者的饮食应为
A. 蛋白质 <0.6g/（kg·d），磷 <600mg/d，高热量
B. 高热量，高蛋白，低钠
C. 蛋白质 <0.3g/（kg·d），磷 <600mg/d
D. 蛋白质 <0.4g/（kg·d），磷 <600mg/d
E. 蛋白质 <0.8g/（kg·d），磷 <600mg/d，高热量

49. 患者，男，42 岁。被车撞伤致骨盆骨折，不能排尿 1 天。查体：BP 70/50mmHg，P 120 次/分。该患者入院后紧急治疗的最好方法是
A. 尿道会师术
B. 膀胱造瘘术
C. 抗休克治疗后膀胱造瘘术
D. 止血、镇静、抗感染
E. 尿道缝合术

50. 患儿，男，3 岁。发现右侧腹部进行性增大的肿块 1 个月，伴不规则发热。实验室检查：红细胞生成素增高。IVP：右肾不显影。最可能的诊断是
A. 肾癌 　　　　　　　B. 巨大肾积水
C. 肾母细胞瘤 　　　　D. 肾上腺神经母细胞瘤
E. 多囊肾

51. 下列选项最符合急性肾盂肾炎诊断的是
A. 发热、水肿、尿频、尿痛及尿沉渣白细胞增多
B. 高血压、水肿、尿频、尿痛及尿沉渣检查白细胞成堆
C. 水肿、发热、尿频、尿急、尿痛及蛋白尿
D. 高热、尿频、尿急、尿痛、肾区叩痛及尿白细胞增多
E. 发热、尿频、尿急、尿痛及尿蛋白增多

52. 急性肾小管坏死的正确处理原则是
A. 少尿期——充分补液后利尿
B. 多尿期——补足液体，量出为入
C. 控制感染——大剂量青霉素钾盐静脉滴注
D. 初发期诊断性治疗——甘露醇、呋塞米利尿
E. 饮食原则——低盐、高蛋白、高糖饮食

53. 易引起排尿突然中断的结石是
A. 肾盏结石 　　　　　　B. 肾盂结石

C. 输尿管结石　　　　D. 膀胱结石

E. 以上都不是

54. 病理性肾结核主要位于

A. 肾盏　　　　　　　B. 肾髓质层

C. 肾乳头、肾盏　　　D. 肾皮质层

E. 肾盂

55. T_2 期膀胱肿瘤浸润哪一层组织

A. 黏膜层　　　　　　B. 固有层

C. 浅肌层　　　　　　D. 深肌层

E. 浆膜层

56. 左侧继发性精索静脉曲张，应考虑的疾病是

A. 胰腺囊肿　　　　　B. 左肾肿瘤

C. 左肾囊肿　　　　　D. 嗜铬细胞瘤

E. 睾丸肿瘤

57. 鉴别肾炎性肾病综合征与单纯性肾病综合征的指标是

A. 持续高血压　　　　B. 低蛋白血症

C. 高胆固醇血症　　　D. 高度水肿

E. 大量蛋白尿

58. 尿毒症患者贫血的最主要原因是

A. 慢性失血

B. 血红蛋白合成障碍

C. 红细胞寿命缩短

D. 红细胞生成素缺乏

E. 铁及叶酸摄入不足

59. 肾细胞癌最常见的病理类型是

A. 嫌色细胞癌

B. 透明细胞癌

C. 未分类肾细胞癌

D. 乳头状肾细胞癌

E. 集合管癌

60. 患者，男，23 岁。血尿、蛋白尿 2 年。查体：BP 160/90mmHg，尿蛋白 1.3 ~ 1.8g/d，血肌酐 100μmol/L。最可能的诊断是

A. 无症状性蛋白尿和血尿

B. 高血压肾损害

C. 慢性肾小球肾炎

D. 肾病综合征

E. 慢性间质性肾炎

61. 患者，女，51 岁。慢性肾衰竭病史 3 年，头晕、乏力、四肢发麻 1 天。查体：BP 160/100mmHg，贫血貌，心电图示窦性心律，T 波高尖，急查血肌酐 789μmol/L，血钾 6.8mmol/L，对该患者最关键的治疗是

A. 导泻　　　　　　　B. 限制钾盐摄入

C. 补液　　　　　　　D. 血液透析

E. 口服降压药物

62. 引起急性尿潴留最常见的病因是

A. 膀胱结石　　　　　B. 膀胱肿瘤

C. 尿道狭窄　　　　　D. 外伤性脊柱损伤

E. 良性前列腺增生

A3/A4 型题

1.（共用题干）患者，男，58 岁。无症状，体检时 B 超发现左肾上极有一 3.0cm × 3.0cm × 3.6cm 大小低回声占位，其内回声不均，肾包膜完整。尿常规化验无异常。

（1）此患者的诊断，错误的是

A. 多为恶性　　　　　B. 多为肾癌

C. 不可能是肾结石　　D. 不可能是错构瘤

E. 不可能为肾盂癌

（2）假如诊断为肾癌，下列选项错误的是

A. 最少见的组织细胞为透明细胞

B. 最先出现的淋巴转移在肾蒂淋巴结

C. 最高发的年龄在 50 ~ 60 岁

D. 男性多于女性

E. 常为单侧

（3）假如诊断为肾癌，其临床表现错误的是

A. 可以低热就诊　　　B. 可以精索静脉曲张就诊

C. 可以咯血就诊　　　D. 可以骨折就诊

E. 不可能没有症状

（4）如行肾癌根治术，错误的是

A. 在肾周筋膜内游离　　B. 切除肾周脂肪

C. 切除肾蒂淋巴结　　　D. 取出癌栓

E. 先结扎肾蒂

2.（共用题干）患者，男，66 岁。排尿费力多年，前一日饮酒后一夜未尿，下腹胀痛。查体：膀胱膨胀达脐下 1 指，触痛。

（1）该患者最可能的病因是

A. 膀胱破裂　　　　　B. 前列腺炎

C. 尿路结石　　　　　D. 前列腺增生

E. 前列腺癌

（2）该患者在急诊处理过程中，下列做法错误的是

A. 立即给予导尿，引流尿液

B. 估计排尿功能一时难以恢复，应留置导尿

C. 导尿管插入后应尽快放空膀胱内尿液，减轻病人痛苦

D. 导尿应无菌操作

E. 不能插入导尿管时，做耻骨上膀胱穿刺

（3）该患者进一步检查需要做直肠指诊，关于直肠指诊下列描述错误的是

A. 检查时应注意大小、形态、质地、有无触痛等

B. 检查应在排尿后进行，这样比较准确

C. 若前列腺不大可排除前列腺增生

D. 前列腺质硬，有结节应排除前列腺癌

E. 应注意肛门括约肌张力

（4）为了确定诊断，首先考虑的检查是

A. PSA　　　　　　　B. 膀胱镜

C. 尿常规　　　　　　D. 静脉肾盂造影

E. B 超

3.（共用题干）患者，男，76 岁。患高血压 30 余年，平时血压在（150 ~ 180）/（90 ~ 110）mmHg，不规则服用

降压药。2 周来胸闷、气促，贫血貌，颈静脉怒张，心界向左下扩大，心率 104 次/分，两肺底有细小湿啰音，肝肋下二指，下肢水肿中度，尿蛋白（＋），血肌酐 884μmol/L（10mg/dl）。

（1）患者诊断为肾衰竭，最可能的病因是
    A. 慢性肾小球肾炎致肾性高血压
    B. 肾小动脉硬化
    C. 慢性肾盂肾炎
    D. 老年性肾硬化
    E. 心力衰竭致肾功能减退

（2）最适宜的治疗为
    A. 洋地黄制剂   B. 大剂量利尿剂
    C. 扩张血管药物   D. ACEI 制剂
    E. 透析疗法

（3）若血钾增高时，降压治疗不宜使用
    A. β 受体阻断剂   B. 袢利尿剂
    C. 钙拮抗剂   D. 血管扩张剂
    E. 血管紧张素转换酶抑制剂

4. （共用题干）患者，男，63 岁。尿频，排尿迟缓 4 年，间歇肉眼血尿 1 年。B 超检查可见膀胱壁毛糙，可见 1.5cm×2.0cm×2.0cm 大小强回声光团伴声影，前列腺 4.2cm×4.0cm×5.0cm 大小，残余尿 100ml。

（1）该患者主要的诊断是
    A. 前列腺增生   B. 前列腺增生合并膀胱出血
    C. 膀胱肿瘤   D. 前列腺增生合并膀胱结石
    E. 慢性膀胱炎合并膀胱结石

（2）该患者宜采用的治疗是
    A. 膀胱切开取石术
    B. 抗感染
    C. 膀胱肿瘤电切术
    D. 前列腺电切术及膀胱碎石术
    E. 膀胱内碎石术

（3）膀胱结石的典型症状是
    A. 肉眼血尿   B. 下腹疼痛
    C. 排尿中断   D. 会阴部下坠感
    E. 剧烈腰痛

（4）诊断膀胱结石最可靠的方法是
    A. 有尿线中断史   B. 膀胱刺激症状
    C. 膀胱区平片检查   D. B 超检查
    E. 直肠指检

5. （共用题干）患者，女，25 岁。尿频、尿急、尿痛，血尿伴发热 39℃ 1 天入院，无呕吐，无腰痛，尿蛋白（＋），红细胞 30～40/HP，白细胞满视野。

（1）患者最可能诊断为
    A. 急性膀胱炎   B. 急性肾盂肾炎
    C. 急性肾小球肾炎   D. 肾结核
    E. 急性间质性肾炎

（2）最适宜的进一步诊断方法是
    A. 肾功能检查

    B. 尿细胞学检查
    C. 尿比重和尿渗透压检查
    D. 尿细菌学检查
    E. 尿路影像学检查

（3）对本例患者最重要的治疗是
    A. 抗感染药物   B. 饮水
    C. 中西药物联合应用   D. 碱化尿液
    E. 卧床休息

6. （共用题干）患者，男，34 岁。双侧耻骨支骨折，伤后 6 小时无尿，血压、脉搏正常。

（1）应考虑的原因是
    A. 血容量不足   B. 急性肾衰竭
    C. 尿道断裂   D. 输尿管损伤
    E. 直肠损伤

（2）首选的处理是
    A. 补充血容量   B. 导尿
    C. 利尿药   D. 膀胱镜检
    E. 逆行输尿管造影

7. （共用题干）患者，男，68 岁。因患前列腺增生症，排尿困难，需手术治疗。

（1）在前列腺手术指征中，不是绝对的手术指征的是
    A. 膀胱残余量超过 50ml
    B. 有尿潴留史
    C. 伴膀胱结石
    D. 心、肺和肾功能耐受手术
    E. 前列腺明显增大

（2）该患者不需与哪一种疾病鉴别
    A. 膀胱颈硬化   B. 膀胱炎
    C. 前列腺癌   D. 神经源性膀胱
    E. 膀胱癌

（3）现患者残余尿 200ml，以中叶大为主，心肺功能好，最好采用哪一种治疗
    A. 经尿道切除前列腺   B. 药物治疗
    C. 膀胱造瘘   D. 热疗
    E. 经膀胱耻骨上前列腺切除术

8. （共用题干）患者，男，45 岁。因上吐下泻住院治疗，每天静脉途径给庆大霉素 24 万 U，共 9 天，近 5 天来无尿，眼结膜水肿，腹水，下肢水肿。实验室检查：尿素氮 42mmol/L，血清肌酐 1.04μmol/L，血清钾 6.8mmol/L。

（1）应诊断为
    A. 庆大霉素过敏反应
    B. 庆大霉素肾中毒，导致急性肾衰竭
    C. 双输尿管结石梗阻
    D. 前列腺肥大
    E. 原发病导致失水

（2）最好的治疗方法是
    A. 5% 碳酸氢钠溶液静脉注射
    B. 10% 葡萄糖酸钙溶液静脉注射
    C. 离子交换树脂及山梨醇保留灌肠

D. 大剂量呋塞米（速尿）静脉注射

E. 透析疗法

（3）下列检查对本例诊断最有帮助的是

 A. KUB   B. 病史及肾穿刺活检

 C. B 超   D. 肾血管造影

 E. 逆行肾盂造影

9.（共用题干）患儿，男，9 个月。右睾丸未降至阴囊内，查右阴囊空虚未触及睾丸，左侧发育正常。

（1）该患儿应采取的正确治疗是

 A. 右隐睾牵引

 B. 右睾丸切除

 C. 药物绒毛膜促性腺激素治疗

 D. 等到 1 岁时右睾丸仍不下降用绒毛膜促性腺激素治疗

 E. 睾酮治疗

（2）患儿 2 岁右睾丸仍未下降，应采取的治疗是

 A. 右隐睾牵引

 B. 右睾丸切除

 C. 睾酮治疗

 D. 绒毛膜促性腺激素治疗

 E. 观察等待到 5 岁

（3）该患儿手术中发现右睾丸发育极差，如黄豆粒大小，应采取的治疗是

 A. 右睾丸切除

 B. 右睾丸切除如有斜疝行修补术

 C. 右睾丸牵引术 + 绒毛膜促性腺激素治疗

 D. 右睾丸牵引术 + 睾酮治疗

 E. 右睾丸切除 + 睾酮治疗

10.（共用题干）患者，男，58 岁。尿频，排尿困难 3 年，尿流中断半年。下腹平片及 B 超可见膀胱区 3.0cm × 2.5cm ×2.5cm 和 2.5cm × 2.0cm ×2.0cm 2 枚结石，上尿路未见异常改变。

（1）治疗后为预防结石，下列措施中错误的是

 A. 定期 X 线或 B 超检查

 B. 大量饮水

 C. 膀胱镜检查

 D. 依结石成分调节饮食

 E. 少吃盐和糖

（2）尿中无感染患者宜采用的治疗是

 A. 饮用磁化水 B. 膀胱内碎石术

 C. 膀胱切开取石 D. 套石术

 E. 药物排石

（3）查尿白细胞满视野，采用最佳的治疗方法是

 A. 先留置尿管，抗感染治疗后再行膀胱切开取石

 B. 立即膀胱切开取石

 C. 膀胱镜碎石

 D. 先留置尿管，抗感染治疗后，再碎石

 E. 抗感染等非手术治疗

（4）该患者是膀胱结石，原因是

 A. 膀胱炎   B. 前列腺增生症

 C. 膀胱颈硬化   D. 神经源性膀胱

 E. 前列腺癌

11.（共用题干）患者，男，35 岁。头痛、头晕 1 年，加重 1 周，伴心悸、乏力、鼻出血及牙龈出血。查体：血压 170/110mmHg，皮肤黏膜苍白，化验：Hb 65g/L，PLT 148 × 10⁹/L，尿蛋白（＋＋＋），尿红细胞 3 ~ 5/HP，BUN 38mmol/L，Cr 887μmol/L，Ccr 10ml/min。肾脏 B 超：左肾 8.9cm × 4.6cm ×4.1cm，右肾 8.7cm × 4.4cm ×4.1cm，双肾皮质变薄。

（1）该患者的诊断可能为

 A. 急性肾小球肾炎、急性肾衰竭

 B. 慢性肾小球肾炎、氮质血症期

 C. 慢性肾小球肾炎、尿毒症期

 D. 高血压肾损害、慢性肾衰竭

 E. 急进性肾小球肾炎、急性肾衰竭

（2）该患者最佳的治疗措施是

 A. 纠正贫血   B. 控制高血压

 C. 积极止血   D. 胃肠透析

 E. 血液净化

（3）下列生化异常，不应出现的是

 A. 高血钾   B. 低血钙

 C. 低血钠   D. 低血磷

 E. 代谢性酸中毒

B1 型题

1.（共用备选答案）

 A. 水肿、血尿、高血压

 B. 血尿、贫血、肾衰竭

 C. 发作性肉眼血尿，无水肿与高血压

 D. 水肿、蛋白尿、高血脂、低蛋白血症

 E. 水肿、血尿、蛋白尿、高血压

（1）急性肾小球肾炎的诊断要点是

（2）肾病综合征的诊断要点是

2.（共用备选答案）

 A. 前列腺癌   B. 睾丸肿瘤

 C. 肾盂癌   D. 肾癌

 E. 肾结核

（1）双侧睾丸切除术用于治疗

（2）肾、输尿管及输尿管开口处膀胱壁切除术用于治疗

3.（共用备选答案）

 A. 中央带   B. 外周带

 C. 移行带   D. 前纤维基层区

 E. 肌纤维层

（1）前列腺增生起源于

（2）前列腺癌起源于

4.（共用备选答案）

 A. 结石，损伤，肿瘤或结核

 B. 盆腔内疾病

 C. 先天性畸形

D. 前列腺增生症

E. 包皮过长

（1）小儿泌尿系梗阻的常见原因是

（2）成人泌尿系梗阻的常见原因是

（3）妇女泌尿等梗阻的常见原因是

（4）老年男性泌尿系梗阻的常见原因是

5.（共用备选答案）

A. 肾结核的主要临床表现

B. 肾结石的主要临床表现

C. 膀胱癌的主要临床表现

D. Wilms 瘤的主要临床表现

E. 前列腺增生症的主要临床表现

（1）尿频，尿痛，血尿和脓尿为

（2）无痛性肉眼血尿为

（3）老年男性进行性排尿困难为

（4）小儿腹部巨大肿块为

6.（共用备选答案）

A. 水钠潴留 　　 B. 促红细胞生成素减少

C. 活性维生素 D_3 减少 　 D. 出血倾向

E. 含氮代谢产物潴留

（1）肾性骨病最常见的原因是

（2）尿毒症患者发生贫血的主要原因是

7.（共用备选答案）

A. 肾形小，尿比重 1.012

B. 肾形不小，尿比重 1.009

C. 肾形不小，尿比重 1.031

D. 大量血尿，尿比重 1.020

E. 大量蛋白尿，尿比重 1.022

（1）急性肾衰竭的临床特点为

（2）慢性肾衰竭的临床特点为

（3）肾前性氮质血症的临床特点为

8.（共用备选答案）

A. 多次尿培养菌落计数为 $10^2/ml$，患者无尿路刺激征

B. 多次尿检查白细胞 0～1/HP，患者无尿路刺激征

C. 多次尿检查红细胞 5～10/HP，患者无尿路刺激征

D. 多次尿培养菌落计数为 $10^3/ml$，患者感尿急、尿频、

尿痛

E. 多次尿检查颗粒管型 2～5/HP，患者感尿急、尿频、尿痛

（1）无症状性菌尿的临床特点为

（2）尿道综合征的临床特点为

9.（共用备选答案）

A. 鞘膜积液 　　 B. 精索静脉曲张

C. 鞘膜积血 　　 D. 隐睾

E. 附睾炎

（1）病变常见于左侧的疾病是

（2）会引起恶变的疾病是

（3）继发于外伤的疾病是

（4）透光试验阳性的疾病是

10.（共用备选答案）

A. 未闭的鞘状突为一条细小管道

B. 鞘状突下段闭锁而上段未闭

C. 鞘状突两段闭锁而中段不闭

D. 右侧睾丸下降迟于左侧

E. 腹内斜肌弓状下缘发育不全或位置偏高

（1）腹股沟疝或复发疝的发病机制为

（2）右腹股沟疝多见的原因为

（3）交通性睾丸鞘膜积液的发病机制为

11.（共用备选答案）

A. 肾结石 　　 B. 肾结核

C. 肾水肿 　　 D. 肾下垂

E. 肾肿瘤

（1）血尿伴肾绞痛最可能的病因是

（2）以尿频，尿急为主要症状，普遍抗生素治疗无效时应首先考虑的是

12.（共用备选答案）

A. 高磷血症 　　 B. 低钾血症

C. 高钙血症 　　 D. 低磷血症

E. 高钠血症

（1）肾病综合征的患者过度使用利尿剂会出现

（2）慢性肾衰竭 5 期可能合并哪种电解质紊乱

第十三章　女性生殖系统

A1/A2 型题

1. 下列与子宫收缩过强无关的疾患是

A. 羊水栓塞 　　 B. 急产

C. 胎儿窘迫 　　 D. 产道裂伤

E. 胎盘滞留

2. 盆腔炎性疾病的最低诊断标准是

A. 血 C－反应蛋白升高 　 B. 体温超过 38.3℃

C. 红细胞沉降率升高 　 D. 宫颈脓性分泌物

E. 宫颈举痛或子宫压痛或附件区压痛

3. 关于子宫内膜周期性变化的叙述，正确的是

A. 子宫内膜从组织形态学上可分为增殖期、分泌期、月经期 3 个阶段

B. 雌、孕激素撤退后增殖期子宫内膜脱落形成月经

C. 在孕激素作用下子宫内膜出现增殖期变化

D. 月经期子宫内膜基底层崩解脱落

E. 在雌激素作用下子宫内膜出现分泌期变化

4. 不具有明确手术指征的子宫肌瘤是

A. 黏膜下肌瘤，月经量增多

B. 后壁肌瘤，伴腹坠、便秘

C. 多发性肌瘤，无症状

D. 肌瘤短期内增长较快

E. 前壁肌瘤，伴尿频、尿急

5. 子宫内膜异位症较少累及的部位是

A. 子宫后壁下段　　　　B. 直肠子宫陷凹

C. 输卵管　　　　　　　D. 宫骶韧带

E. 卵巢

6. 妊娠高血压综合征孕妇伴脑水肿时，首选的药物是

A. 硫酸镁　　　　　　　B. 哌替啶

C. 肼苯达嗪　　　　　　D. 阿托品

E. 甘露醇

7. 胎头于临产后迟迟不入盆，骨盆测量径线最有价值的是

A. 髂棘间径　　　　　　B. 髂嵴间径

C. 骶耻外径　　　　　　D. 坐骨棘间径

E. 对角径

8. 细菌性阴道病最常见的病原体是

A. 金黄色葡萄球菌　　　B. 溶血性链球菌

C. 大肠埃希菌　　　　　D. 加德纳菌

E. 沙眼衣原体

9. 有关绒毛膜促性腺激素的阐述，正确的是

A. 是甾体激素

B. 由子宫蜕膜细胞产生

C. 其分泌受垂体促性腺激素的影响

D. 尿中浓度随妊娠月份而增加

E. 与促性腺激素合用可诱发排卵

10. 与羊水过少有关的因素是

A. 胎儿消化道闭锁

B. 胎儿泌尿道畸形

C. 妊娠合并糖尿病

D. 胎儿无脑畸形

E. 双胎妊娠

11. 孕产妇首先发生右心衰竭的疾病是

A. 妊娠合并二尖瓣狭窄

B. 子痫

C. 羊水栓塞

D. 重型胎盘早剥

E. 产褥感染

12. 属于骨盆狭窄的径线是

A. 髂棘间径 24cm

B. 骶耻外径 19cm

C. 骨盆入口前后径 10cm

D. 坐骨棘间径 10cm

E. 坐骨结节间径 7.5cm，出口后矢状径 9cm

13. 黑加征（Hegar sign）是指

A. 宫颈变软、紫蓝着色

B. 宫体增大变软

C. 子宫峡部极软，宫颈与宫体似不相连

D. 乳房出现色素沉着

E. 乳头周围出现褐色小结节

14. 对于宫缩乏力的患者，应用缩宫素的注意事项，下列正确的是

A. 出现胎儿窘迫时立即停药（宫口未开全）

B. 常用肌内注射法

C. 用药后如宫缩越强，效果越佳

D. 适用于不协调性子宫收缩乏力

E. 适用于中骨盆、出口狭窄，第 2 产程延长者

15. 有关梅毒的说法，错误的是

A. 是由梅毒螺旋体引起的生殖系统病变

B. 90% 以上为性交传染

C. 可经血或胎盘传染给胎儿

D. 梅毒螺旋体血行播散可造成多器官损害

E. 梅毒血清试验可做出诊断

16. 关于胎膜，下列说法错误的是

A. 胎膜含甾体激素代谢所需的多种酶活性

B. 含多量花生四烯酸的磷脂

C. 含催化磷脂生成游离花生四烯酸的溶酶体

D. 胎膜在分娩中起到一定作用

E. 胎膜与羊膜不能分开

17. 37 岁已婚妇女，平时月经周期规则，末次月经于半个月前。今晨排便后突然右下腹剧烈疼痛急诊就诊。妇科检查：子宫稍大、硬，于子宫右侧扪及手拳大实性肿物，触痛明显。补充能协助诊断的病史是

A. 停经史　　　　　　　B. 晕厥史

C. 下腹部包块史　　　　D. 附件炎症史

E. 阑尾炎史

18. 关于淋病的防治，错误的是

A. 注意性卫生，严禁婚外性生活

B. 急性期必须做阴道检查确诊

C. 青霉素为首选治疗药物

D. 口服丙磺舒可增强疗效

E. 连续 3 个月分泌物复查阴性，方为治愈

19. 初产妇，孕 40 周，阵发性腹痛 10 小时。查体：LOA，已入盆，胎心率 170 次/分，子宫处于持续紧张状态，间歇期亦不能放松，产妇呼痛不已。检查宫口开大 1cm，S＝0，观察 2 小时，产程无进展，诊断为

A. 潜伏期延长　　　　　B. 活跃期停滞

C. 子宫破裂　　　　　　D. 高张性宫缩乏力

E. 子宫强直性收缩

20. 关于宫颈淋巴引流，下列正确的是

A. 主要入闭孔淋巴结

B. 大部分入骶前淋巴结

C. 入髂总淋巴结

D. 入腰淋巴结

E. 入腹股沟淋巴结

21. 长效、安全、方便、有效的避孕措施是

A. 使用阴茎套　　　　　B. 安全期避孕法

C. 阴道隔膜　　　　　　D. 口服避孕药

E. 宫内放置节育器

22. 患者，女，55 岁。绝经 6 年，阴道淋沥流血 1 个月。

查体：右附件区扪及胎儿头大肿物，阴道脱落细胞检查提示雌激素高度影响，子宫内膜活检为增生过长。本例最可能的诊断是
A. 右卵巢纤维瘤
B. 右卵巢浆液性囊腺瘤
C. 右卵巢良性囊性畸胎瘤
D. 右卵巢黏液性囊腺瘤
E. 右卵巢卵泡膜细胞瘤

23. 患者，女，30岁。因阴道出血切除子宫。病理检查见子宫肌壁内有水泡样组织，镜下见增生的滋养细胞。该患者可能为
A. 绒毛膜癌
B. 葡萄胎
C. 侵蚀性葡萄胎
D. 子宫内膜癌
E. 子宫内膜炎

24. 关于早产的治疗原则，错误的是
A. 左侧卧位，以减少自发性宫缩
B. 宫缩抑制剂包括：β受体激动剂、硫酸镁、前列腺素合成酶抑制剂及钙拮抗剂
C. 镇静剂仅在孕妇精神紧张时用
D. 分娩时常规做会阴切开术
E. 使用地塞米松以促进胎肺成熟

25. 下列选项不是子宫内膜癌高危因素的是
A. 肥胖
B. 未婚
C. 糖尿病
D. 少产
E. 性生活紊乱

26. 患者，女，31岁。停经2个月余伴阴道流血1周。妇科检查：子宫如孕4个月大小，一侧卵巢增大约6cm，最可能的诊断为
A. 子宫肌瘤
B. 中孕，羊水过多
C. 葡萄胎
D. 先兆流产合并卵巢肿瘤
E. 绒癌

27. 患者，女，23岁。月经周期不规则，基础体温单相，妇科检查正常，可诊断为
A. 无排卵型功血
B. 黄体功能不全
C. 有排卵型功血
D. 子宫内膜不规则脱落
E. 月经中期出血

28. 下列关于慢性宫颈炎的说法，正确的是
A. 宫颈糜烂是宫颈癌的前期病变
B. 诊断宫颈糜烂应同时表示糜烂的面积和深度
C. 宫颈锥形切除是最彻底的治疗方法
D. 慢性宫颈炎的治疗以全身和局部并重
E. 宫颈糜烂是不孕的主要原因

29. 女性生殖道最常见的良性肿瘤是
A. 子宫肌瘤
B. 阴道腺病
C. 输卵管内膜异位病灶
D. 卵巢皮样囊肿
E. 卵巢浆液性囊腺瘤

30. 下列关于子宫脱垂的防治，不正确的是
A. 积极治疗慢性咳嗽、便秘
B. 禁止参加重体力劳动
C. 避免或减少产伤
D. 脱垂轻者可放置子宫托
E. 伴阴道壁膨出者可手术治疗

31. 淋病孕妇治疗首选
A. 青霉素
B. 头孢曲松钠
C. 红霉素
D. 苄星青霉素
E. 喹诺酮类

32. 妊娠8~12周因绒毛与蜕膜结合较牢固易发生
A. 难免流产
B. 不全流产
C. 先兆流产
D. 习惯流产
E. 过期流产

33. 初产妇，30岁。孕39^{+3}周，胎位左枕前位，胎心为142次/分，先露半固定，骨盆测量出口横径7cm，后矢状径6.5cm，估计胎儿体重在2500~3000g，应用何种分娩方式
A. 会阴侧切
B. 产钳助产
C. 剖宫产术
D. 自然分娩
E. 等待自然分娩

34. 正常枕先露分娩机转顺序是
A. 下降，衔接，内旋转，俯屈，仰伸，复位及外旋转
B. 衔接，俯屈，内旋转，下降，仰伸，复位及外旋转
C. 衔接，下降，俯屈，内旋转，仰伸，复位及外旋转
D. 下降，俯屈，衔接，内旋转，仰伸，复位及外旋转
E. 衔接，下降，内旋转，俯屈，仰伸，复位及外旋转

35. 妊娠37周合并子痫前期的患者，血压150/110mmHg，住院治疗2天后突然血压下降至60/40mmHg，脉搏120次/分，初步诊断为"胎盘早剥"，经剖宫产证实诊断，胎儿娩出后子宫体前壁表面呈紫蓝色，收缩不良，此时的处理是
A. 输新鲜血
B. 宫腔填塞纱布
C. 注射宫缩剂并按摩子宫体，无效则切除子宫
D. 立即切除子宫
E. 注射纤维蛋白原

36. 患者，女，28岁。孕1产0，孕40周，近3天来食欲增加，晚10点有轻微腹部阵痛，一夜未眠，今晨8点就诊，精神疲乏，有不规律宫缩20秒/10~20分，肛诊：先露部头，宫口开大1cm，前羊水囊不明显，最恰当的处理是
A. 肥皂水灌肠
B. 静脉滴注缩宫素
C. 人工破膜
D. 地西泮10ml静脉推注
E. 补充液体

37. 患者，女，31岁。婚后4年未孕，月经周期28日一次，现停经50天，停经31日时尿HCG阴性，给甲羟孕酮4mg，2次/日，连用5日，停药7日，无撤退性出血，最可能的诊断是
A. 多囊卵巢综合征
B. 宫外孕
C. 早孕
D. 闭经

E. 子宫内膜疾病

38. 孕妇，32 岁。42 周妊娠，G3P0。因孕过期入院待产，检查：血压 120/80mmHg，宫高 35cm，腹围 105cm，LOA，胎心 130 次／分，拟行胎盘功能检查，下列表示胎盘功能减退的表现是
A. OCT 试验胎心率出现连续晚期减速
B. 12 小时胎动次数 >20 次
C. B 型超声羊水池最大直径 >3cm
D. 血清胎盘泌乳素 >4mg/L
E. NST 试验有反应

39. 产褥期是指胎盘娩出至产后
A. 2 周 B. 4 周
C. 6 周 D. 8 周
E. 12 周

40. 初孕妇，29 岁。妊娠 39 周，宫缩 10 小时。查体：BP 140/90mmHg，下腹压痛明显并出现凹陷。预测胎儿体重 3100g，枕左前位，胎心 148 次／分。肛查：宫口开大 4cm，S^{-2}，胎膜未破。目前应立即采取的措施是
A. 哌替啶肌内注射 B. 人工破膜
C. 地西泮静脉推注 D. 缩宫素静脉滴注
E. 肥皂水灌肠

41. 下列属于孕激素生理作用的是
A. 促使子宫发育和肌层增厚
B. 使子宫内膜增生
C. 有助于卵巢储积胆固醇
D. 使阴道上皮细胞脱落加快
E. 使宫颈黏液拉丝度加大

42. 初产妇，孕 39 周，临产 15 小时，阴道流水 2 小时，查 LOA，胎心 150 次／分，宫口开 7cm，S^{-2}，入院后 3 小时复查，宫缩 50 秒/3 分，宫口扩张及先露下降无进展。阴道检查：矢状缝在左斜径上，小囟门在 4 ~ 5 点处（仰卧位）。下列诊断正确的是
A. 协调性宫缩乏力 B. 胎膜早破
C. 持续性左枕后位 D. 中骨盆狭窄
E. 胎儿宫内窘迫

43. 最适于进行输卵管结扎术的时间是
A. 月经来潮前 3 ~ 4 天 B. 足月产后 4 天
C. 难产后 72 天 D. 人工流产后 3 天
E. 月经后 3 ~ 4 天

44. 关于足月胎盘的大体结构，下列说法错误的是
A. 胎盘呈盘状 B. 重约 450 ~ 650g
C. 直径 16 ~ 20cm D. 厚 1 ~ 3cm
E. 中间薄，边缘厚

45. 有关检查胎位的四步触诊法，下述说法错误的是
A. 用以了解子宫的大小、胎先露、胎方位
B. 第三步是双手置于耻骨联合上方，弄清先露部是头还是臀
C. 第一步是双手置于子宫底部了解宫底高度，并判断是胎头还是胎臀

D. 第二步是双手分别置于腹部两侧，辨别胎背方向
E. 第四步双手插入骨盆入口，进一步检查先露部，并确定入盆程度

46. 下列关于输卵管妊娠的说法，正确的是
A. 必然有停经史
B. 病程迁延较久者，可因凝固血液与周围器官粘连形成包块
C. 后穹窿穿刺阴性可排除输卵管妊娠
D. 迟早发生内出血，均陷入休克
E. 妊娠试验阴性，可排除输卵管妊娠

47. 我国围生期的定义是指
A. 自妊娠 20 周至产后 7 天
B. 自妊娠 28 周末至产后 7 天
C. 自妊娠 28 周至产后 4 周
D. 自妊娠 37 周至产后 7 天
E. 自妊娠 38 周至产后 2 周

48. 心脏病孕妇，为防止分娩时发生心力衰竭，下列处理错误的是
A. 鼻导管给氧
B. 尽量缩短第 2 产程
C. 防止产后出血应给予麦角新碱
D. 适当应用镇静剂
E. 胎儿娩出后腹部放沙袋

49. 下列关于臀位的说法，错误的是
A. 腹部检查不能确诊胎位
B. 经阴道检查可确诊胎先露
C. 臀位在孕 30 ~ 34 周为最佳纠正胎位的时间
D. 根据年龄、胎次、骨盆大小、胎儿大小等综合分析，选择分娩方式
E. 少做肛查，禁止灌肠，以防胎膜早破、脐带脱垂

50. 下列关于正常产道的说法，正确的是
A. 中骨盆平面的横径是最短的横径
B. 入口平面是前后径长而横径短
C. 出口平面是前后径短而横径长
D. 骨盆轴的上段向下向后，中段向下，下段向下向前
E. 骨盆倾斜度正常值为 70°

51. 心脏病孕妇死亡的主要原因是
A. 心脏病病程长 B. 孕妇年龄大
C. 未经产前检查 D. 心力衰竭与感染
E. 孕周过大

52. 关于排卵机制，下列叙述不正确的是
A. 促性腺释放激素的作用
B. LH/FSH 出现高峰
C. E_2 的正反馈作用
D. 与组胺增加有关
E. 前列腺素增加

53. 子宫内膜异位症的最常发生部位是
A. 子宫直肠 B. 子宫骶骨韧带
C. 输卵管 D. 子宫肌层

E. 卵巢

54. 有关子宫脱垂的病因，下列叙述不正确的是
    A. 分娩时盆底肌、筋膜以及子宫韧带过度伸展、撕裂
    B. 产褥期过早体力劳动
    C. 产褥期过早性生活
    D. 长期腹压增加
    E. 盆底组织先天发育不良或退行性变

55. 子宫峡部的上界为
    A. 组织学内口   B. 组织学外口
    C. 解剖学内口   D. 解剖学外口
    E. 宫颈内口

56. 患者，女，50岁。妇科检查见宫颈肥大，表面呈糜烂状外观，阴道前穹窿变浅，近宫颈处质硬。盆腔检查未见异常，病理示宫颈鳞癌侵犯间质。其最佳的治疗方案为
    A. 子宫全切术 + 双侧附件切除术
    B. 扩大子宫全切除术
    C. 次广泛子宫切除术
    D. 单纯子宫切除术
    E. 广泛子宫切除术 + 盆腔淋巴结清扫术

57. 下列不是羊水栓塞的病理生理变化的是
    A. 肺动脉高压及呼吸循环功能障碍
    B. 过敏性休克
    C. 弥漫性血管内凝血
    D. 全身小动脉痉挛
    E. 肾衰竭

58. 关于产后出血的定义，正确的是
    A. 胎儿娩出后的24小时内阴道流血 >500ml
    B. 胎盘娩出后阴道出血 >500ml
    C. 胎儿娩出后阴道流血 >500ml
    D. 分娩过程中的失血量 >500ml
    E. 产后24小时后到产后42天阴道流血 >500ml

59. 下列结果不提示胎儿窘迫的是
    A. 胎儿头皮血 pH 小于7.25
    B. 胎儿监护仪提示迟发性心减慢
    C. 羊膜镜检查羊水绿色
    D. 超声多普勒检查胎心小于120次/分
    E. OCT 试验阳性

60. 孕妇在产前检查时，手测宫底高度在脐下一横指，其孕周大致为
    A. 20 周末   B. 20 ~ 24 周
    C. 24 周末   D. 24 ~ 28 周
    E. 16 ~ 21 周

61. 患者，女，52岁。因月经不规则2年就诊，当地医院诊断为"功血"，给予人工周期治疗，效果欠佳。妇科检查：外阴阴道（-），宫颈光滑，子宫稍大，略软，双侧附件未触及异常。下述诊疗措施最恰当的是
    A. 口服避孕1号   B. 应用甲睾酮
    C. 应用孕酮   D. 分段刮宫

E. 阴道镜检查

62. 羊水栓塞不恰当的治疗措施是
    A. 正压输氧
    B. 使用硫酸镁
    C. 地塞米松 20 ~ 40mg 静脉推注
    D. 静脉注射氨茶碱
    E. 给予纤溶抑制剂

63. 患者，女，24岁。孕2产0，因腹痛肛门坠胀8小时入院，既往月经正常，末次月经8月26日，8月30日晚8时始腹痛，以下腹为主，持续性，向肛门放射，逐渐加重，查体：体温38℃，脉搏102次/分，下腹压痛，有抵抗感及反跳痛，外阴正常，阴道内少量血性分泌物，宫颈糜烂，举痛明显，子宫后位大小正常，活动欠佳，双附件区有压痛，无块质，后穹窿较饱满。下列检查不必要的是
    A. 宫颈分泌物细菌培养及宫颈涂片革兰染色检查
    B. 诊断性刮宫
    C. 白细胞分类计数
    D. 后穹窿穿刺
    E. B超检查

64. 已婚未生育年轻妇女患单个较大肌壁间肌瘤，经量明显增多，最恰当的处理应是
    A. 随访观察
    B. 雄激素小剂量治疗
    C. 经腹肌瘤切除术
    D. 子宫大部切除术
    E. 子宫全切除术

65. 较大的子宫肌壁间肌瘤合并妊娠，出现发热伴腹痛，检查后发现肌瘤迅速增大，应想到是肌瘤发生
    A. 红色变   B. 囊性变
    C. 玻璃样变   D. 肉瘤变
    E. 钙化

66. 生殖器结核最主要的传播途径是
    A. 血行传播   B. 直接传播
    C. 淋巴传播   D. 性交传播
    E. 接触性传播

67. 下列关于宫颈糜烂的说法，正确的是
    A. 在宫颈能够见到糜烂面
    B. 多发生于生育年龄女性
    C. 老年妇女也不少见
    D. 孕妇极少见
    E. 不发生于生后1周内的新生儿

68. 鳞状上皮细胞增生的直接病因是
    A. 慢性损伤   B. 过敏
    C. 局部营养失调   D. 代谢紊乱
    E. 外阴局部皮肤长期处于潮湿状态和阴道排出物的刺激

69. 恶性度最高的子宫内膜癌是
    A. 腺癌   B. 角化腺癌

C. 鳞腺癌　　　　　　　　　D. 透明细胞癌

E. 腺棘皮癌

70. 在产褥感染处理中，错误的是

A. 选用有效的抗生素

B. 纠正全身一般情况

C. 半卧位

D. 禁用肾上腺皮质激素，避免感染扩散

E. 有胎盘残留者应控制感染后清宫

71. 宫颈糜烂程度分度是根据

A. 糜烂面积的大小

B. 糜烂的深浅程度

C. 碘试验无色区的大小

D. 触之而出血的范围大小

E. 宫颈刮片细胞学

72. 下列关于胎儿窘迫的描述，正确的是

A. 宫缩时胎心率 108 次/分

B. 臀位临产后羊水有胎粪

C. 20 分钟内 3 次胎动，每次胎动加速 15～20bpm，持续 20 秒

D. 多次出现晚期减速

E. 胎儿头皮血 pH 7.25

73. 从宫颈到达骨盆侧壁的韧带是

A. 阔韧带　　　　　　　　　B. 子宫骶骨韧带

C. 卵巢固有韧带　　　　　　D. 主韧带

E. 子宫圆韧带

74. 关于卵巢的生理的描述，正确的是

A. 排卵均由两侧卵巢轮流发生

B. 排卵期一般在月经过后 14 天

C. 黄体约于排卵后 9～10 天达高峰

D. 随着卵泡的发育和成熟，宫颈黏液量由多变少

E. 黄体能产生孕激素和雌激素

75. 关于妇女各阶段的生理特点，错误的是

A. 新生儿期为出生后 8 周

B. 幼儿期卵泡发育开始但不排卵

C. 性成熟期也称生育期

D. 更年期始于 40～45 岁

E. 青春期的开始以初次月经来潮为标志

76. 不是受精卵着床的条件的是

A. 透明带消失

B. 子宫内膜发生蜕膜变

C. 胚泡细胞滋养细胞分化出合体滋养细胞

D. 囊胚与子宫内膜必须同步发育

E. 必须有足够的孕酮

77. 侵蚀性葡萄胎与绒毛膜癌均多发生于

A. 自然流产后　　　　　　　B. 人工流产后

C. 葡萄胎排空后　　　　　　D. 足月分娩后

E. 引产术后

78. 一般妇科检查时采取的体位是

A. 平卧位　　　　　　　　　B. 侧卧位

C. 俯卧位　　　　　　　　　D. 膀胱截石位

E. 胸膝卧位

79. 患者，女，48 岁。子宫内膜异位症，症状和盆腔病变均较严重，影响工作和生活，且肝功能轻度异常，应选择的治疗方法为

A. 激素治疗

B. 手术切除子宫

C. 切除子宫、双附件及盆腔内所有异位内膜病灶

D. 切除盆腔病灶

E. 随访观察

80. 下列关于功血时使用性激素的说法，不正确的是

A. 雌激素可用于黄体萎缩不全

B. 内膜增生过长可采用孕激素

C. 更年期止血可用雄激素

D. 无排卵性功血萎缩型内膜可用雌激素

E. 无排卵性功血，可用氯米芬促排卵

81. 黄体功能不足的药物替代疗法可用

A. 雌激素　　　　　　　　　B. 雄激素

C. 孕激素　　　　　　　　　D. 氯米芬

E. 黄体生成素释放激素

82. 为确定子宫内膜不规则脱落的诊断，进行诊刮的恰当时间为

A. 月经临来时　　　　　　　B. 月经来潮 12 小时内

C. 月经第 2 日　　　　　　　D. 月经第 5 日

E. 月经任何时期均可

83. 黏膜下子宫肌瘤最常见的症状是

A. 下腹包块　　　　　　　　B. 痛经

C. 不育　　　　　　　　　　D. 白带过多

E. 月经过多，经期延长

84. 27 岁初孕妇，35 周妊娠，下肢水肿，血压升高 3 天，不伴头晕头痛。检查：血压 165/100mmHg，心率 88 次/分，下肢水肿（＋＋），宫高 30cm，腹围 94cm，胎位 LOA，胎心率 150 次/分，尿蛋白（＋＋）。经过 1 周的入院治疗后，病情有所改善，血压波动在 135～150/90～95mmHg，尿蛋白微量（＋）。其下一步的处理方案是

A. 立即剖宫产　　　　　　　B. 继续妊娠

C. 人工破膜引产　　　　　　D. 促胎肺成熟后终止妊娠

E. 静脉滴注缩宫素引产

85. 初产妇，妊娠 37 周，先露头较高，阴道出血如月经量，无明显腹痛，产后检查胎盘见胎膜破口距胎盘边缘为 4cm。其诊断是

A. 子宫破裂　　　　　　　　B. 胎盘早剥

C. 胎盘血管前置　　　　　　D. 前置胎盘

E. 胎盘边缘血窦破裂

86. 患者，女，63 岁。孕 5 产 3，诉阴道掉出物 2 个月，伴小便困难。妇科检查：外阴已产型，子宫萎缩，宫颈外口及部分子宫脱出阴道口外，阴道前膨出和轻度阴道后壁膨出。诊断为

A. 子宫脱垂Ⅰ度

B. 子宫脱垂Ⅱ度轻伴阴道前后壁膨出

C. 子宫脱出Ⅲ度伴阴道前后壁膨出

D. 子宫脱出Ⅱ度伴阴道前后膨出

E. 宫颈延长伴阴道前后壁膨出

87. 49 岁女性，月经正常无不适。体检时发现子宫前壁肌瘤，直径 3cm 左右。下列叙述错误的是

A. 单纯子宫肌瘤，且无贫血、压迫症状，可不必手术

B. 若肌瘤生长迅速可手术治疗

C. 若肌瘤在患者绝经后仍继续生长，宜手术治疗

D. 肌瘤已长大，且患者年龄亦大，恶变机会增多，宜及早手术治疗

E. 若肌瘤产生膀胱压迫症状，需手术治疗

88. 关于慢性盆腔炎的叙述，错误的是

A. 一般因急性盆腔炎治疗不彻底，病程迁延而致

B. 慢性输卵管炎常为双侧

C. 输卵管卵巢囊肿为卵巢上皮性肿瘤

D. 慢性盆腔结缔组织炎蔓延范围广，可形成冰冻骨盆

E. 慢性盆腔炎可急性发作

89. 关于胎盘的功能，不正确的是

A. 气体交换功能，可代替胎儿呼吸系统的功能

B. 供给营养，还具有合成和贮存物质的功能

C. 排泄功能，胎儿代谢物经胎盘排出

D. 防御功能，能防止结核杆菌、梅毒等感染胎儿

E. 内分泌功能，能产生多种激素

90. 首次产前检查应开始的时间是

A. 确诊早期妊娠时开始

B. 妊娠 16 周

C. 妊娠 20 周

D. 妊娠 24 周

E. 妊娠 28 周以后

91. 关于预产期的推算，正确的是

A. 末次月经干净之日起

B. 末次月经来潮之日起

C. 早孕反应出现时间

D. 胎动开始时间

E. 根据子宫底高度

92. 产后乳房充盈胀满时间在

A. 产后 18 小时　　B. 产后 10 小时

C. 产后 20 小时　　D. 产后 1 天

E. 产后 3～4 天

93. 张力性气胸产生休克时，急救措施首先是

A. 输血

B. 用升压药

C. 抗休克同时开胸探查

D. 患侧胸腔排气减压

E. 气管插管辅助呼吸

94. 关于产后出血，正确的是

A. 慢性持续不断出血，症状出现晚，好纠正

B. 胎盘娩出前的出血，多因宫缩乏力引起

C. 胎盘娩出后出血，经刺激子宫收缩而出血减少，为宫缩乏力性出血

D. 出现持续不断出血即为凝血功能障碍失血

E. 若有胎盘残留可按摩子宫促使排出

95. 初产妇孕 40 周，规律宫缩，自觉肛门坠胀，有排便感，查宫缩 30 秒/（3～4）分钟，胎心 165 次/分，查宫口开全，胎头棘下 3cm，矢状缝在骨盆出口前后径上，应选用的处理方法是

A. 立即用缩宫素肌内注射

B. 产钳术助产

C. 急行剖宫产术

D. 等待自然分娩

E. 缩宫素静脉滴注

96. 正常足月临产，胎儿胎盘娩出顺利，产后检查软产道见会阴Ⅱ度撕裂伤，行会阴缝合术，在缝合过程中突然出现阴道大量出血，呈暗红色，查子宫收缩乏力，应尽快采取的处理方法为

A. 腹部–阴道双手按摩子宫

B. 加快会阴缝合

C. 压迫主动脉止血

D. 乙醚刺激阴道黏膜

E. 宫腔填塞纱布压迫止血

97. 病理性缩复环是指

A. 子宫上下段之间形成缩窄环并随宫缩逐渐上升

B. 子宫某部肌肉呈不协调收缩形成环状狭窄

C. 子宫上下段之间形成环状，位置不变

D. 宫缩时硬，松弛时变软

E. 围绕胎儿肢体形成的狭窄环

98. 宫内孕 8 周，在当地行"药物流产"后排出血块及膜样组织 2 周，近 1 周来阴道出血及下腹疼痛，伴有畏寒、发热。下腹压痛，宫颈口检查有臭味，子宫如孕 40 天大小，明显压痛，体温 38.5℃，白细胞增高。应该

A. 立即行清宫术

B. 口服己烯雌酚 5mg，每日 3 次，共 5 天

C. 抗生素控制感染后刮宫

D. 边抗感染治疗边用缩宫素

E. 应用缩宫素待残留组织自然排出

99. 胎儿完成内旋转动作是指

A. 胎头双顶径与母体骨盆入口斜径一致

B. 胎头双顶径与母体骨盆入口横径一致

C. 胎头双顶径与母体骨盆出口前后径一致

D. 胎头矢状缝与母体骨盆横径一致

E. 胎头矢状缝与母体中骨盆及骨盆出口前后径一致

100. 产后多久宫颈完全恢复至正常形态

A. 1 周　　　　B. 2 周

C. 3 周　　　　D. 4 周

E. 5 周

101. 正常恶露持续的时间是
  A. 2～3 周　　　　　　B. 4～6 周
  C. 3～5 周　　　　　　D. 8 周
  E. 7 周

102. 流产最常见的原因是
  A. 胚胎染色体结构或数目异常
  B. 黄体功能不良
  C. 细菌及病毒感染
  D. 母体有全身慢性疾病
  E. 子宫畸形或发育不良

103. 关于妊娠合并心脏病之诊治，错误的是
  A. 根据病史、症状及体征应与妊娠期心脏生理变化鉴别
  B. 休息时心率超过 110 次/分，呼吸超过 20 次/分，可诊为早期心力衰竭
  C. 心功能Ⅲ级以上或有心力衰竭者不宜妊娠
  D. 如心功能Ⅲ～Ⅳ级，不宜行剖宫产术
  E. 产后注意腹部加压，禁用麦角新碱

104. 胎头衔接是指胎头
  A. 枕骨进入骨盆入口
  B. 顶骨进入骨盆入口
  C. 双顶径进入骨盆入口，颅骨最低点接近或达到坐骨棘水平
  D. 双顶径到达坐骨棘水平
  E. 双顶径到达坐骨结节水平

105. 下列关于引起产褥感染的原因，不正确的是
  A. 产前性交、盆浴、胎膜早破
  B. 反复肛查、阴道检查
  C. 常见细菌为厌氧链球菌及杆菌
  D. 助产人员无菌操作是感染的主要来源
  E. 主要经软产道创面致生殖道感染

106. 首先诊断早孕的辅助检查方法是
  A. 阴道脱落细胞学检查
  B. 基础体温测定
  C. 宫颈黏液涂片干燥后镜检
  D. 黄体酮试验
  E. 尿妊娠试验

107. 女性，30 岁。停经 43 天，阴道少量出血伴下腹隐痛 2 天。行吸宫术，病理报告为"蜕膜组织"。首先应考虑的疾病是
  A. 闭经　　　　　　　　B. 先兆流产
  C. 月经　　　　　　　　D. 月经不调
  E. 异位妊娠

108. 患者，女，48 岁。体检时发现子宫肌瘤 6 个月。月经周期正常，经量偏少。妇科检查：子宫前位，如孕 2 个半月大小，表面不平，有结节状突起，质硬。超声检查结果为多发性肌瘤，肌瘤大小与半年前比较无明显变化。该病例应采用处理对策是
  A. 随访观察

  B. 肌瘤挖除术
  C. 全子宫切除术 + 双侧附件切除术
  D. 子宫次广泛切除术
  E. 雄激素治疗

109. 患者，女，44 岁。月经量多 5 年，血红蛋白 70g/L，经检查为宫颈Ⅲ度糜烂，子宫如孕 2 个半月大小，表面不平，活动，质中硬，双附件未触及，恰当的处理是
  A. 输血及雄激素治疗
  B. 纠正贫血后行子宫全切术
  C. 立即行子宫次全切除 + 双附件切除
  D. 宫颈锥切
  E. 肌瘤剔除术

110. 患者，女，31 岁。因月经量多、不孕就诊。经检查为子宫肌瘤，单个肿瘤，子宫如孕 3 个半月大小，活动，首选治疗是
  A. 服中药消瘤观察　　　B. 子宫全切术
  C. 子宫次全切术　　　　D. 子宫肌瘤剔除术
  E. 次广泛子宫切除术

111. 初产妇，23 岁，32 周妊娠。阴道流水 1 小时入院。检查：无宫缩，胎心率 130 次/分，胎头先露，未入盆，阴道液 pH 呈碱性。考虑胎膜早破，以下处理不正确的是
  A. 卧床，抬高床尾
  B. 注意胎心音变化
  C. 注意保持会阴部清洁
  D. 注意观察体温，测血常规
  E. OCT 试验

112. 初产妇，孕 40 周，临产 10 小时。检查：宫底剑下一指，枕左前位头浮，胎心为 145 次/分，跨耻征阴性，测骶耻外径 17cm，对角径 11.5cm，宫缩（45 秒至 1 分钟）/（2～3）分钟，宫口开大 4cm，下列处理最佳的是
  A. 等待自然分娩
  B. 继续观察 4 小时
  C. 缩宫素静脉滴注引产
  D. 剖宫产结束分娩
  E. 高位产钳

113. 患者，女，26 岁。妊娠 7 个月，转移性右下腹疼痛 2 天，伴发热、恶心、呕吐。查体：宫底脐上 3 指，麦氏点外上有压痛及反跳痛，诊断为急性化脓性阑尾炎。其治疗措施为
  A. 抗感染治疗
  B. 黄体酮安胎治疗
  C. 手术时应放置腹腔引流
  D. 及早手术治疗
  E. 尽量避免手术治疗

114. 提示妊娠合并乙肝病毒感染的是
  A. 血清丙氨酸氨基转移酶升高
  B. 皮肤黄疸及瘙痒

C. 血清 HBsAg 阳性

D. 血中尿酸、尿素氮升高

E. 出现腹胀、恶心及剧烈呕吐

115. 成年女性的子宫大小、重量、宫腔容积分别为

A. 7cm×5cm×3cm，50g，10ml

B. 8cm×6cm×4cm，75g，10ml

C. 7cm×5cm×3cm，50g，5ml

D. 5cm×4cm×2cm，75g，5ml

E. 5cm×3cm×2cm，50g，3ml

116. 足月产指的是

A. 38～40 周　　　　　　B. 37～42 周

C. 37～41 周　　　　　　D. 40 周

E. 38～42 周

117. 患者，女，34 岁。因接触性出血就诊，检查宫颈中度糜烂，宫颈刮片为Ⅲ级，进一步检查是

A. 阴道镜下活组织检查

B. 再次宫颈刮片

C. 分段诊刮

D. 宫腔吸液病检

E. 观察 3～6 个月随诊

118. 初孕妇，24 岁。妊娠 38 周。未作系统产前检查。自诉孕前血压正常。3 天前突觉头痛且逐渐加重。查体：BP 166/112mmHg，双下肢水肿（++）。24 小时蛋白尿5g。血细胞比容0.42。此时首要的处理措施是

A. 立即行剖宫产　　　B. 头颅 CT 检查

C. 静脉注射呋塞米　　D. 静脉滴注白蛋白

E. 缓慢静脉注射 25% 硫酸镁

119. 患者，女，55 岁。绝经 5 年，近 3 个月阴道水样白带，近半个月出现阴道间断少量流血。查宫颈光滑，宫体稍大且软，附件未扪及。诊刮出较多量的较脆内膜。本例最可能的诊断为

A. 颈管腺癌　　　　　　B. 子宫内膜增生过长

C. 子宫内膜息肉　　　　D. 输卵管癌

E. 子宫内膜癌

120. 患者，女，25 岁。人工流产后闭经 1 年，经基础体温测定呈双相型体温曲线，雌孕激素试验无出血，下列说法正确的是

A. 病变在丘脑下部　　B. 病变在垂体前叶

C. 病变在子宫内膜　　D. 病变在卵巢

E. 病变在甲状腺

121. 妊娠晚期及分娩期合并急性病毒性肝炎，对产妇威胁最大的因素是

A. 易发生产后出血

B. 易发展为重型肝炎，孕妇死亡率高

C. 易合并妊娠高血压综合征

D. 易发生宫缩乏力、产程延长

E. 易发生早产，围生儿死亡率高

122. 下列关于正常分娩机转的说法，正确的是

A. 俯屈大囟门下降位置最低

B. 内旋转大囟门转向母体前方

C. 仰伸颏部紧贴胸部

D. 外旋转胎头随肩胛的内旋转而外旋转以保持胎头与胎肩的垂直关系

E. 无论初产妇、经产妇，胎头均系临产后衔接

123. 关于输卵管妊娠流产与黄体破裂的鉴别诊断，下列比较可靠的是

A. 有无停经史

B. 后穹窿穿刺

C. B 型超声检查

D. 血妊娠试验（β－HCG 检查）

E. 有无阴道流血

124. 患者，女，29 岁。宫内孕 10 周，于活动后自觉胸闷、气急、心悸，近 1 周来夜间常觉胸闷不能平卧，查心率120 次/分，呼吸23 次/分，心功能Ⅲ级，肺部有啰音，下肢水肿（+），应采取的处理是

A. 终止妊娠

B. 加强产前监护

C. 在严密监护下继续妊娠

D. 控制心力衰竭后终止妊娠

E. 积极控制心力衰竭，继续妊娠

125. 子宫峡部的形态学特征是

A. 为下宽上窄的三角形

B. 下端为解剖学内口

C. 妊娠期变软不明显

D. 非孕时长度为 1cm

E. 上端为不同黏膜交界处

126. 月经周期为 32 天的女性，其排卵时间一般在

A. 下次月经来潮前 14 天左右

B. 本次月经干净后 14 天左右

C. 本次月经来潮后 16 天左右

D. 两次月经来潮中间

E. 下次月经来潮前 16 天左右

127. 月经周期为 28 天的有排卵的女性，于月经周期第 17日刮宫，镜检子宫内膜应为

A. 增生期中期　　　　　　B. 增生期晚期

C. 分泌期早期　　　　　　D. 分泌期中期

E. 分泌期晚期

128. 下列关于雌激素的生理作用的说法，正确的是

A. 促使子宫颈口闭合

B. 降低循环中胆固醇水平

C. 抑制输卵管节律性收缩的振幅

D. 通过中枢神经系统产生升温作用

E. 促进水和钠排泄

129. 关于羊水来源，下列说法错误的是

A. 妊娠早期，羊水是母体血清经胎膜入羊膜腔的透析液

B. 经脐带的华通胶

C. 胎盘表面羊膜

D. 妊娠早期还可来源于胎儿尿液

E. 通过未角化的胎儿皮肤漏出

130. 患者，女，15 岁。12 岁月经初潮后，月经一直不规律，经常出血 1 个月不停止，有血块，伴头晕、乏力。此次已出血 40 天，量仍多。下述不恰当的处理是

A. 查血红蛋白，给予补血治疗

B. 大剂量雌激素，可给苯甲酸雌二醇肌内注射，每日 6～8mg，维持 2～3 天

C. 可肌内注射丙酸睾酮，减少出血

D. 女孩子不宜服用避孕药

E. 口服甲羟孕酮，可使子宫内膜转为分泌期而止血

131. 脐带中的脐动脉有

A. 4 根　　　　　　　　B. 3 根

C. 2 根　　　　　　　　D. 1 根

E. 5 根

132. 妊娠合并心脏病，最常见于

A. 风湿性心脏病

B. 妊娠高血压综合征合并心脏病

C. 围生期心肌病

D. 先天性心脏病

E. 贫血性心脏病

133. 卵子自卵巢排出后未受精，黄体开始萎缩是在排卵后的

A. 4～5 天　　　　　　B. 9～10 天

C. 11～12 天　　　　　D. 13～14 天

E. 15～16 天

134. 下列关于慢性宫颈炎的治疗，错误的是

A. 药物治疗适用于轻中度患者

B. 物理方法一般适用于轻度糜烂患者

C. 久治不愈者可行锥切术

D. 物理方法包括电熨、冷冻、激光、红外线、微波等

E. 宫颈腺体囊肿可用电灼破坏囊壁

135. 胎儿窘迫的处理不正确的是

A. 左侧卧位，氧气吸入

B. 宫缩频、强而有力，可经阴道分娩

C. 宫缩乏力者应加强宫缩

D. 静脉缓注葡萄糖加维生素 C，待自然分娩

E. 胎儿窘迫均应行剖宫产术

136. 下列关于妊娠合并重型肝炎的处理，错误的是

A. 应限制蛋白质的摄入，控制血氨，预防肝昏迷

B. 输新鲜血及凝血因子，纠正凝血功能障碍

C. 应用肝素治疗时，剂量宜小不宜大

D. 分娩方式以剖宫产为宜

E. 产后不应哺乳，用雌激素回乳效果好

137. 心脏病孕妇容易发生心力衰竭的时期，不包括

A. 妊娠 38～40 周

B. 分娩期第 1 产程

C. 产后 1～3 天

D. 妊娠 32～34 周

E. 分娩期第 3 产程

138. 关于羊水过多，正确的是

A. B 型超声不能确诊羊水过多

B. 测定甲胎蛋白与羊水过多无意义

C. 确诊羊水过多，无论胎儿有无畸形，均应立即终止妊娠

D. 人工破膜后要注意控制羊水流速

E. 人工破膜后立即应用缩宫素静脉滴注

139. 输卵管妊娠可能发生的严重后果是

A. 输卵管妊娠流产

B. 输卵管妊娠破裂

C. 输卵管妊娠不全流产

D. 继发腹腔妊娠

E. 盆腔积血机化变硬与周围脏器粘连

140. 关于产后恶露的说法，错误的是

A. 血性恶露呈鲜红色，含有大量血液

B. 血性恶露可持续 3～7 天

C. 浆液性恶露含有小血块及坏死蜕膜组织

D. 白色恶露呈白色，含有大量白细胞

E. 白色恶露约持续 2～3 周

141. 子宫脱垂Ⅲ度是指

A. 子宫颈外口距处女膜缘少于 4cm

B. 子宫颈已达处女膜缘

C. 子宫颈已脱出阴道口外

D. 宫颈及宫体全部脱出阴道口外

E. 子宫颈及部分宫体脱出阴道口外

142. 妊娠免疫试验检测的激素是

A. 雌激素　　　　　　　B. 孕激素

C. 雄激素　　　　　　　D. 绒毛膜促性腺激素

E. 胎盘生乳素

143. 28 岁初产妇，36 周妊娠。阴道流水 2 小时入院。检查：阴道少量流水，色清，pH＞7，胎心率 140 次/分，稀弱宫缩，宫口未开，估计胎儿体重 2600g。以下处理错误的是

A. 卧床休息，放置会阴消毒垫

B. 破膜 12 小时给予抗生素

C. 破膜 24 小时后不临产，则给予缩宫素静脉滴注

D. 注意羊水性状，观察胎心音变化

E. 给予硫酸镁静脉滴注以抑制宫缩，保胎治疗

144. 初孕妇，妊娠 40 周，头位，临产已 20 小时，胎儿估计 3800g，骨盆外测量正常范围，宫口已开全 2 小时，胎头高位 S^{+2}，产妇诉下腹痛，膀胱区隆起，有压痛，导尿尿中有红细胞。正确的处理应该是

A. 可静脉滴注小剂量缩宫素

B. 立即进行胎吸助产

C. 立即剖宫产

D. 立即产钳助产

E. 再观察 1 小时

145. 某初产妇妊娠 40 周，估计胎儿体重可达 4000g，因宫

口开大缓慢，以5%葡萄糖＋缩宫素5单位静脉滴注，但产妇烦躁不安，疼痛难忍，腹部检查发现病理缩复环且有压痛，胎心尚在正常范围内，血性尿。其处理方法为

A. 继续静脉滴注缩宫素，待宫口开全后作会阴切开助产

B. 产钳术助产

C. 胎头吸引术助产

D. 会阴切开后，头皮钳牵引助产

E. 停止静脉滴注缩宫素并立即剖宫产

146. 某初产妇以侧切产钳术娩出一活婴，产后4小时伤口疼痛，里急后重感。查体：血压85/60mmHg，阴道出血不多，贫血貌。其诊断最可能是

A. 肠炎   B. 阴道壁血肿

C. 子宫破裂   D. 宫缩乏力

E. 宫颈裂伤

147. 诊断性刮宫刮出多量豆腐渣样组织时，应高度怀疑

A. 无排卵型功能失调性子宫出血

B. 有排卵型功能失调性子宫出血

C. 不全流产

D. 子宫肉瘤

E. 子宫内膜癌

148. 患者，女，35岁。已婚，性交后阴道少量出血。妇科检查：阴道畅，分泌物少，宫颈充血，表面呈颗粒状，糜烂面占宫颈面积的1/4，下列说法不正确的是

A. 治疗前先做宫颈刮片

B. 可选用激光治疗

C. 宫颈细胞学涂片Ⅲ级，则应做阴道镜检查

D. 微波治疗

E. 诊断宫颈糜烂，必须行宫颈楔形切除防癌变

149. 关于流产的病理经过是

A. 孕8周以前或12周以后流产易形成完全流产

B. 孕8～12周流产易形成完全流产

C. 孕10～14周流产易出现不完全流产

D. 妊娠晚期易形成先兆流产

E. 妊娠晚期易形成难免流产

150. 27岁，闭经2个月，腹痛，阴道流血多于月经量1天，子宫如孕2个月大小，宫口有组织物堵塞，宫颈无举痛，最适当的处理是

A. 保胎治疗

B. 行刮宫术

C. 观察

D. 查尿绒毛膜促性腺素（HCG）明确诊断

E. 给予输液及止血剂

151. 关于生殖器血管的说法，错误的是

A. 子宫动脉为髂内动脉前干的分支

B. 卵巢动脉经骨盆漏斗韧带，再向内横行，进入卵巢门

C. 阴道动脉为髂内动脉前干的终支

D. 阴道内动脉和阴道动脉均来源于髂内动脉前干

E. 子宫动脉于宫颈旁近内口水平2cm处与输尿管交叉

152. 临产的主要标志是

A. 不规则宫缩

B. 见红

C. 规律性宫缩，阴道流血

D. 规律性宫缩，宫颈口扩张

E. 规律性宫缩并逐渐加强，伴宫颈口扩张和胎先露下降

153. 与功能性子宫出血无关的是

A. 青春期卵巢功能不健全

B. 更年期卵巢功能衰退

C. 生育年龄妇女黄体发育不健全或萎缩不全

D. 性激素药物使用不当

E. IUD放置时间过长

154. 患者，女，28岁。结婚3年未孕，慢性盆腔炎反复发作。妇检：子宫正常大小，固定，左附件可及约6cm×6cm×5cm大小囊性肿块，压痛，不活动。最可能的诊断是

A. 左卵巢巧克力囊肿   B. 左附件脓肿

C. 左卵巢单纯囊肿   D. 左输卵管卵巢囊肿

E. 左输卵管积水

155. 关于淋病的诊断，不正确的是

A. 由淋病双球菌感染

B. 主要症状为尿频、尿急、尿痛

C. 宫颈充血，有脓性分泌物流出

D. 必须依靠分泌物淋球菌培养

E. 分泌物涂片阳性

156. 关于子宫脱垂的病因，叙述错误的是

A. 分娩损伤宫底肌肉、韧带

B. 未产妇及处女不可能发生

C. 腹压增加，慢性咳嗽、便秘

D. 盆腔巨大肿瘤，腹水压迫

E. 体质虚弱，慢性疾病

157. 关于性交后试验，正确的是

A. 在性交后24小时内进行

B. 在月经干净后3～7天进行

C. 在月经来潮前3～7天进行

D. 正常情况下宫颈黏液中每高倍视野应有20个以上活精子

E. 如果没有看到活精子，可以诊断男性不育

158. 关于人工流产术，叙述正确的是

A. 吸宫一般在妊娠14周后

B. 可在各种疾病急性期抓紧时间手术

C. 吸引时压力一般控制在500mmHg以上

D. 术后1周可性交、盆浴

E. 术前24小时体温2次在37.5℃以上不宜手术

159. 关于人工流产的禁忌证，叙述错误的是

A. 妊娠12周

B. 妊娠呕吐

C. 各种慢性疾病的急性期

D. 手术当天体温超过 37.5℃，1 小时后再测仍高

E. 急性生殖道炎症

160. 口服复方短效避孕药开始服药时间为

A. 月经周期第 3 天　　　　B. 月经周期第 1 天

C. 月经周期第 5 天　　　　D. 月经过后第 1 天

E. 月经过后 1 周

161. 关于外阴阴道假丝酵母菌病，叙述错误的是

A. 假丝酵母菌最适合繁殖的 pH 为 < 4.5

B. 白带呈凝乳状或豆腐渣状

C. 假丝酵母菌平时可存在于口腔、肠道、阴道中

D. 多见于糖尿病

E. 应给予抗生素治疗

162. 关于滴虫性阴道炎的治疗，正确的是

A. 治疗需全身用药

B. 哺乳期不可应用甲硝唑

C. 无须进行性伴侣治疗

D. 单独局部用药治疗疗效优于全身用药

E. 治疗期间可以性交

163. 侵蚀性葡萄胎与绒毛膜癌的鉴别诊断依赖于

A. 是否查见绒毛结构

B. 组织有无出血坏死

C. 病变侵入子宫肌层的深度

D. 滋养细胞的增生程度

E. 有无间质及血管

164. 影响子宫复旧的主要因素是

A. 宫内感染　　　　　　B. 分娩次数

C. 卧床时间　　　　　　D. 产妇情绪

E. 是否哺乳

165. 关于妊娠期母体循环系统的改变，正确的是

A. 心排血量自妊娠 15 周逐渐增加

B. 心排血量在 32 ～ 34 周达高峰

C. 妊娠晚期休息时心率每分钟增加不足 10 次

D. 妊娠期舒张压轻度增高

E. 心脏容量至妊娠末期约增加 30%

166. 下列不属于人工流产禁忌证的是

A. 术前 24 小时体温 2 次在 37.5℃ 以上

B. 严重心力衰竭

C. 慢性生殖器炎症

D. 全身情况衰弱

E. 各种疾病的急性期

167. 患者，女，29 岁。体型肥胖，婚后 2 年未孕，月经周期 45 ～ 60 天，月经量少，血 LH/FSH > 2。该患者的内分泌特征不包括

A. 高胰岛素血症

B. 胰岛素抵抗

C. 雌酮/雌二醇比例倒置

D. 高孕激素血症

E. 高雄激素血症

168. 初产妇，25 岁。妊娠 41 周，宫缩规律，枕左前位，胎心 144 次/分，宫口开大 3cm，胎头未衔接，最可能符合本产妇实际情况的骨盆测量数值是

A. 对角径 13cm　　　　B. 髂棘间径 25cm

C. 坐骨棘间径 10cm　　D. 髂峰间径 27cm

E. 骶耻外径 17cm

169. 初产妇，27 岁。妊娠 34 周，有不洁性交史，出现尿频、尿急、尿痛及阴道口分泌物增多 5 天。查体：尿道口及宫颈口均见脓性分泌物。该患者应首选的治疗药物是

A. 四环素　　　　　　B. 青霉素

C. 氧氟沙星　　　　　D. 头孢曲松

E. 红霉素

170. 患者，女，23 岁。左侧大阴唇上可见一个 1.0cm 的圆形硬物，有多次不洁性生活史。考虑诊断为

A. 梅毒　　　　　　　B. 淋病

C. 艾滋病　　　　　　D. 沙眼衣原体感染

E. 尖锐湿疣

171. 患者，女，36 岁。外阴痒 1 周，稀薄脓性的泡沫状白带。合理的处理是

A. 青霉素　　　　　　B. 头孢拉定

C. 氟哌酸　　　　　　D. 甲硝唑

E. 制霉菌素

172. 维持子宫正常位置，防止子宫向下脱垂的主要韧带是

A. 子宫阔韧带　　　　　　B. 子宫主韧带

C. 宫骶韧带　　　　　　　D. 子宫圆韧带

E. 腹股沟韧带

173. 患者，女，19 岁。腹痛 3 天，伴有恶心、呕吐。查体：左侧附件区有压痛，右转疼痛缓解。B 超提示左侧卵巢位置有液性暗区。首先考虑诊断的是

A. 卵巢黄体破裂　　　　　B. 输卵管妊娠破裂

C. 急性盆腔炎　　　　　　D. 急性阑尾炎

E. 卵巢囊肿蒂扭转

A3/A4 型题

1.（共用题干）患者，女，50 岁。已生育，渐进性痛经 5 年，难以忍受，经治疗症状反复。妇检：子宫后位，活动欠佳，后壁峡部扪及 2 ～ 3 个痛性结节，右附件扪及 3cm × 4cm 之囊性包块，不活动。

（1）该患者的诊断考虑为

A. 子宫内膜异位症（巧克力囊肿）

B. 慢性盆腔炎

C. 卵巢恶性肿瘤

D. 盆腔炎性包块

E. 盆腔结核

（2）该患者的治疗首选

A. 达那唑治疗　　　　　B. 雄激素治疗

C. 内膜病灶切除术　　　D. 保留卵巢功能手术

E. 根治性手术

2. （共用题干）28 岁经产妇，2 年前因胎儿窘迫行剖宫产术，停经 36 周，腹痛 5 小时入院，待产过程中宫缩强，诉全腹疼痛。查：BP 65/45mmHg，P 122 次/分，全腹压痛、反跳痛，胎体清楚扪及，胎心消失，阴道有鲜血流出。

（1）最可能的诊断是

    A. 先兆子宫破裂   B. 妊娠合并阑尾炎

    C. 胎盘早剥   D. 子宫破裂

    E. 羊水栓塞

（2）发生的原因可能是

    A. 产程停滞   B. 子宫瘢痕破裂

    C. 巨大儿   D. 胎位不正

    E. 宫缩过强

（3）此时的处理是

    A. 继续观察产程   B. 抑制宫缩

    C. 阴道检查   D. 等待宫口开全行毁胎术

    E. 输血，抗休克，尽快剖宫产

3. （共用题干）某初孕妇，28 岁。妊娠 34 周，睡眠中突然出现阴道大量流液，此后起床活动时有持续流液，因胎膜早破收入院。

（1）胎膜早破的确诊方法有

    A. 阴道检查

    B. 肛门检查

    C. 阴道液 pH 不变

    D. 取阴道后穹窿黏液涂片观察到羊齿状结晶

    E. B 超观察羊水池深度

（2）此时最重要的处理是

    A. 卧床休息   B. 注意预防感染

    C. 吸氧，左侧卧位   D. B 超了解胎儿大小

    E. 剖宫产结束妊娠

4. （共用题干）27 岁已婚妇女，结婚 2 年未孕。现停经 62 天。查子宫鹅卵样大，呈球形，软。左附件区触及 4cm 大小囊性包块，表面光滑、壁薄界清、活动好、无触痛。尿妊娠试验（+）。

（1）该包块最可能是

    A. 黄体囊肿   B. 卵巢皮样囊肿

    C. 卵巢浆液性囊腺瘤   D. 卵巢黏液性囊腺瘤

    E. 输卵管妊娠

（2）对该患最恰当的处理应是

    A. 立即行人工流产，观察包块是否增大

    B. 妊娠 12 周后，剖腹切除肿物

    C. 妊娠 24 周后，剖腹切除肿物

    D. 立即剖腹切除肿物

    E. 不需特殊处置，随诊观察

5. （共用题干）患者，女，45 岁。下腹疼痛，经期加重 7 年，经期长，经量多，药物治疗无效。妇科检查：子宫均匀增大，如妊娠 8 周大小，有轻压痛，余未见异常。

（1）最有价值的诊断是

    A. 宫颈锥切   B. 诊断性刮宫

    C. X 线摄片   D. 子宫输卵管碘油造影

    E. 腹腔镜检查

（2）最可能的诊断是

    A. 子宫肌瘤   B. 子宫内膜异位症

    C. 子宫腺肌病   D. 盆腔炎

    E. 宫体癌

（3）应采用的治疗措施是

    A. 药物治疗   B. 期待疗法

    C. 应用高效孕激素   D. 保留生育功能的手术

    E. 保留附件的子宫切除术

6. （共用题干）患者，女，24 岁。孕 1 产 0，孕 39^{+5} 周，凌晨 3 时临产，当晚 8 时宫口开全，宫缩 20 秒/2 分，至 11 时 30 分宫缩持续 20 秒/4 分，胎心率 135 次/分，羊水Ⅰ度污染。阴道检查胎头 S^{+3}，胎头矢状缝与母体骨盆前后径一致，后囟在前方。

（1）该患者目前处于分娩的阶段是

    A. 潜伏期   B. 活跃期

    C. 加速期   D. 第 2 产程

    E. 第 3 产程

（2）最正确的诊断为

    A. ROA   B. 第 2 产程延长

    C. 胎儿宫内窘迫   D. 胎头内旋转受阻

    E. 胎头阻滞

（3）最恰当的处理为

    A. 给缩宫素

    B. 剖宫产

    C. 会阴侧切 + 胎头吸引助娩

    D. 继续观察

    E. 腹部加压助娩

7. （共用题干）初产妇，孕 39 周，临产 15 小时，腹围 99cm，宫高 36cm，胎位 LOA，胎心 138 次/分，宫口开大 8cm，先露 S^{+2}，胎膜已破，羊水清，宫缩 40 秒/2 分，观察 2 小时，宫口扩大及先露下降无进展，阴道检查：矢状缝在左斜径上，大囟门在 1 点处，坐骨棘间径 9.5cm，坐骨切迹宽度 3 横指，骶尾关节活动。

（1）下列诊断正确的是

    A. 不协调性宫缩乏力   B. 持续性枕后位

    C. 中骨盆狭窄   D. 漏斗骨盆

    E. 持续性枕横位

（2）正确的处理是

    A. 静脉滴注缩宫素

    B. 手转胎位至枕前位，严密观察产程

    C. 立即剖宫产

    D. 肌内注射镇静剂

    E. 立即产钳助产

8. （共用题干）患者，初产妇，28 岁。孕 34 周，血压 150/110mmHg，尿蛋白（++），眼底动静脉管径之比为 1:2，胎儿宫内生长受限。

（1）此时应用硫酸镁治疗，其作用叙述错误的是

A. 有预防子痫的作用
B. 有消除脑水肿的作用
C. 对宫缩和胎儿有影响
D. 治疗量与中毒量接近
E. 治疗时应常规备钙剂

（2）应用降压药治疗首选
　　A. 卡托普利　　　B. 硝苯地平
　　C. 硝普钠　　　　D. 利血平
　　E. 双氢克尿噻

9.（共用题干）孕妇，26岁，既往有3次人工流产病史，现孕34周，突然无痛性阴道出血约50ml，血压110/70mmHg，P 88 次/分，血 Hb 90g/L，腹围96cm，宫高32cm，NST 有反应型。

（1）此时对诊断最有帮助的检查是
　　A. B超　　　　　B. 阴道检查
　　C. 窥器检查　　　D. OCT 试验
　　E. 泡沫试验

（2）该患者处理方案中，不正确的是
　　A. 立即剖宫产
　　B. 期待疗法
　　C. 宫缩抑制剂、止血剂
　　D. 促胎肺成熟
　　E. 绝对卧床休息

（3）应与该病鉴别的疾病除外
　　A. 胎盘早剥
　　B. 脐带帆状附着的前置血管破裂
　　C. 先兆流产
　　D. 宫颈息肉，宫颈糜烂
　　E. 胎盘边缘血窦破裂

10.（共用题干）患者，女，43岁。近1年月经不规则，周期20～30天，经期延长达10余天，月经量增多，此次出血已20多天，量多，伴头晕、心悸。体格检查：外观贫血，妇检：阴道内量血，宫颈光，宫口闭，宫体前位正常大小，软，无压痛，双附件正常。

（1）该患者的诊断考虑为
　　A. 子宫肌瘤　　　B. 子宫腺肌症
　　C. 有排卵型功血　D. 无排卵型功血
　　E. 子宫颈息肉

（2）为明确诊断应行的检查是
　　A. 诊断性刮宫
　　B. 月经干净后行子宫、输卵管碘油造影
　　C. 血检查 FSH、LH、E_2、PRL
　　D. 血检查 HCG
　　E. B超检查子宫＋双附件

11.（共用题干）患者，女，26岁。孕1产0，孕40周。因有规律性宫缩入院，入院后检查胎心140次/分，宫口已开全，阴道检查，胎头矢状缝与骨盆横径一致，小囟门在3点处，大囟门在9点处。

（1）该患者的胎方位是

A. LOT　　　　　B. ROT
C. LOA　　　　　D. ROA
E. LOP

（2）该病例目前处于分娩的阶段是
　　A. 潜伏期　　　　B. 活跃期
　　C. 加速期　　　　D. 第2产程
　　E. 第3产程

（3）胎头方位应向哪个方向转动才能娩出
　　A. 逆时针转90°　　B. 顺时针转90°
　　C. 逆时针转45°　　D. 顺时针转45°
　　E. 不需转动

12.（共用题干）患者，女，49岁。因月经间期白带带血就诊。体格检查：一般状态良好，血压 150/100mmHg，尿糖（＋＋）。妇科检查：外阴阴道正常，宫颈轻度糜烂，宫体略大，质略软，活动，双侧附件正常。

（1）该患者应采取的确诊方法是
　　A. B超　　　　　B. X线摄片
　　C. 分段刮宫　　　D. 检测激素六项
　　E. 宫颈活检

（2）如果分段刮宫时探及宫腔深度8.0cm，病理结果为宫体腺癌。该患者应采取的治疗方法是
　　A. 化疗
　　B. 放疗
　　C. 扩大子宫全切除术及双附件切除术
　　D. 子宫全切除术
　　E. 放疗后子宫全切除术

（3）该患者确诊前，应和下列疾病相鉴别，除外
　　A. 子宫颈癌　　　B. 黏膜下子宫肌瘤
　　C. 功能性子宫出血　D. 子宫内膜息肉
　　E. 外阴癌

13.（共用题干）患者，女，55岁。绝经6年，阴道淋漓流血半个月。查体：外阴丰满，阴道有皱襞，子宫正常大小，右附件区可触及近新生儿头大质实肿物。

（1）本例最可能的诊断是
　　A. 右侧卵巢纤维瘤
　　B. 右侧卵巢浆液性囊腺瘤
　　C. 右侧卵巢良性囊性畸胎瘤
　　D. 右侧卵巢黏液性囊腺瘤
　　E. 右侧卵巢颗粒细胞瘤

（2）对该患的正确处置是
　　A. 化疗
　　B. 放疗
　　C. 右附件切除术
　　D. 全子宫＋双附件切除术＋化疗
　　E. 全子宫＋双附件切除术

14.（共用题干）一左侧卵巢囊肿患者住院等待手术期间，某晚在大便后突然左下腹持续疼痛，随后肿块逐渐增大。

（1）这一征象表明

A. 囊肿破裂　　　　　B. 瘤蒂扭转
C. 囊内出血　　　　　D. 囊内感染
E. 恶变

（2）该患者的正确治疗方法是
A. 继续观察　　　　　B. 立即开腹探查
C. 抗感染治疗　　　　D. 止痛治疗
E. 暂时对症处理，不好转再手术

15.（共用题干）患者，女，32 岁。外阴瘙痒伴分泌物多 4～5 天，妇科检查：阴道黏膜散在红色斑点，阴道内多量脓性泡沫状分泌物，有臭味。

（1）对此患者进行检查时，不正确的操作是
A. 取分泌物前不能做双合诊
B. 取分泌物前先行碱性液体冲洗
C. 取分泌物行悬滴法检查
D. 可疑患者多次悬滴法阴性时做培养
E. 检查标本应注意保暖

（2）此患者确切诊断为
A. 细菌性阴道病　　　B. 霉菌性阴道炎
C. 滴虫性阴道炎　　　D. 淋球菌性阴道炎
E. 外阴瘙痒症

（3）此患者，治疗应
A. 局部用药即可达治愈
B. 需全身用药
C. 用碱性液冲洗阴道可提高疗效
D. 症状消失复查分泌物转阴即停药
E. 男方不易感染，无须用药治疗

16.（共用题干）初产妇，孕 40 周，临产 14 小时，阴道流水 12 小时，宫缩 20 秒/10 分，胎心 168 次/分，羊水 Ⅱ 度粪染，宫口开大 5cm，先露头 S^{+1}，矢状缝在左斜径上，小囟门在 4～5 点处，坐骨棘突，坐骨切迹小于 2 横指，骶骨前面平直。

（1）下列诊断错误的是
A. 继发性宫缩乏力　　B. LOP
C. 中骨盆狭窄　　　　D. 胎儿窘迫
E. 胎膜早破

（2）下列哪一项处理最恰当
A. 加用抗生素　　　　B. 吸氧
C. 肌内注射地西泮　　D. 静脉注射三联针
E. 立即剖宫产

17.（共用题干）患者，女，33 岁。停经 35 天，以突发左下腹撕裂样痛 1 小时就诊，现腹痛渐加重，发冷，BP 80/40 mmHg，P 120 次/分，全腹压痛、反跳痛阳性，移动性浊音阳性。妇科检查：宫颈举痛，子宫稍大、软，漂浮感，双附件区压痛，左侧明显，未触及包块。

（1）最简便又最能帮助迅速确立诊断的检查方法是
A. B 型超声　　　　　B. 妊娠试验
C. 腹腔镜检查　　　　D. 诊断性刮宫
E. 后穹窿穿刺

（2）此患者最可能的诊断是

A. 流产合并感染　　　B. 急性输卵管炎
C. 输卵管妊娠破裂　　D. 急性阑尾炎
E. 完全流产

（3）对于该患者，最恰当的处理方法是
A. 纠正休克后手术　　B. 立即进行开腹探查
C. 纠正休克的同时手术　D. 输血
E. 中药活血化瘀治疗

18.（共用题干）患者，女，54 岁。因白带增多、阴道不规则流血就诊。检查发现宫颈肥大，表面呈糜烂状，阴道前穹窿变浅，近宫颈处质硬，子宫大小、质地正常，宫旁主韧带无增厚及短缩，宫颈活检为宫颈鳞癌。

（1）其诊断为
A. 宫颈鳞癌 Ⅰ B 期　　B. 宫颈鳞癌 Ⅱ A 期
C. 宫颈鳞癌 Ⅱ B 期　　D. 宫颈鳞癌 Ⅰ A 期
E. 宫颈鳞癌 Ⅲ A 期

（2）本病例最佳的治疗方案为
A. 广泛性子宫切除术及盆腔淋巴结清扫术
B. 放射治疗
C. 化学治疗
D. 全子宫切除术 + 双附件切除术
E. 放疗后行手术治疗

19.（共用题干）患者，女，50 岁。孕 5 产 5，绝经 3 年，阴道不规则流血 1 个月。妇科检查：外阴阴道正常，宫颈肥大、糜烂、触之易出血，子宫后屈、稍大，双侧附件未见异常。

（1）该患者绝经后出血，最可能的原因是
A. 子宫颈炎　　　　　B. 子宫颈癌
C. 子宫内膜癌　　　　D. 子宫颈尖锐湿疣
E. 子宫内膜炎

（2）进一步确诊时需做
A. B 型超声检查　　　B. 宫颈涂片细胞学检查
C. 宫颈活组织检查　　D. 子宫颈碘试验
E. 阴道镜检查

（3）若以上检查未发现可疑病灶，下一步最恰当的处理是
A. 分段刮宫
B. 子宫镜检 + 子宫内膜活检
C. 宫颈激光
D. 宫颈锥切术
E. 3～6 个月后复查

20.（共用题干）患者，女，29 岁。结婚 4 年不孕，痛经 2 年且逐渐加重。妇科检查：直肠子宫陷凹扪及有触痛结节 2 个，右附件区可扪及鹅卵大的囊性肿物，活动度欠佳，压痛不明显。

（1）该患者右附件肿物最可能是
A. 卵巢滤泡囊肿　　　B. 卵巢黄体囊肿
C. 多囊卵巢综合征　　D. 卵巢巧克力囊肿
E. 输卵管卵巢囊肿

（2）最有诊断价值的确诊检查是
A. B 超检查　　　　　B. 诊断性刮宫
C. X 线摄片　　　　　D. 子宫输卵管碘油造影

E. 腹腔镜检查

21.（共用题干）患者，女，52 岁。阴道口脱出肿物已 1 年，休息时能还纳。近半个月来，经休息亦不能回纳，大笑、咳嗽时有小便流出，尿频，每次解尿量不多，腰酸下坠感 3 年，以往有 3 次足月产史。妇科检查：会阴 II 度陈旧性裂伤，阴道前壁有球形膨出，宫颈脱出于阴道外，子宫略小，水平位，两侧附件未触及。

（1）诊断应为
   A. 子宫脱垂 II 度轻型，膀胱膨出伴尿道膨出、III 度阴道前壁膨出
   B. 子宫脱垂 II 度轻型伴阴道前壁膨出
   C. 宫颈延长伴阴道前壁膨出
   D. 阴道前壁膨出伴张力性尿失禁
   E. 子宫脱垂 III 度伴阴道前后壁膨出

（2）此病最主要的预防措施是
   A. 积极治疗慢性咳嗽
   B. 对老年人适当补充激素
   C. 推行科学接生和作好产褥期保健
   D. 经常保持大便通畅
   E. 注意休息，加强营养

22.（共用题干）患者，女，32 岁。白带增多 1 年，查宫颈有 2/3 区域呈红色，颗粒状，宫口无脓性分泌物，无接触性出血。

（1）该患者应诊断为
   A. 宫颈肥大　　　　　B. 宫颈糜烂
   C. 宫颈黏膜炎　　　　D. 宫颈不典型增生
   E. 宫颈腺囊肿

（2）在治疗前应常规做的检查是
   A. 宫颈活检
   B. 宫颈分泌物检查
   C. 宫颈刮片细胞学检查
   D. 宫颈碘试验
   E. 阴道镜检查

23.（共用题干）42 岁经产妇，近 2 年痛经进行性加重，伴经量多。子宫后倾，如鸭卵大，质硬。

（1）最可能的诊断是
   A. 子宫内膜结核　　　B. 子宫肌瘤
   C. 功能性痛经　　　　D. 子宫腺肌病
   E. 子宫内膜癌

（2）最需要的辅助检查是
   A. B 型超声　　　　　B. 子宫输卵管碘油造影
   C. 输卵管通液术　　　D. 宫腔镜检查
   E. 诊断性刮宫

（3）首选的是
   A. 性激素治疗　　　　B. 镇痛药物治疗
   C. 期待疗法　　　　　D. 手术治疗
   E. 放射治疗

24.（共用题干）29 岁初产妇，现妊娠 39 周，近 1 周头痛、眼花，今晨出现剧烈头痛并呕吐 2 次来院就诊。

（1）最有参考价值的病史是

A. 既往无头痛史
B. 有多次泌尿系统感染史
C. 有病毒性肝炎史
D. 有高血压家族史
E. 既往血压正常

（2）听胎心 176 次/分，此时恰当的处理是
   A. 静脉快速滴注甘露醇
   B. 静脉滴注硫酸镁
   C. 立即予缩宫素静脉滴注引产
   D. 立即行剖宫产术
   E. 对症处理

25.（共用题干）患者，女，21 岁。未婚，因白带多、外阴疼痛、尿痛 2 天就诊。既往体健，月经正常，未生育过，1 周来与一商人同居。妇科检查：前庭充血，阴道有大量绿色脓性分泌物，挤压阴道前壁尿道口有脓液流出，宫颈充血水肿，有脓性分泌物流出，子宫前位，大小正常，活动好，附件（－）。

（1）此时，首选的检查是
   A. 抽血查 ESR
   B. 尿常规
   C. 宫颈细胞学涂片防癌检查
   D. 宫颈分泌物涂片革兰染色及淋球菌培养
   E. 滴虫真菌检查

（2）本病的潜伏期通常为
   A. 24 小时　　　　　　B. 2 天
   C. 1～14 天　　　　　D. 10～15 天
   E. 2 个月

（3）下列治疗最有效的是
   A. 甲硝唑 0.2g，一日 3 次，连服 3 日
   B. 青霉素 480 万 U，每日 1 次，肌内注射，连续 3 天
   C. 红霉素 0.5g，每 6 小时 1 次，连续 7 天
   D. 大观霉素 4.0g，每日 1 次，肌内注射，连续 3 天
   E. 头孢呋辛 1.5g，每日 2 次，静脉滴注，连续 3 天

26.（共用题干）初产妇，24 岁。以妊娠 33 周，头痛 6 日就诊。查体：血压 180/120mmHg，脉搏 96 次/分，宫高 28cm，臀先露，胎心 150 次/分，全身水肿（＋＋＋＋）。

（1）此时最重要的辅助检查是
   A. 血红细胞计数及血红蛋白测定
   B. 血细胞比容
   C. 血沉
   D. 眼底检查
   E. 尿常规

（2）患者住院，不应立即采取的措施是
   A. 左侧卧位休息　　　B. 给予强心剂
   C. 给予利尿剂　　　　D. 给予降压剂
   E. 给予解痉剂

（3）很少受累的器官是
   A. 脑　　　　　　　　B. 眼
   C. 肺　　　　　　　　D. 心

E. 肾

27.（共用题干）患者，女，23岁。孕1产0，孕38周，在乡镇医院已临产24小时，让其转大医院而来诊，从未进行过产前检查，请回答下列问题：

（1）该患者目前最恰当的诊断是
A. 潜伏期延长　　　　B. 活跃期延长
C. 第2产程延长　　　D. 滞产
E. 胎头下降延缓

（2）医生在进行腹部检查时，发现的最危急情况是
A. 子宫收缩乏力
B. 胎头尚未入盆
C. 腹部可见病理性缩复环
D. 胎位扪不清
E. 尿潴留

（3）根据判断应进行的处理是
A. 若胎儿存活则行剖宫产术
B. 若胎儿死亡则经阴道行穿颅术
C. 等待自然分娩
D. 给予镇静剂，观察病情进展
E. 立即行剖宫产术

28.（共用题干）患者，女，61岁。较胖，绝经10年后阴道流血2周，妇科检查阴道、宫颈、子宫及双附件均未见异常。

（1）应先行的检查是
A. 血常规　　　　B. 超声
C. 分段刮宫　　　D. 宫颈刮片
E. 宫腔镜下活检

（2）若进一步辅助检查发现空腹血糖10.7mmol/L，则该患者最可能患有妇科疾病是
A. 子宫内膜癌　　　　B. 卵巢肿瘤
C. 老年性子宫内膜炎　D. 输卵管癌
E. 子宫肉瘤

29.（共用题干）患者，女，28岁。孕1产0，足月临产14小时，宫口开7cm，产程进展缓慢，胎心140～150次/分，胎头矢状缝与坐骨棘间径一致，枕骨在母体右侧，S^{-2}。

（1）其诊断是
A. 右枕前位　　　　B. 持续性右枕横位
C. 持续性左枕横位　D. 持续性右枕后位
E. 持续性右枕后位

（2）其处理应首选
A. 等待宫口开全助产　B. 徒手向右旋转135°
C. 徒手向左旋转90°　D. 徒手向右旋转135°
E. 徒手向右旋转90°

30.（共用题干）患者，女，36岁。已婚，因葡萄胎行刮宫术后2个月，少量阴道流血30天来就诊。妇检：阴道右侧见1.5cm直径紫蓝色结节，子宫较正常略大，右、左侧附件分别扪及直径4cm和2cm囊性包块，能活动。

（1）考虑最可能的诊断是
A. 先兆流产　　　　B. 卵巢巧克力囊肿
C. 卵巢恶性肿瘤　　D. 侵蚀性葡萄胎
E. 绒毛膜癌

（2）首选的辅助检查是
A. 血HCG测定　　　B. CA125测定
C. B超　　　　　　D. 血抗子宫内膜抗体测定
E. 阴道结节活检

（3）采取的治疗方法是
A. 清宫术　　　　　B. 达那唑治疗
C. 化学药物治疗　　D. 卵巢癌根治术
E. 子宫全切术

31.（共用题干）患者，女，50岁。有慢性胃溃疡病史5年，无意中发现下腹部有肿物。查体：移动性浊音（−），双附件区均可触及约6cm大小实性肿物，活动好，余未见异常。

（1）可疑诊断为
A. 卵巢内胚窦瘤　　B. 卵巢纤维瘤
C. 卵巢浆液性囊腺瘤　D. 卵巢黏液性肿瘤
E. 库肯勃瘤

（2）下列检查对该患者协助诊断意义不大的是
A. 胃镜　　　　B. 腹部B超
C. 腹部CT　　　D. 血HCG
E. 血CEA

32.（共用题干）患者，女，30岁。足月自然分娩后3天，出现下腹痛，体温正常，恶露多，有臭味，宫底脐上一指，宫体软。

（1）首先考虑的诊断为
A. 子宫内膜炎　　　B. 子宫肌炎
C. 盆腔结缔组织炎　D. 急性输卵管炎
E. 腹膜炎

（2）其处理措施错误的是
A. 支持疗法
B. 应用宫缩剂
C. 宫腔分泌物培养＋药敏
D. 在药敏结果回报前首先应用广谱抗生素
E. 阴道冲洗

33.（共用题干）28岁已婚妇女，现停经70天，突发右下腹疼痛来诊，查子宫鹅卵石大小，呈球形，软。右附件区触及7cm大囊性包块，表面光滑，活动好，触痛（＋）。尿妊娠试验（＋）。

（1）对该患者最有意义的辅助检查是
A. 血CA125检查　　B. CT检查
C. 血HCG检查　　　D. 血AFP检查
E. 超声多普勒检查

（2）对该患者应采取的治疗措施是
A. 立即行人工流产，观察附件肿物是否增大
B. 妊娠12周后，剖腹切除肿物
C. 妊娠24周后，剖腹切除肿物

D. 立即剖腹切除肿物

E. 待产后切除附件区肿物

34.（共用题干）初产妇，30 岁，诊断为子痫前期。3 小时前突然腹痛伴阴道流血，色鲜红，量较多。查体：BP 100/80mmHg，P 116 次/分，胎位不清，胎心消失，宫颈管未消失，宫口未开大。

（1）该患者最可能的诊断是

A. 子宫破裂　　　　　B. 先兆子宫破裂

C. 胎盘早剥　　　　　D. 前置胎盘

E. 早产

（2）此时最有价值的辅助检查是

A. 血常规、尿常规　　B. B 超检查

C. 眼底检查　　　　　D. 凝血功能检查

E. 胎盘功能测定

（3）此时最恰当的处理措施是

A. 以纠正休克为主，死胎不急于引产

B. 立即扩张宫口、破膜，缩宫素引产

C. 纠正休克的同时尽快行剖宫产

D. 立即人工破膜，等待自然分娩

E. 静脉滴注缩宫素引产

35.（共用题干）患者，女，48 岁。近 2 年月经不规律。现停经 6 个月，阴道不规则流血半个月，无腹痛。既往有高血压、糖尿病病史。查体：肥胖，一般情况好，血压 150/105mmHg。子宫及双附件无明显异常。

（1）该患者最可能的诊断是

A. 老年性阴道炎　　　B. 子宫内膜息肉

C. 老年性子宫内膜炎　D. 子宫颈癌

E. 子宫内膜癌

（2）为明确诊断，下一步应进行的检查是

A. 宫腔镜检查　　　　B. 宫腔涂片细胞学检查

C. 宫颈活检　　　　　D. 宫颈管细胞学检查

E. 子宫分段诊刮活检

36.（共用题干）患者，女，28 岁。已婚，G₂P₀，2 次自然流产史。现停经 3 周，出现少量阴道流血。B 超提示宫腔内见不匀质回声，呈蜂窝状，子宫大小明显大于孕周。

（1）该患者最可能的诊断为

A. 宫外孕　　　　　　B. 卵巢巧克力囊肿

C. 葡萄胎　　　　　　D. 子宫肌瘤红色变

E. 早孕合并子宫肌瘤

（2）明确诊断后，首选的治疗是

A. 立即清宫　　　　　B. 抗炎治疗

C. 腹腔镜　　　　　　D. 宫腔镜

E. 性激素治疗

B1 型题

1.（共用备选答案）

A. 增生中期　　　　　B. 分泌早期

C. 分泌晚期　　　　　D. 增生早期

E. 增生晚期

（1）女，25 岁，月经周期 5/28 天，现月经周期第 19 天，基础体温双相，此时子宫内膜的改变为

（2）女，40 岁，月经周期 7/30 天，现月经周期第 10 天，基础体温双相，此时子宫内膜的改变为

2.（共用备选答案）

A. 40 岁患者超声发现"子宫肌瘤"，如孕 2 个多月大小

B. 黏膜下子宫肌瘤脱出阴道内

C. 子宫肌瘤如孕 2 个月大小，血红蛋白 87.0g/L

D. 48 岁患者，发现肌瘤 3 年，如孕 50 天左右大小

E. 28 岁患者，孕 1 产 0，发现肌壁间肌瘤直径约 5cm

与下列治疗方案相匹配的临床情况是

（1）经阴道剔除肌瘤，术后加强会阴护理

（2）输液、输血后考虑手术

（3）随访，定期复查

（4）剔除子宫肌瘤，保留子宫，术后严密观察阴道流血情况

（5）子宫切除术

3.（共用备选答案）

A. 雌激素　　　　　　B. 孕激素

C. 雄激素　　　　　　D. FSH

E. LH

（1）使子宫内膜增生的是

（2）使子宫内膜由增生期变为分泌期的是

（3）有蛋白合成作用的是

4.（共用备选答案）

A. 胎头位于耻骨上方，胎心位于脐左下方

B. 胎头位于母体左侧，胎心位于母体腹前壁靠近脐下

C. 胎头位于宫底部，胎心位于脐右下方

D. 胎头在脐右上，胎心靠近脐上

E. 胎头在脐左上，胎心在脐上

（1）LOA 是指

（2）LSA 是指

（3）RSA 是指

5.（共用备选答案）

A. 观察　　　　　　　B. 吸氧

C. 立即行剖宫产　　　D. 减弱宫缩

E. 静脉滴注缩宫素

（1）初产妇，28 岁，41 周妊娠。产程进展过程中因潜伏期延长行人工破膜术，宫口扩张 2cm，胎头位于坐骨棘水平上 2cm，羊水Ⅲ度混浊，量 5ml，胎心率 140 次/分。正确的处理是

（2）初产妇，30 岁，38 周妊娠。宫口扩张至 5cm 时胎膜自破，羊水量多，Ⅱ度混浊，胎心率 132 次/分，宫缩持续 60~70 秒，间歇 2~3 分钟，强度强，并有胎心率同步减慢。处理正确的是

6.（共用备选答案）

A. 胎儿不受挤压　　　B. 防止胎儿畸形

C. 保持羊膜腔内恒温　D. 不利于胎儿体液平衡

E. 润滑和冲洗阴道，减少感染机会

（1）关于羊水功能的说法，错误的是

（2）破膜后羊水的作用是

7.（共用备选答案）
    A. 胎体纵轴与母体纵轴的关系
    B. 最先进入骨盆入口的胎儿部分
    C. 胎儿先露部的指示点与母体骨盆的关系
    D. 胎头俯屈，颏部接近胸壁，脊柱略弯曲，四肢屈曲交叉胸前
    E. 胎儿位置与母体骨盆的关系
（1）胎产式指
（2）胎先露指
（3）胎儿在子宫内的姿势为

8.（共用备选答案）
    A. 低张性宫缩乏力   B. 高张性宫缩乏力
    C. 原发性宫缩乏力   D. 继发性宫缩乏力
    E. 正常子宫收缩乏力
（1）临产后，宫缩一直短而弱，间歇长，产程进展慢，表明
（2）产程进展到一定阶段后，宫缩减弱，出现宫缩乏力，表明
（3）子宫收缩保持正常极性，仅间歇长、持续短、弱而无力，表明

9.（共用备选答案）
    A. 滴虫性阴道炎
    B. 外阴阴道假丝酵母菌病
    C. 老年性阴道炎
    D. 细菌性阴道炎
    E. 阿米巴阴道炎
（1）育龄期妇女阴道 pH 升高时，容易发生的阴道病为
（2）用碱性溶液冲洗阴道，可提高对其疗效的阴道病为
（3）糖尿病患者及长期使用广谱抗生素患者易发生的阴道病为

10.（共用备选答案）
    A. 月经周期缩短，基础体温双相
    B. 月经周期正常，但经期延长，基础体温双相
    C. 月经周期不规则，经量增多，基础体温单相
    D. 月经周期不规则，经量减少，呈点滴状
    E. 月经规则，经量无改变
（1）子宫内膜不规则脱落的特点是
（2）黄体功能不足的特点是
（3）无排卵型功血的特点是

11.（共用备选答案）
    A. 黏膜下子宫肌瘤   B. 浆膜下子宫肌瘤
    C. 肌壁间肌瘤   D. 阔韧带肌瘤
    E. 子宫颈肌瘤
（1）最易出现蒂扭转的肌瘤为
（2）合并妊娠易引起胎位异常的肌瘤为
（3）最易发生阴道多量出血及肌瘤坏死的肌瘤为

12.（共用备选答案）
    A. 皮样囊肿   B. 黏液性囊腺瘤
    C. 浆液性囊腺瘤   D. 纤维瘤

    E. 库肯勃瘤
（1）梅格斯征见于
（2）最易发生蒂扭转的疾病是

13.（共用备选答案）
    A. LOA   B. ROA
    C. LOT   D. ROP
    E. LOP
（1）先露为头，胎儿肢体在左下腹，胎心在右下腹近中线处，为
（2）胎儿矢状缝位于骨盆入口右斜径上，小囟门在骨盆左前方，为
（3）胎儿矢状缝位于骨盆入口横径上，小囟门在骨盆左侧，为

14.（共用备选答案）
    A. 宫颈肥大   B. 宫颈糜烂
    C. 宫颈息肉   D. 宫颈腺囊肿
    E. 巴氏腺囊肿
（1）炎症刺激使宫颈管黏膜增生形成
（2）宫颈糜烂愈合过程中形成
（3）宫颈外口处的宫颈阴道部分，外观呈颗粒状的红色区，最可能的诊断为

15.（共用备选答案）
    A. 浆膜下子宫肌瘤   B. 子宫肌瘤玻璃样变
    C. 子宫肌瘤肉瘤变   D. 子宫肌瘤红色变
    E. 黏膜下子宫肌瘤感染
（1）患者，女，27 岁。有子宫肌瘤病史，产后 2 个月，腹痛，妇科检查：肌瘤较前增大。最可能的诊断为
（2）患者，女，42 岁。有子宫肌瘤 10 年，近 2 个月有不规则阴道流血，查子宫较前增大。最可能的诊断为

16.（共用备选答案）
    A. 子宫肌瘤红色变性   B. 子宫肌瘤恶变
    C. 肌壁间子宫肌瘤   D. 子宫黏膜下肌瘤
    E. 子宫浆膜下肌瘤
（1）常伴明显月经改变的是
（2）妇检时可能难与卵巢肿瘤区别的是
（3）一般发生于妊娠期的是
（4）子宫肉瘤是

17.（共用备选答案）
    A. 月经周期规律，但周期短
    B. 月经间隔时间正常，经期流血时间长
    C. 周期、经期、经量都不正常
    D. 突然大量出血，并发痛经
    E. 月经周期无规律
（1）黄体发育不全表现为
（2）黄体萎缩不全表现为

18.（共用备选答案）
    A. 子宫收缩乏力   B. 软产道裂伤
    C. 胎盘剥离不全   D. 胎盘部分粘连
    E. 凝血功能障碍

（1）胎盘剥离延缓，胎盘剥离后阴道流血不止，有血块，检查子宫轮廓不清，应诊断为

（2）胎儿娩出后立即出现持续性阴道流血，色鲜红，子宫轮廓清楚。应诊断

第十四章　血液系统

A1/A2 型题

1. 慢性失血性贫血的外周血实验室检查特点是
　　A. 正细胞正色素性贫血　　　B. 小细胞低色素性贫血
　　C. 小细胞正色素性贫血　　　D. 大细胞正色素性贫血
　　E. 大细胞低色素性贫血

2. 贫血的临床表现不包括
　　A. 面色苍白　　　　　　　　B. 活动后心悸
　　C. 头晕　　　　　　　　　　D. 乏力
　　E. 皮疹

3. 患者，男，65 岁。患再生障碍性贫血 2 年，多次输血治疗。最近 2 次输血过程中出现发热，体温达 39℃ 以上，经对症处理症状缓解。现拟输血改善贫血症状，应输注的血液成分是
　　A. 辐照红细胞　　　　　　　B. 浓缩红细胞
　　C. 去除白细胞的红细胞　　　D. 悬浮红细胞
　　E. 冰冻红细胞

4. 观察有无贫血，最可靠的查体部位是
　　A. 睑结膜、指甲及口唇
　　B. 耳廓皮肤
　　C. 面颊、皮肤及上腭黏膜
　　D. 颈部皮肤及舌面
　　E. 手背皮肤及口腔黏膜

5. 下列检查项目中最能反映体内储存铁水平的是
　　A. 骨髓铁染色　　　　　　　B. 外周血网织红细胞
　　C. 血清铁结合力　　　　　　D. 血清转铁蛋白饱和度
　　E. 血清铁

6. 关于急性 ITP，下列说法正确的是
　　A. 多见于成人
　　B. 多见于女性
　　C. 骨髓幼稚巨核细胞增加
　　D. 大多数患者可因迁延不愈转为慢性型
　　E. 血小板寿命正常

7. 淋巴细胞增多的诊断标准是
　　A. $>0.5 \times 10^9/L$　　　B. $>1.0 \times 10^9/L$
　　C. $>2.0 \times 10^9/L$　　　D. $>3.0 \times 10^9/L$
　　E. $>4.0 \times 10^9/L$

8. 嗜酸性粒细胞增多常见于
　　A. 急性中毒　　　　　　　　B. 急性大出血
　　C. 严重的组织损伤　　　　　D. 支气管哮喘
　　E. 化脓性感染

9. DIC 发生过程中的关键因素是
　　A. 单核巨噬细胞系统受抑制

　　B. 纤溶系统活性降低
　　C. 高凝状态
　　D. 缺氧、酸中毒
　　E. 凝血酶和纤溶酶的形成

10. 治疗缺铁性贫血的主要目的是
　　A. 血红蛋白恢复正常
　　B. 血清铁水平恢复正常
　　C. 补足贮存铁
　　D. 红细胞水平恢复正常
　　E. 血清铁和总铁结合力均恢复正常

11. 再生障碍性贫血与下列疾病难以鉴别的是
　　A. 低增生性白血病　　　　　B. 缺铁性贫血
　　C. 脾功能亢进　　　　　　　D. PNH 不发作型
　　E. 巨幼细胞贫血

12. 皮肤黏膜出现发绀，血中还原血红蛋白至少达到
　　A. $>65g/L$　　　　　　　　B. $>60g/L$
　　C. $>55g/L$　　　　　　　　D. $>50g/L$
　　E. $>45g/L$

13. 患者，女，18 岁。皮肤反复出现紫癜和瘀斑、月经量多 2 年。既往经常关节痛，并因此经常服用保泰松等药物。家中无类似疾病患者。10 岁起经常刷牙出血。本患者的诊断，不应考虑的是
　　A. 先天性血小板功能异常
　　B. 获得性血小板功能异常
　　C. 血友病
　　D. 维生素 C 缺乏
　　E. 过敏性紫癜

14. 使慢性粒细胞白血病达到血液学缓解的首选药物是
　　A. 白消安　　　　　　　　　B. 尼洛替尼
　　C. 靛玉红　　　　　　　　　D. α-干扰素
　　E. 环磷酰胺

15. 不符合对慢性粒细胞白血病加速期描述的是
　　A. 血或骨髓原始细胞 ≥20%
　　B. 不明原因的血小板进行性减少或增高
　　C. 除 Ph 染色体外又出现其他染色体异常
　　D. 可持续几个月到几年
　　E. 外周血嗜碱性粒细胞 >20%

16. 下列不属于白血病器官和组织浸润表现的是
　　A. 绿色瘤　　　　　　　　　B. 胸骨的压痛
　　C. 皮肤粒细胞肉瘤　　　　　D. 中枢神经系统白血病
　　E. 白细胞淤滞症

17. 患者，青年女性，农民。头晕、心悸、面色苍白 5 年，并感吞咽困难。实验室检查：Hb 45g/L，RBC 2.0 ×

10^{12}/L，白细胞及血小板正常，血涂片见红细胞大小不等，以小细胞为主，中心染色过浅。首选抗贫血制剂为

A. 维生素 B$_{12}$ B. 叶酸

C. 口服铁剂   D. 雄激素

E. 泼尼松

18. 某患者因慢性重度贫血而输注红细胞悬液。输血开始10 分钟后，患者突然感到寒战，心前区压迫感，腰背剧痛，并出现呼吸急促，体温 39℃，血压 70/40mmHg，尿呈酱油样颜色。患者最可能发生了

A. 细菌污染反应   B. 溶血反应

C. 过敏反应   D. 发热反应

E. 循环超负荷

19. 患者，男，30 岁。全身乏力，低热、伴左上腹肿块半年。肝肋下 2cm，脾肋下 7cm，血常规：血红蛋白 80g/L，白细胞 140×10^9/L。血小板 100×10^9/L。骨髓象：原始粒细胞 0.02，Ph 染色体阳性。正确的治疗为

A. 大剂量抗生素抗感染

B. 脾切除

C. HOAP 方案化疗

D. 尼洛替尼

E. VAP 方案化疗

20. 以下选项不是输血禁忌证的是

A. 充血性心力衰竭   B. 急性肺水肿

C. 恶性高血压   D. 严重感染

E. 肾衰竭

21. 最容易发生弥散性血管内凝血（DIC）的疾病是

A. 急性淋巴细胞性白血病

B. 急性粒细胞性白血病

C. 慢性粒细胞性白血病

D. 急性单核细胞性白血病

E. 急性早幼粒细胞性白血病

22. 贫血患者，实验室检查为小细胞正色素性贫血，伴有慢性下肢溃疡，总铁结合力 41.56 μmol/L，血清铁 6.57 μmol/L，骨髓外铁（＋＋），诊断为

A. 缺铁性贫血   B. 巨幼细胞贫血

C. 失血性贫血   D. 铁粒幼细胞性贫血

E. 慢性感染性贫血

23. 诊断急性白血病的主要依据是

A. 白细胞数目的增多

B. 胸骨的压痛

C. 有贫血、发热、出血三大症状

D. 骨髓象示原始细胞≥30%

E. 出现正常细胞性贫血

24. 急性 ITP 死亡的主要原因是

A. 呕血   B. 咯血

C. 阴道出血   D. 颅内出血

E. 感染

25. 急粒与急淋的鉴别要点是

A. 前者多有贫血、发热、出血

B. 前者白细胞计数往往更高

C. 前者较易发生中枢神经系统白血病

D. 前者骨髓增生多极度活跃

E. 前者原始细胞 POX 染色阳性

26. 红细胞增多常见于

A. 糖尿病   B. 严重慢性心肺疾病

C. 严重的组织损伤   D. 支气管哮喘

E. 急性中毒

27. 根据病因及发病机制，贫血可分为

A. 红细胞生成减少、造血功能不良两类

B. 红细胞生成减少、造血功能不良及红细胞破坏过多三类

C. 红细胞生成减少、红细胞破坏过多及失血三类

D. 红细胞生成减少、溶血、失血、再生障碍及缺铁五类

E. 红细胞生成减少、红细胞过度破坏、失血及造血功能不良四类

28. 成分输血的优点不包括

A. 减轻输注全血所致的血液循环负担

B. 减少各种免疫抗体的产生

C. 减少传染肝炎的机会

D. 减少肺梗死的发生率

E. 节约用血，避免浪费

29. 最常见的早期输血并发症是

A. 溶血反应   B. 发热反应

C. 细菌污染反应   D. 出血倾向

E. 酸中毒

30. 患者，女，28 岁。有风湿病史。因贫血、脾大入院。实验室检查：红细胞半衰期为 15 天，Coombs 试验阳性。最有可能的诊断是

A. 遗传性球形红细胞增多症

B. 遗传性椭圆形红细胞增多症

C. 丙酮酸激酶缺乏症

D. 珠蛋白生成障碍性贫血

E. 自身免疫性溶血性贫血

31. 特发性血小板减少性紫癜的首选治疗为

A. 抗纤溶药物   B. 免疫抑制剂

C. 糖皮质激素   D. 脾切除

E. 氨肽素

32. 急性淋巴细胞白血病患者，出现恶心、呕吐、剧烈头疼。脑脊液检查：压力增高，蛋白增多，并可见白血病细胞。考虑到病变累及中枢神经系统，则鞘内注射的药物首选

A. 甲氨蝶呤   B. 泼尼松

C. 柔红霉素   D. 长春新碱

E. 阿糖胞苷

33. 淋巴细胞增多常见于

A. 化脓性感染   B. 急性大出血

C. 真菌感染   D. 过敏性肺炎

E. 传染性单核细胞增多症

34. 诊断再生障碍性贫血的主要检查是

A. 临床表现　　　　　　　B. 一般实验室检查

C. 磁共振成像（MRI）　　D. 骨髓检查和活检

E. 放射性核素扫描

35. 血管内溶血的主要实验室检查为

A. 红细胞及血红蛋白下降

B. 粪胆原排泄增高

C. 血红蛋白尿及含铁血黄素尿阳性

D. 网织红细胞数增高

E. 骨髓中幼红细胞增生明显

36. 对白血病化疗的表述，不正确的是

A. 目的是达到完全缓解并延长生存期

B. 目前多采用联合化疗

C. 急淋患者的诱导缓解治疗，常用 VP 方案

D. 非急淋白血病的诱导缓解治疗，常用 DA 方案

E. VP 方案中 P 指的是柔红霉素

37. 恶性淋巴瘤确诊的依据是

A. 影像学证明有肿大的淋巴结

B. 血沉增速，血清乳酸脱氢酶活力升高

C. 淋巴结的病理活检

D. 发现无痛性的淋巴结肿大

E. 单独见到 R－S 细胞

38. 患者，男，14 岁。患者血尿伴黑粪 2 天，既往体健，体检肝脾不大，上腹无压痛。血红蛋白 70g/L，白细胞 12.0×10⁹/L，血小板 20×10⁹/L。骨髓象：增生活跃，巨核细胞数量增多，伴成熟障碍。其最可能的诊断是

A. 急性特发性血小板减少性紫癜

B. 慢性再生障碍性贫血

C. 缺铁性贫血

D. 慢性特发性血小板减少性紫癜合并缺铁性贫血

E. 溶血性贫血

39. 过敏性紫癜中，病情最为严重的类型

A. 单纯型　　　　　　　　B. 腹型

C. 关节型　　　　　　　　D. 肾型

E. 混合型

40. 血中 Hb 含量低于多少时，即使重度缺氧，亦难发现发绀

A. <50g/L　　　　　　　　B. <60g/L

C. <70g/L　　　　　　　　D. <80g/L

E. <90g/L

41. 用 APTT 监测 DIC 患者肝素抗凝治疗，其延长多少为肝素治疗的最佳剂量

A. 10%～40%　　　　　　B. 40%～60%

C. 60%～100%　　　　　D. 100%～140%

E. 140%～180%

42. 严重贫血，Hb＜60g/L 时不会出现发绀的原因是

A. 贫血，氧合血红蛋白高

B. 血氧饱和度高于66%

C. 动脉血氧分压高

D. 还原血红蛋白量不到 50g/L（5g/dl）

E. 皮肤、黏膜难以观察

43. 患者，32 岁，女性。近 2 周来持续低热、皮肤颜色苍白，且有散在出血点。以前曾有肝炎病史。血常规：血红蛋白 65g/L，红细胞 2.3×10¹²/L，白细胞 1.3×10⁹/L，中性 0.18，淋巴 0.76，单核 0.03，网织红细胞 0.001。骨髓涂片：红系、粒系、巨核系均显著减少，淋巴 0.74。本病最可能的诊断是

A. 慢性白血病

B. 粒细胞缺乏症

C. 肝炎后患再生障碍性贫血

D. 脾功能亢进

E. ITP

44. 患者，女，16 岁。近 3 天双下肢伸侧出现紫癜，分批出现，两侧对称、颜色鲜红，伴腹痛及关节痛，血小板 100×10⁹/L，WBC 10×10⁹/L，Hb 110g/L，凝血时间正常。应首先考虑

A. 特发性血小板减少性紫癜

B. 过敏性紫癜

C. 急性白血病

D. 再生障碍性贫血

E. 血友病

45. 患者，女，25 岁。10 天来发热伴牙龈出血。查体：贫血貌，皮肤可见出血点，胸骨有压痛，肝脾肋下各 1cm。化验：Hb 70g/L，WBC 15.5×10⁹/L，PLT 20×10⁹/L。下列对诊断无帮助的是

A. 白细胞分类　　　　　　B. 血小板抗体

C. 骨髓穿刺　　　　　　　D. 骨髓细胞组化染色

E. 骨髓活检

46. 患者，男，17 岁。3 日来出现皮肤紫癜，以下肢为主，两侧对称，颜色鲜红，高出皮肤表面，伴有关节痛及腹痛。化验：血红蛋白 120g/L，白细胞 5.6×10⁹/L，血小板 150×10⁹/L，BT 正常，应诊断为

A. 血小板减少性紫癜　　　B. 过敏性紫癜

C. 急性白血病　　　　　　D. 急性关节炎

E. 急腹症

47. 血清铁减低，总铁结合力增高及转铁蛋白饱和度减低见于

A. 海洋性贫血　　　　　　B. 感染性贫血

C. 缺铁性贫血　　　　　　D. 再生障碍性贫血

E. 铁粒幼细胞性贫血

48. 有关正常淋巴结的说法，正确的是

A. 浅表淋巴结正常时较小，直径多为 0.6～1.0cm

B. 质地较韧，表面光滑

C. 与毗邻组织粘连

D. 不易触及

E. 无压痛

49. 较容易浸润牙龈，使其肿胀增生，且可以出现灰蓝色斑丘疹的白血病是

A. 慢性淋巴细胞白血病

B. 急性单核细胞白血病

C. 急性早幼粒细胞白血病

D. 急性淋巴细胞白血病

E. 急性巨核细胞白血病

50. 引起输血发热反应，最常见的原因是

A. 细菌污染　　　　　　　　B. 致热原

C. 血型不合　　　　　　　　D. 红细胞破坏

E. 过敏物质

51. 急性早幼粒细胞白血病在 **FAB** 分型中属于

A. $AMIL - M_2$　　　　　　　B. $AML - M_3$

C. $RAEB - T$　　　　　　　D. $CMML$

E. $AML - M_6$

52. 不可以进行骨髓移植治疗的血液病是

A. 再生障碍性贫血

B. 自身免疫性溶血性贫血

C. 霍奇金病

D. 骨髓异常增生综合征

E. 多发性骨髓瘤

53. 嗜酸性粒细胞增多的诊断标准是

A. $>4.0 \times 10^9/L$　　　　B. $>3.0 \times 10^9/L$

C. $>2.0 \times 10^9/L$　　　　D. $>1.0 \times 10^9/L$

E. $>0.5 \times 10^9/L$

54. 符合过敏性紫癜的实验室检查是

A. 血小板减少　　　　　　　B. 凝血酶时间延长

C. 凝血时间延长　　　　　　D. 血块收缩不良

E. 毛细血管脆性试验阳性

55. 血小板生成减少的出血性疾病为

A. 特发性血小板减少性紫癜

B. DIC

C. 脾功能亢进

D. 再生障碍性贫血

E. 过敏性紫癜

56. 恶性淋巴瘤特征性的临床表现是

A. 无痛性的淋巴结肿大

B. 贫血

C. 体重有明显的减轻

D. 持续或周期性的发热

E. 局部及全身皮肤的瘙痒

57. 有关紫癜的说法，正确的是

A. 皮肤出现红色或暗红色斑，一般高出皮肤表面

B. 皮肤出现红色或暗红色斑，是发生的充血现象

C. 皮肤出现红色或暗红色斑，压之不褪色

D. 皮肤出现红色或暗红色斑，愈后可有皮肤脱屑

E. 皮肤出现红色或暗红色斑，可伴有关节腔出血

58. 各种蛋白质平均含氮量约为

A. 0.6%　　　　　　　　　　B. 6%

C. 16%　　　　　　　　　　D. 26%

E. 36%

59. 患者，男，30 岁。持续发热伴鼻出血 5 天。查体：T 39℃，中度贫血貌，牙龈增生如海绵状，胸骨压痛明显。血常规：血红蛋白 70g/L，白细胞 $40 \times 10^9/L$，血小板 $20 \times 10^9/L$。骨髓检查：原始细胞为 0.8，过氧化物酶染色弱阳性，糖原染色可见胞质弥漫性淡染，非特异性酯酶阳性，可被 **NaF** 抑制。本例患者的诊断是

A. 急性早幼粒细胞白血病

B. 慢性粒细胞白血病

C. 急性淋巴细胞白血病

D. 急性巨核细胞白血病

E. 急性单核细胞白血病

60. 患者，女，29 岁。贫血病史 1 年，浅表淋巴结不肿大，肝脾未触及，血象呈现全血细胞减少。若诊断再生障碍性贫血，意义最大的是

A. 网织红细胞减少

B. 骨髓增生低下，造血细胞减少

C. 骨髓非造血细胞增多，NAP 增加

D. 铁粒幼细胞消失

E. 巨核细胞增多

61. 患者，男，32 岁。反复牙龈出血 1 年余，皮肤黏膜有出血点，颈部淋巴结及肝脾无肿大。血常规：血红蛋白 65g/L，血小板 $56 \times 10^9/L$。骨髓检查：骨髓增生活跃，巨核细胞数明显增多，颗粒型巨核细胞比例增多，最可能的诊断是

A. 再生障碍性贫血

B. 急性白血病

C. 过敏性紫癜

D. 血小板减少性紫癜合并失血性贫血

E. 骨髓增生异常综合征

62. 患者，女，36 岁。2 年前确诊为慢性粒细胞白血病。近感乏力，头晕，胸骨轻微疼痛。实验室检查：Hb 60g/L，PLT $145 \times 10^9/L$，骨髓原始细胞占 15%，Ph 染色体阳性。患者处于慢性粒细胞白血病的哪一个阶段

A. 稳定期　　　　　　　　　B. 急变期

C. 缓解期　　　　　　　　　D. 初发期

E. 加速期

63. 内源性、外源性凝血途径的共同途径和内源性凝血途径的筛选试验是

A. PT　　　　　　　　　　　B. APTT

C. D - 二聚体测定　　　　　D. BT

E. 血小板计数

64. 属于血小板输注禁忌证的是

A. 肿瘤化疗后的血小板减少

B. 体外循环

C. 血栓性血小板减少性紫癜

D. 肿瘤放疗后的血小板减少

E. 肝移植手术

65. 维生素 B_{12} 缺乏与叶酸缺乏所致营养性巨幼红细胞贫血临床表现的主要区别是

A. 骨髓象改变　　　　　　　B. 神经系统症状

C. 肝、脾大　　　　　　　D. 贫血症状

E. 血象改变

66. 对于贫血患者需要多次输血者，应选择的血制品是

A. 全血　　　　　　　　　B. 红细胞 + 血浆

C. 浓缩红细胞　　　　　　D. 冰冻红细胞

E. 半浆血

67. 慢性粒细胞白血病治疗首选的药物是

A. 伊马替尼　　　　　　　B. 阿糖胞苷

C. 白消安　　　　　　　　D. 羟基脲

E. α – 干扰素

A3/A4 型题

1. （共用题干）患者，男，36 岁。发现无痛性的锁骨上淋巴结肿大 2 个月，且伴发热，盗汗，近几个月来自感体重减轻明显，偶尔出现皮肤瘙痒，肝、脾不大。

（1）为进一步诊治，下列检查有必要的是

A. 淋巴结活检　　　　　　B. 血常规

C. 胸部 X 线片　　　　　　D. PPD 试验

E. 上述试验均有必要

（2）胸部 X 线片未见异常，淋巴结活检时找到了 R – S 细胞，则患者可能会出现的症状和体征，不包括

A. 带状疱疹

B. 胸骨压痛

C. 饮酒后的淋巴结疼痛

D. 咳嗽、胸闷、气促

E. 轻或中度贫血

（3）若进一步检查发现患者仅局限于锁骨上淋巴结受累，则首选的治疗方案应该是

A. 联合化疗加局部照射

B. 单纯化疗

C. 颈部淋巴结切除

D. 扩大照射：膈上用斗篷式

E. 免疫抑制剂的使用

2. （共用题干）患者，女，36 岁。主诉头晕、乏力，3 年来月经量多，浅表淋巴结及肝、脾无肿大。实验室检查：血红蛋白 58g/L，白细胞 8.0×10^9/L，血小板 185×10^9/L，血涂片可见红细胞中心淡染区扩大，网织红细胞计数 0.005。

（1）明确诊断需做的检查中，不包括

A. 骨髓检查

B. 血清铁和总铁结合力检查

C. 染色体检查

D. 血清铁蛋白检查

E. MCV、MCH 和 MCHC 检查

（2）寻找病因应做检查是

A. 放射性核素骨扫描

B. 妇科检查

C. ^{51}Cr 红细胞半寿命期测定

D. 钡剂灌肠

E. 胸部 X 线片检查

（3）除病因治疗外，还应采取的措施是

A. 输注血浆　　　　　　　B. 补充铁剂

C. 大剂量丙球蛋白滴注　　D. 维生素 B_{12} 和叶酸

E. 红细胞集落刺激因子

（4）对上述治疗，效果反应最早的指标是

A. 血红蛋白含量　　　　　B. 白细胞数量

C. 网织红细胞计数　　　　D. 叶酸、维生素 B_{12} 含量

E. 铁蛋白含量

3. （共用题干）患者，女，15 岁。发现贫血、黄疸 5 年。脾肋下 2 ~ 5cm，质中。血常规：血红蛋白 90g/L，网织红细胞 0.05，白细胞和血小板数均正常。红细胞渗透脆性试验：0.7% 盐水溶液开始溶血。其父也有轻度黄疸。

（1）最有可能的诊断是

A. 缺铁性贫血

B. 海洋性贫血

C. 遗传性球形细胞增多症

D. 遗传性铁粒幼细胞贫血

E. 巨幼细胞贫血

（2）要明确诊断，最有价值的实验室检查是

A. 周围血片

B. 骨髓象

C. 血清铁总铁结合力

D. 血红蛋白电泳

E. 肝功能试验

4. （共用题干）患者，女，36 岁。发热、面色苍白伴牙龈出血 1 周入院。入院次日起出现皮肤多处片状瘀斑，血尿。血常规：血红蛋白 80g/L，白细胞 2.0×10^9/L，血小板 50×10^9/L，血浆纤维蛋白原 0.8g/L。骨髓检查：有核细胞增生极度活跃，细胞质颗粒粗大的早幼粒细胞占 85%。

（1）患者出血的首要原因是

A. 异常早幼粒细胞浸润血管壁

B. 血小板减少

C. 血小板减少伴功能异常

D. 凝血因子 Ⅱ 、Ⅶ 、Ⅸ 、Ⅹ 缺乏

E. DIC

（2）首选的治疗方案应为

A. 小剂量阿糖胞苷

B. 柔红霉素 + 阿糖胞苷

C. DA 方案 + 小剂量肝素

D. 高三尖杉酯碱 + 阿糖胞苷

E. 全反式维 A 酸 + 肝素

（3）获得完全缓解后的治疗策略是

A. 化疗与全反式维 A 酸交替治疗

B. 单用全反式维 A 酸维持治疗

C. 定期联合化疗

D. 中剂量阿糖胞苷强化治疗

E. 停药，定期随诊

5. （共用题干）患者，女，15 岁。发热伴血尿 2 天来诊。查体：面色苍白，全身皮肤黏膜未见黄染，皮肤有散在出血点，未见齿龈增生，左腋下淋巴结肿大，胸骨压痛（＋），肝肋下未及，脾轻度肿大。血常规：Hb 70g/L，WBC 19.2×10⁹/L，PLT 60×10⁹/L。

（1）上述情况不太支持的诊断是
　　A. 急性白血病　　　　　B. 结核病
　　C. 淋巴瘤　　　　　　　D. ITP
　　E. 骨髓增生异常综合征

（2）为进一步诊治，该患者做了如下检查：骨髓涂片示增生活跃，原始细胞占 56%，PAS（＋）成块状。血清和尿溶菌酶低。未见 R－S 细胞。PAIg、PAC₃ 阴性，则最有可能的诊断是
　　A. 急性淋巴细胞白血病
　　B. 淋巴瘤
　　C. 急性早幼粒细胞白血病
　　D. ITP
　　E. MDS

（3）如果该患者为首诊，则首选的治疗方案是
　　A. 使用雄激素和一些免疫抑制剂，如 AIG、ATG
　　B. 使用维 A 酸
　　C. 选用 VP 方案或 VLP 方案
　　D. 选用 CHOP 方案
　　E. 放射治疗

6. （共用题干）患者，男，26 岁。乏力，间断鼻出血 3 周，既往体健。查体：T 36℃，面色略苍白，双下肢可见数个瘀斑，浅表淋巴结未触及肿大，巩膜无黄染，舌尖可见血疱，心肺检查无异常，腹平软，肝脾肋下未触及。血常规：RBC 2.3×10¹²/L，WBC 2.9×10⁹/L，Hb 70g/L，N 0.30，L 0.65，M 0.05，PLT 22×10⁹/L，网织红细胞 0.001。

（1）该患者最可能的诊断是
　　A. 骨髓增生异常综合征
　　B. Evans 综合征
　　C. 阵发性睡眠性血红蛋白尿
　　D. 再生障碍性贫血
　　E. 巨幼细胞贫血

（2）如需进一步明确诊断，最重要的检查是
　　A. 血清铁和铁蛋白测定
　　B. 血清叶酸和维生素 B₁₂ 测定
　　C. 多部位骨髓穿刺
　　D. 血细胞 CD55、CD59 测定
　　E. Coombs 试验

7. （共用题干）患者，女，25 岁。发热伴下肢和腹部皮肤瘀斑 5 天。查体：双下肢和腹部皮肤有多处瘀斑，双侧颈部、腋窝和腹股沟可触及淋巴结肿大，活动无压痛，最大者为 2.0cm×2.5cm，胸骨压痛（＋），腹软，肝肋下 1.5cm，脾肋下 2cm。化验：Hb 78g/L，WBC 18×10⁹/L，分类可见原始和幼稚细胞，PLT 25×10⁹/L，网织红细胞 0.002。

（1）该患者最可能的诊断是
　　A. 急性淋巴细胞白血病
　　B. 非霍奇金淋巴瘤
　　C. 急性粒细胞白血病
　　D. 霍奇金淋巴瘤
　　E. 系统性红斑狼疮

（2）为明确诊断，首选的检查是
　　A. 骨髓细胞学检查　　　B. 淋巴结活检
　　C. 骨髓活检　　　　　　D. 腹部 B 超
　　E. ANA 谱

（3）明确诊断后，首选的治疗措施是
　　A. ABVD 方案化疗
　　B. VDLP 方案化疗
　　C. 给予大剂量糖皮质激素
　　D. DA 方案化疗
　　E. CHOP 方案化疗

8. （共用题干）男婴，10 个月。单纯母乳喂养，面色苍白 1 个月。易疲乏、时而烦躁、食欲缺乏。查体：皮肤及唇黏膜苍白，肝肋下 2cm。血常规：Hb 75g/L，RBC 3.0×10¹²/L。血涂片：红细胞大小不等，以小为主，中央淡染区扩大。

（1）该患儿最可能的诊断是
　　A. 生理性贫血　　　　　B. 溶血性贫血
　　C. 再生障碍性贫血　　　D. 巨幼细胞性贫血
　　E. 营养性缺铁性贫血

（2）经有效治疗后首先出现变化的是
　　A. 血红蛋白上升
　　B. 红细胞上升
　　C. 细胞内含铁酶活性开始恢复
　　D. 红细胞游离原卟啉上升
　　E. 网织红细胞上升

（3）若 Hb 恢复正常，还需要继续药物治疗的时间是
　　A. 3～4 周　　　　　　　B. 1～2 周
　　C. 9～12 周　　　　　　D. 13～18 周
　　E. 6～8 周

B1 型题

1. （共用备选答案）
　　A. 病变仅累及下颌下淋巴结
　　B. 左锁骨上淋巴结、腹股沟淋巴结肿大，且伴有脾受累
　　C. 腋下淋巴结肿大，肝脏局限性受累
　　D. 右锁骨上淋巴结、左耳后淋巴结受累
　　E. 累及左颈及纵隔淋巴结

（1）Ⅰ期淋巴瘤的临床特点是
（2）Ⅲ期淋巴瘤的临床特点是
（3）Ⅳ期淋巴瘤的临床特点是

2. （共用备选答案）
　　A. 缺铁性贫血
　　B. 巨幼细胞性贫血
　　C. 自身免疫性溶血性贫血

D. 珠蛋白生成障碍性贫血

E. 阵发性睡眠性血红蛋白尿症

（1）患者，男，22岁。贫血，黄疸，脾大。实验室检查：血红蛋白70g/L，白细胞5.5×10^9/L，网织红细胞计数0.09，Coombs试验阳性。可考虑

（2）患者，女，38岁。贫血。实验室检查：血清铁5μmol/L，血清总铁结合力410μmol/L，血清铁蛋白10μg/L，网织红细胞计数0.015，血清铁饱和度1.5%。可考虑为

3.（共用备选答案）

A. 羟基脲　　　　　　　　B. 阿糖胞苷

C. 鞘内注射甲氨蝶呤　　　D. 别嘌醇

E. DA方案

（1）用于防治高尿酸血症肾病的药物是

（2）慢性粒细胞白血病首选的化疗药物是

（3）用于治疗脑膜白血病的治疗药物是

4.（共用备选答案）

A. 过氧化物酶强阳性

B. 中性粒细胞碱性磷酸酶偏低

C. 非特异酯酶染色阳性，可被氟化钠抑制

D. 细胞内铁染色强阳性

E. 糖原染色阳性，呈块状或颗粒状

（1）急性早幼粒细胞白血病的细胞化学染色特点是

（2）急性单核细胞白血病的细胞化学染色特点是

5.（共用备选答案）

A. 珠蛋白生成障碍性贫血

B. G－6－PD缺乏症

C. 阵发性睡眠性血红蛋白尿症

D. 自身免疫性溶血性贫血

E. 遗传性球形红细胞增多症

（1）患者，女，25岁。1个月来腰酸伴酱油色尿。体检：贫血面容，肝、脾不大，红细胞2.5×10^{12}/L，血红蛋

白65g/L，白细胞4×10^9/L，血小板120×10^9/L，网织红细胞计数0.12，Ham试验阳性，Rous试验阳性。考虑为

（2）患者，男，30岁。低热伴面色苍白2个月。体检：巩膜黄染，脾肋下3cm，红细胞3.0×10^{12}/L，血红蛋白80g/L，白细胞5×10^9/L，血小板120×10^9/L，网织红细胞计数0.15，Coombs试验阳性。考虑为

（3）患者，男，20岁。面色苍白3年，其母有贫血史。体检：贫血面容，脾肋下3cm。红细胞2.2×10^{12}/L，血红蛋白70g/L，白细胞5×10^9/L，血小板120×10^9/L，血涂片可见25%左右球形红细胞，网织红细胞计数0.15，Coombs试验阴性。考虑为

6.（共用备选答案）

A. 自身免疫性溶血　　　B. 急性淋巴细胞白血病

C. 慢性粒细胞白血病　　D. 多发性骨髓瘤

E. MDS

（1）临床上会表现出巨脾的疾病是

（2）较易累及中枢神经系统的疾病是

7.（共用备选答案）

A. 4.0×10^9/L　　　　B. 3.0×10^9/L

C. 2.0×10^9/L　　　　D. 1.0×10^9/L

E. 0.5×10^9/L

（1）粒细胞缺乏是指外周血中粒细胞绝对值低于

（2）白细胞减少是指外周血白细胞绝对值持续低于

8.（共用备选答案）

A. 骨髓增生异常综合征

B. 再生障碍性贫血

C. 缺铁性贫血

D. 巨幼细胞性贫血

E. 阵发性障碍睡眠性

（1）抗淋巴/胸腺细胞球蛋白（ALG/ATG）主要用于

（2）可采用维生素B_{12}、叶酸治疗的是

第十五章　代谢、内分泌系统

A1/A2型题

1. 为抑制甲状腺功能亢进症患者甲状腺素的释放，外科手术前选择的常用药物是

A. 复方碘溶液　　　　B. 普萘洛尔

C. 卡比马唑　　　　　D. 丙硫氧嘧啶

E. 甲巯咪唑

2. 甲状腺功能亢进症^{131}I治疗后，发生永久性甲状腺功能减退症的原因是

A. 甲状腺激素代谢异常

B. 甲状腺组织细胞遭破坏

C. 甲状腺激素合成障碍

D. 组织对甲状腺激素抵抗

E. 甲状腺腺体发育障碍

3. 代谢综合征的临床特征主要包括

A. 肥胖、高血糖、血脂异常和高血压

B. 血脂异常、低蛋白血症、蛋白尿和水肿

C. 高尿酸血症、痛风性关节炎、肾结石和肾功能不全

D. 高血压、左心室增大、心功能不全和心律失常

E. 高血糖、高血压、色素沉着和电解质紊乱

4. Graves病最可能的检查结果为

A. 血FT_3、FT_4升高，TSH升高

B. 血FT_3、FT_4正常，甲状腺摄碘率升高

C. 血FT_3、FT_4升高，TSH降低

D. 血FT_3、FT_4升高，甲状腺摄碘率降低

E. 血FT_3、FT_4降低，TSH升高

5. 低渗性缺水，血清钠往往低于

A. 155mmol/L　　　　B. 150mmol/L

C. 145mmol/L　　　　　　D. 135mmol/L

E. 110mmol/L

6. 麻醉中的手术患者输入几十毫升血后即出现手术区渗血和低血压，应考虑为

A. 出血倾向　　　　　　　B. 变态反应

C. 过敏反应　　　　　　　D. 细菌污染反应

E. 溶血反应

7. 关于高渗性非酮症糖尿病昏迷患者，下述描述错误的是

A. 老年患者多

B. 约一半患者发病前无糖尿病史或糖耐量减退史

C. 脱水严重

D. 如血糖＞33.3mmol/L（600mg/dl）即可诊断

E. 本症死亡率很高

8. 妊娠期甲状腺功能亢进，下列不能采用的检查是

A. T_3、T_4 检测　　　　B. FT_3、FT_4、TSH 检测

C. TSAb 检测　　　　　　D. 甲状腺^{131}I 摄取率

E. rT_3 检测

9. 等渗性缺水短期内出现血容量明显不足时，揭示体液丧失量达体重的

A. 3%　　　　　　　　　　B. 3.5%

C. 4%　　　　　　　　　　D. 4.5%

E. 5%

10. 2 型糖尿病最基本的病理生理改变是

A. 极度肥胖

B. 长期大量摄糖

C. 长期使用糖皮质激素

D. 胰岛素分泌绝对或相对不足及靶组织对胰岛素敏感性降低

E. 老年人居多

11. 腺垂体功能减退症最常见的病因是

A. 垂体或邻近的肿瘤　　　B. 颅内感染

C. 产后大出血　　　　　　D. 颅脑外伤

E. 脑血管疾病

12. 诊断自主性功能亢进性甲状腺腺瘤最佳的检查是

A. B 超　　　　　　　　　B. 放射性核素扫描

C. CT　　　　　　　　　　D. ^{131}I 摄取率

E. MRI

13. 关于甲状腺功能亢进手术治疗的适应证，不正确的是

A. 高功能腺瘤

B. 中度以上原发性甲状腺功能亢进

C. 甲状腺肿大有压迫症状

D. 抗甲状腺药物或放射性碘治疗无效者

E. 妊娠早期合并甲状腺功能亢进

14. 既能阻断甲状腺激素生物合成，又能阻止周围组织中 T_4 转化为 T_3 的药物为

A. 丙硫氧嘧啶　　　　　　B. 甲巯咪唑（他巴唑）

C. 卡比马唑（甲亢平）　　D. 普萘洛尔（心得安）

E. 大剂量碘剂

15. 垂体微腺瘤是指瘤体直径小于

A. 10mm　　　　　　　　B. 12mm

C. 14mm　　　　　　　　D. 16mm

E. 18mm

16. 甲状腺功能亢进时，腹泻的主要发生机制是

A. 肠蠕动增强　　　　　　B. 肠内容物渗透压增高

C. 肠腔内渗出物增加　　　D. 肠液分泌增多

E. VIP 的作用

17. 实现下丘脑与神经垂体之间的功能联系，依靠的是

A. 垂体门脉系统　　　　　B. 下丘脑促垂体区

C. 下丘脑－垂体束　　　　D. 正中隆起

E. 下丘脑调节肽

18. 患者，男，58 岁。2 型糖尿病，因大叶性肺炎，发生糖尿病酮症酸中毒昏迷，治疗时以下列哪一项为主

A. 补充液体和电解质，积极纠正酸中毒

B. 小剂量胰岛素治疗，积极纠正酸中毒

C. 小剂量胰岛素治疗，补充液体和平衡电解质

D. 小剂量胰岛素，中枢兴奋剂

E. 积极纠正酸中毒，中枢兴奋剂

19. 抢救糖尿病酮症酸中毒患者时，应用碳酸氢钠的指征是

A. 出现低钾血症

B. 常规应用

C. 二氧化碳结合力＜5.9mmol/L 或血 pH＜7.1

D. 出现严重心律失常

E. 合并严重感染

20. 高钾血症患者的血清钾高于

A. 5mmol/L　　　　　　　B. 4.5mmol/L

C. 4mmol/L　　　　　　　D. 5.5mmol/L

E. 3.5mmol/L

21. 患者，男，80 岁。2 型糖尿病 16 年，平素服用格列本脲或格列齐特，每日 3 次，每次 1 片。近日少食，不愿意运动，表情淡漠，家人依然按时给予服用上述药物。现患者昏迷。此患者的诊断可能为

A. 高渗性非酮症昏迷　　　B. 低血糖性昏迷

C. 脑梗死　　　　　　　　D. 脑出血

E. 老年痴呆症

22. 甲状腺癌预后最差的组织类型是

A. 乳头状癌　　　　　　　B. 滤泡状癌

C. 未分化癌　　　　　　　D. 髓样癌

E. 胶样癌

23. 对甲状腺功能亢进症患者判断病情程度和治疗效果的重要标志是

A. 甲状腺肿大程度　　　　B. 患者情绪

C. 有无双手颤动　　　　　D. 心率和脉压

E. 基础代谢率

24. 甲状腺功能亢进症患者，可以进行手术的标志是

A. 心率 70 次/分，基础代谢率大于 35%

B. 心率 80 次/分，基础代谢率大于 10%

C. 心率 90 次/分，基础代谢率大于 20%

D. 心率 100 次/分，基础代谢率大于 20%

E. 心率 110 次/分，基础代谢率大于 25%

25. 下列叙述正确的是

A. 高渗性脱水常有细胞内水肿

B. 等渗性脱水主要是细胞脱水

C. 低渗性脱水易发生休克

D. 重度低渗性脱水口渴极明显

E. 重度高渗性脱水易出现神经系统症状

26. 等渗性脱水患者，大量输入生理盐水治疗可导致

A. 高钾血症　　　　　　B. 低钾血症

C. 高氯血症　　　　　　D. 高钙血症

E. 低氯血症

27. 1 型糖尿病和 2 型糖尿病鉴别时，以下列临床特征为主的是

A. 年轻与年老

B. 消瘦与肥胖

C. 有无自发性酮症倾向

D. 有无明显"三多一少"症状

E. 并发症的多少与严重程度

28. 硫脲类抗甲状腺药可引起的严重不良反应是

A. 黏液性水肿　　　　　B. 心动过缓

C. 粒细胞缺乏症　　　　D. 低蛋白血症

E. 再生障碍性贫血

29. 体温调节中枢功能失常导致的发热，常见于

A. 中暑　　　　　　　　B. 安眠药中毒

C. 颅内压升高　　　　　D. 脑震荡

E. 甲状腺功能亢进

30. 用抗甲状腺素药物治疗毒性弥漫性甲状腺肿患者时，下述错误的是

A. 适用于病情轻，甲状腺较小，年龄在 20 岁以下者

B. 治疗中如出现甲状腺肿大加重、血管杂音更明显，而其他甲状腺功能亢进症状缓解时，可加用甲状腺素制剂

C. 疗程中，疗效考核可用甲状腺摄^{131}I 率测定

D. 整个服药疗程至少 1.5～2 年

E. 疗程结束，能否停药，可视 T_3 抑制或 TRH 兴奋试验结果而定

31. 关于 2 型糖尿病的叙述，错误的是

A. 年龄多在 40 岁以上

B. 常超重或肥胖

C. 易发生酮症酸中毒

D. 口服降糖药一般有效

E. 常可发现血浆胰岛素增高

32. 患者，女，65 岁。糖尿病 14 年，长期应用甲苯磺丁脲（D860）治疗，近期诊断为糖尿病肾病，并发现血肌酐升高。磺脲类口服降糖药中应选择

A. 继续使用甲苯磺丁脲（D860）

B. 格列本脲（优降糖）

C. 格列喹酮（糖适平）

D. 格列吡嗪（美吡达）

E. 格列齐特（达美康）

33. 低渗性缺水，血清尚未出现缺钠之前，尿中氯化钠的水平是

A. 正常　　　　　　　　B. 略高

C. 时高时低　　　　　　D. 减少或缺乏

E. 由低升高

34. 患者，女，25 岁。无意中发现甲状腺肿块 7 天，近 3 天肿块迅速增长，伴有胀痛，甲状腺 SPECT 检查：甲状腺右叶冷结节，应初步诊断为

A. 单纯性甲状腺肿　　　B. 结节性甲状腺肿

C. 甲状腺瘤　　　　　　D. 甲状腺癌

E. 甲状腺囊腺瘤并囊内出血

35. 抗利尿激素的合成部位是

A. 腺垂体　　　　　　　B. 神经垂体

C. 垂体柄　　　　　　　D. 下丘脑

E. 肾

36. 属类固醇激素的是

A. 促肾上腺皮质激素　　B. 肾上腺皮质激素

C. 肾上腺髓质激素　　　D. 促甲状腺激素

E. 甲状腺激素

37. 甲状腺功能亢进症最常见于

A. 甲状腺功能亢进

B. 甲状腺炎伴甲状腺功能亢进

C. 毒性弥漫性甲状腺肿

D. 多结节性甲状腺肿伴甲状腺功能亢进

E. 自主性高功能甲状腺结节

38. 磺脲类降糖药主要适用于

A. 1 型糖尿病可合并应用本药加双胍类

B. 单用饮食管理不能获得满意控制的 2 型糖尿病患者

C. 糖尿病患者手术前控制血糖

D. 糖尿病合并感染时

E. 糖尿病合并妊娠时

39. 一老年女性，患多年毒性弥漫性甲状腺肿，从未间断治疗，本次因并发持续性心房颤动而入院，其最佳治疗方案为

A. 抗甲状腺药物　　　　B. 甲状腺次全切除

C. ^{131}I　　　　　　　　D. 大剂量 β 受体阻断剂

E. 电击或药物复律

40. 患者，女，20 岁，1 型糖尿病患者。出现恶心、厌食 2 天，神志不清 1 小时，查体：面色潮红，呼吸深快，意识障碍。最可能的诊断是

A. 糖尿病酮症酸中毒　　B. 糖尿病高渗性昏迷

C. 乳酸性酸中毒　　　　D. 糖尿病合并尿毒症酸中毒

E. 低血糖昏迷

41. 原发性甲状腺功能亢进症患者，行甲状腺大部切除后，12 小时后突然高热、烦躁、呕吐、脉速，可能的原因是发生了

A. 吸入性肺炎　　　　　B. 术后上呼吸道感染

C. 术后严重反应　　　　D. 甲状腺危象

E. 切口内出血

42. 甲巯咪唑（他巴唑）治疗毒性弥漫性甲状腺肿的作用机制是

A. 抑制 TSH 与甲状腺滤泡细胞的受体结合

B. 抑制甲状腺球蛋白的分解

C. 抑制甲状腺过氧化物酶活性、酪氨酸碘化及碘酪氨酸的偶联

D. 抑制甲状腺释放 T_3、T_4

E. 抑制 T_4 转化为 T_3

43. 下列最易致低钾血症的是

A. 大量出汗　　　　　　B. 严重肠瘘

C. 大面积烧伤　　　　　D. 感染性休克

E. 大量输血

44. 目前主张的糖尿病患者"高糖饮食"，其中碳水化合物（糖类）应占总热量的比例为

A. 10% 左右　　　　　　B. 20% 左右

C. 30% 左右　　　　　　D. 40% 左右

E. 60% 左右

45. 患者，男，28 岁。无意中发现甲状腺肿块 15 天，近 3 天来似有增大。^{99m}Tc 扫描示"冷结节"，硒甲状腺扫描示冷结节处有放射性浓聚，甲状腺 B 超示实质性肿块。最可能的诊断是

A. 单纯性甲状腺肿

B. 青春期甲状腺肿

C. 甲状腺腺瘤并囊内出血

D. 结节性甲状腺肿

E. 甲状腺癌

46. 患者，男，68 岁。近 2 周来多饮，多尿，食欲减退，精神差，软弱无力。今晨被发现神志不清而就诊。检查：血压 80/60mmHg，血糖 38.1mmol/L，尿糖（＋＋＋＋），尿酮体（±）。最可能的诊断是

A. 脑出血

B. 脑血栓形成

C. 糖尿病酮症酸中毒昏迷

D. 高渗性非酮症性糖尿病昏迷

E. 乳酸性酸中毒昏迷

47. 下列激素不是胰岛组织产生的是

A. 胰岛素　　　　　　　B. 胰升糖素

C. 降钙素　　　　　　　D. 生长激素抑制激素

E. 胃泌素

48. 关于毒性弥漫性甲状腺肿并发周期性瘫痪，以下描述错误的是

A. 年轻男性多见，可无甲状腺肿大

B. 大量糖的摄入或静脉注射高糖可诱发

C. 发作时血钾降低

D. 发作时尿钾排出增加

E. 甲状腺功能亢进控制后，本病发作减少或消失

49. 患者，女，16 岁。心慌，多汗，手颤 2 个月。无明显

突眼，甲状腺 I 度弥漫性肿大。血游离 T_3、T_4 增高，TSH 降低。肝、肾功能正常，血 WBC 6.8×10^9/L。诊断为甲状腺功能亢进症。既往无甲状腺功能亢进病史。治疗选择

A. 放射性核素 ^{131}I 治疗

B. 甲状腺部分切除术

C. 抗甲状腺药物治疗

D. 抗甲状腺药物治疗后手术治疗

E. 抗甲状腺药物治疗后放射性核素 ^{131}I 治疗

50. 在病程的不同阶段，甲状腺功能可以分别出现亢进和减退的情况，最常见于

A. 亚急性甲状腺炎　　　B. 结节性甲状腺肿

C. Graves 病　　　　　　D. 甲状腺腺瘤

E. 桥本甲状腺炎

51. 患者，女，30 岁。既往无甲状腺功能亢进病史，妊娠 2 个月时出现怕热、心悸、多汗。查体：甲状腺 I 度肿大，FT_3、FT_4 升高，TSH 降低，TRAB 阳性。该患者最合适的治疗是

A. 应用丙硫氧嘧啶　　　B. 外科手术

C. 应用碘化钠溶液　　　D. ^{131}I 治疗

E. 应用甲巯咪唑

52. 患者，男，48 岁。1 年前体检发现空腹血糖 7.5mmol/L，餐后 2 小时血糖 12mmol/L。经运动及饮食治疗，并口服二甲双胍治疗。近来查：BM 127.4，糖化血红蛋白 8%，心肺腹查体无阳性发现。该患者控制糖尿病的最佳治疗方案应选择

A. 继续原治疗方案　　　B. 用胰岛素治疗

C. 改用格列吡嗪　　　　D. 加用磺脲类口服降糖药

E. 增加二甲双胍剂量

53. 甲状腺功能亢进时，不会出现哪种症状

A. 心率加快　　　　　　B. 消瘦

C. 皮肤潮湿　　　　　　D. 便秘

E. 易饿多食

54. 患者，男，32 岁。乏力、怕冷伴声音嘶哑半年。查 T_3、T_4 降低，TSH 升高。该患者首选的治疗药物是

A. 甲巯咪唑　　　　　　B. 左甲状腺素

C. 丙硫氧嘧啶　　　　　D. 碘剂

E. 钙剂

A3/A4 型题

1.（共用题干）一女性患者，诊断为巨大结节性甲状腺肿，在颈丛麻醉下行一侧甲状腺全切除术，一侧甲状腺次全切除术，术后第 2 天突然发生窒息，手足持续痉挛。

（1）此时首要的操作是

A. 检查引流管通畅与否

B. 拆除颈部伤口缝线，检查有无积血

C. 气管切开

D. 静脉注射 10% 氯化钙 20ml

E. 立即行喉镜检查

（2）进一步的检查是

A. 抽血查血清钙、磷浓度

B. 抽血查 T_3、T_4

C. 抽血查血糖

D. 抽血进行血气分析

E. 抽血查肝功能

（3）预防此种并发症发生的关键是

A. 结扎、切断甲状腺上动脉应紧贴甲状腺上极

B. 结扎甲状腺下动脉要靠近颈总动脉

C. 保留腺体要适当

D. 术中常规作气管切开

E. 必须保存两叶腺体背面部分

2. (共用题干) 患者，男，45 岁。较肥胖，因面部反复疖肿 2 个月就诊，无明显"三多一少"症状，空腹血糖 7.6 mmol/L，父母均为 2 型糖尿病患者。

（1）此时首选具有诊断意义的检查是

A. 100g 葡萄糖耐量试验＋C 肽释放试验

B. 75g 葡萄糖耐量试验＋胰岛素释放试验

C. 尿糖测定

D. 空腹血糖测定

E. 糖化血红蛋白测定

（2）若该患者临床 2 型糖尿病已证实，其首选治疗方案是

A. 口服双胍类降糖药

B. 体育锻炼

C. 减肥药物

D. 口服磺脲类降糖药

E. 胰岛素

（3）经磺脲类药物治疗后，患者空腹及餐后血糖多次正常，之后最不合适的处理为

A. 停止药物治疗

B. 继续药物治疗，并随访血糖以调整剂量

C. 继续药物治疗，并根据糖化血红蛋白随访疗效

D. 加用二甲双胍并调整原来药物剂量

E. 若血脂高，加用降脂药物

（4）该患者如发生严重肺部感染，出现糖尿病酮症酸中毒昏迷，主要治疗方案是

A. 补充液体和电解质，积极纠正酸中毒

B. 小剂量胰岛素治疗，积极纠正酸中毒

C. 小剂量胰岛素治疗，补充液体和平衡电解质

D. 应用小剂量胰岛素，中枢兴奋剂

E. 积极纠正酸中毒，应用中枢兴奋剂

（5）长期疏于治疗，所以先后出现以下五种并发症，试问哪项为糖尿病所特有

A. 严重高脂血症、高血压

B. 冠心病

C. 脑血栓形成

D. 肾小球毛细血管间质硬化症

E. 下肢坏疽

3. (共用题干) 患者，男，48 岁。颈增粗 20 年，近 1 年消瘦 10kg，并有心悸。体检发现双侧甲状腺多个结节。基

础代谢率 31％，2 小时内甲状腺摄碘率 29％。

（1）最可能的诊断是

A. 单纯性甲状腺肿

B. 结节性甲状腺肿

C. 原发性甲状腺功能亢进症

D. 继发性甲状腺功能亢进症

E. 甲状腺肿瘤

（2）最有效的治疗是

A. 长期抗甲状腺药物治疗

B. 手术治疗

C. 放射治疗

D. 甲状腺素治疗

E. 中医治疗

4. (共用题干) 患者，男，46 岁。体重 60kg。因急性肠梗阻 3 天入院，诉口渴，全身乏力，不能坐起。查体：脉搏 100 次/分，血压 100/60mmHg，眼窝凹陷，皮肤弹性差，发病后未进食，24 小时尿量 1000ml。

（1）最可能的诊断是

A. 高渗性脱水　　　　B. 等渗性脱水

C. 低渗性脱水　　　　D. 继发性脱水

E. 缺钠性休克

（2）入院后查：血红蛋白 170g/L，红细胞比容 53％，血清钠 134mmol/L，血清钾 3.6mmol/L，尿比重 1.025，动脉血气分析：pH 7.166，$PaCO_2$ 3.33kPa，HCO_3^- 8.7mmol/L。当日液体治疗宜用

A. 平衡液 1500ml，5％ 葡萄糖 2000ml，10％ 氯化钾 40ml，5％ 碳酸氢钠 150ml

B. 平衡液 1500ml，5％ 葡萄糖 2000ml，10％ 氯化钾 30ml，5％ 碳酸氢钠 500ml

C. 平衡液 2000ml，5％ 葡萄糖 2000ml，10％ 氯化钾 40ml，5％ 糖盐水 500ml

D. 平衡液 1000ml，5％ 葡萄糖 3000ml，5％ 糖盐水 500ml，5％ 碳酸氢钠 150ml

E. 生理盐水 1500ml，5％ 葡萄糖 2000ml，10％ 氯化钾 40ml，5％ 碳酸氢钠 150ml

5. (共用题干) 患者，男，30 岁。右侧甲状腺单发结节，质硬，生长迅速，近 1 周伴声音嘶哑，ECT 示右甲状腺冷结节。

（1）为明确诊断下列检查最有意义的是

A. 确切的体检　　　　B. 颈部 X 线摄片

C. 穿刺细胞学检查　　D. 甲状腺 B 超

E. 甲状腺 CT

（2）如未能确诊，拟行手术，应采用的术式是

A. 甲状腺结节切除术

B. 患侧腺体全切

C. 颈部淋巴结清除术

D. 患侧腺体大部切除加冷冻切片检查

E. 患侧全切，峡部切除，对侧大部切除

（3）如病理报告为甲状腺乳头状癌，又无远处转移表现应采用的术式是

A. 患侧全切加颈部淋巴结清除

B. 患侧全切，峡部切除，对侧大部切除

C. 双侧甲状腺全部切除

D. 患侧腺体大部切除，峡部切除

E. 患侧腺体大部切除加颈淋巴结清除

6.（共用题干） 患者，女，34 岁。住院患者，有明显基础代谢增高症状及交感神经兴奋症状，浸润性突眼，甲状腺Ⅲ度弥漫性肿大，质软，双侧甲状腺上下极均可闻及血管杂音。

（1）病史中可能错误的是

　　A. 多食反而消瘦　　　　B. 易激动

　　C. 月经量多　　　　　　D. 大便次数增多

　　E. 复视

（2）入院后，当天所做化验中，下列结果不可能的是

　　A. T_3、T_4 升高　　　B. FT_3、FT_4 升高

　　C. TSAb 阳性　　　　　D. TSH 升高

　　E. 胆固醇下降

（3）入院后经鉴别诊断，此患者最可能的诊断是

　　A. 毒性弥漫性甲状腺肿

　　B. 地方性甲状腺肿

　　C. 慢性淋巴细胞性甲状腺炎

　　D. 亚急性甲状腺炎

　　E. 甲状腺功能亢进症

（4）诊断确立后，对此患者，下列何种治疗在任何时间采用都是错误的

　　A. 抗甲状腺药物

　　B. 于甲状腺药物治疗后行甲状腺次全切除术

　　C. ^{131}I

　　D. β 受体阻断剂

　　E. 消瘿汤（含海藻、昆布）

7.（共用题干） 患者，女，64 岁。曾被诊断为"轻型"糖尿病，用饮食管理即能控制血糖在正常范围，近 10 天因口齿不利，在外院诊断为"脑血管意外"，昏迷 2 天后转入本院治疗。

（1）下列治疗对患者不利的是

　　A. 平时未用双胍类药物治疗

　　B. 平时未用磺脲类降糖药

　　C. 本次发病后未用胰岛素皮下注射

　　D. 本次发病后未用胰岛素静脉注射

　　E. 本次发病后用了较大量的 10% 葡萄糖及甘露醇静脉滴注

（2）在本院急诊室考虑患者为某一种糖尿病昏迷，在鉴别诊断时，下列检查应首先进行的是

　　A. 头颅 CT 或 MRI

　　B. 脑脊液检查

　　C. 动脉血气分析

　　D. 血糖、电解质、肾功能检查

　　E. 糖化血红蛋白测定

（3）转入病房后经上述检查，CT 发现为广泛性脑腔隙性梗

死，血糖 30mmol/L，血钠 165mmol/L，尿酮（＋），患者昏迷的原因为

　　A. 糖尿病酮症酸中毒

　　B. 高渗性非酮症性糖尿病昏迷

　　C. 乳酸性酸中毒

　　D. 广泛性脑腔隙性梗死

　　E. 脑血栓形成

（4）有关以上情况的说法，不正确的是

　　A. 该综合征只见于糖尿病患者

　　B. 此综合征老年人多见

　　C. 此综合征处理不及时，死亡率增高

　　D. 脱水是本病发生的常见诱因

　　E. 本病患者易出现神经系统的功能障碍

8.（共用题干） 患者，女，35 岁。颈部增粗，伴失眠，易激动。食欲亢进半年。查体：甲状腺弥漫性肿大，眼球突出，脉搏 100 次/分，血压 180/130mmHg。CT 示胸骨后甲状腺肿。

（1）为明确诊断，抽血测 T_3、T_4 和 TSH，预计下列检查结果与病情最为相符的是

　　A. T_3 略增高，T_4 显著增高，TSH 增高

　　B. T_3 显著增高，T_4 略为增高，TSH 增高

　　C. T_3 略增高，T_4 显著增高，TSH 正常

　　D. T_3 显著增高，T_4 略为增高，TSH 降低

　　E. T_3、T_4 和 TSH 均显著增高

（2）该患者首选的治疗方法是

　　A. ^{131}I 治疗

　　B. 用普萘洛尔治疗

　　C. 甲状腺大部切除术

　　D. 抗甲状腺药物治疗

　　E. 多吃含碘丰富的食物，如海带、紫菜

9.（共用题干） 患者，男，35 岁。消瘦、乏力、怕热、手颤 2 个月，夜间突然出现双下肢软瘫。急诊查：神志清，血压 140/80mmHg，心率 108 次/分，律齐，甲状腺轻度增大、无血管杂音。

（1）导致患者双下肢软瘫的直接原因可能是

　　A. 脑栓塞

　　B. 运动神经元病

　　C. 重症肌无力

　　D. 呼吸性碱中毒

　　E. 血钾异常

（2）为明确诊断，应首先进行的检查项目是

　　A. 头颅 CT、血糖测定

　　B. 肌电图及血电解质测定

　　C. 胸部 CT 及血抗乙酰胆碱受体抗体测定

　　D. 血气分析及血电解质测定

　　E. 血电解质测定及甲状腺功能测定

（3）此患者的急诊处理是

　　A. 螺内酯（安体舒通）治疗

　　B. 纠正电解质紊乱

　　C. 静脉滴注氯化钾及胰岛素

D. 溴吡斯的明和糖皮质激素治疗

E. 脱水降颅压治疗

10.（共用题干）患者，女，36 岁。近 2 年来月经周期延长，闭经 6 个月，既往月经规律。查体：子宫及双侧附件未见明显异常，挤压乳房有乳汁分泌。盆腔 B 超：未见异常。

（1）该患者最可能的诊断是

A. 特纳综合征

B. 雄激素分泌不敏感综合征

C. 希恩综合征

D. 闭经泌乳综合征

E. 多囊卵巢综合征

（2）对诊断有价值的血清学指标是

A. 泌乳素　　　　　　B. 雄激素

C. 雌激素　　　　　　D. 孕激素

E. 绒毛膜促性腺激素

（3）主要的治疗药物是

A. 溴隐亭　　　　　　B. 多巴胺

C. 氯米芬　　　　　　D. GnRHa

E. 黄体酮

B1 型题

1.（共用备选答案）

A. 抑制甲状腺激素生物合成

B. 首先抑制甲状腺激素释放，也抑制其合成

C. 抑制甲状腺激素生物合成，并阻抑外周组织 T_4 转换成 T_3

D. 阻抑 T_4 转换成 T_3

E. 破坏甲状腺腺泡上皮细胞及使甲状腺内淋巴细胞产生抗体减少

（1）丙硫氧嘧啶的药理作用为

（2）复方碘溶液的药理作用为

（3）普萘洛尔（心得安）的药理作用为

（4）抗甲状腺药物的药理作用为

（5）放射性 ^{131}I 的药理作用为

2.（共用备选答案）

A. 代偿性呼吸性酸中毒

B. 代偿性代谢性酸中毒

C. 失代偿性呼吸性酸中毒

D. 失代偿性代谢性碱中毒

E. 无酸碱平衡紊乱

（1）pH 7.38，$PaCO_2$ 50mmHg，HCO_3^- 34mmol/L，考虑为

（2）pH 7.45，$PaCO_2$ 40mmHg，HCO_3^- 25.8mmol/L，考虑为

3.（共用备选答案）

A. 饮食管理

B. 双胍类

C. 磺脲类

D. 磺脲类 + 双胍类

E. 胰岛素

（1）患者，女，45 岁。体重 75kg，身高 169cm，近 2 个月来发现糖尿病；胃纳食欲良好，经饮食管理及体育锻炼未能使增高血糖下降，需加用药物，首选为

（2）患者，女，25 岁。妊娠 4 个月。经葡萄糖耐量试验证实为糖尿病，空腹血糖 10mmol/L。其最恰当的治疗应选择为

4.（共用备选答案）

A. 噻唑烷二酮类

B. 格列奈类

C. α - 葡萄糖苷酶抑制剂

D. 磺脲类

E. 双胍类

（1）容易引起严重低血糖的药物是

（2）减少肝脏葡萄糖输出的药物是

5.（共用备选答案）

A. 手足抽搐　　　　　　B. 窒息

C. 声音嘶哑　　　　　　D. 音调低沉

E. 高热脉快

（1）甲状腺术后甲状旁腺损伤的表现是

（2）甲状腺术后甲状腺危象的表现是

第十六章　精神、神经系统

A1/A2 型题

1. 下列疾病中，最常出现思维贫乏的是

A. 精神分裂症　　　　　　B. 神经衰弱

C. 抑郁症　　　　　　　　D. 血管性痴呆

E. 精神发育迟滞

2. 颅内压增高的昏迷患者，出现上呼吸道梗阻应最先采取的措施是

A. 吸氧

B. 胃肠减压

C. 加强翻身、拍背、吸痰

D. 应用呼吸兴奋剂

E. 气管插管

3. 急性脊髓炎运动障碍的特点是

A. 偏瘫　　　　　　　　B. 交叉瘫

C. 单肢瘫　　　　　　　D. 截瘫

E. 四肢远端瘫痪

4. 病人觉得被跟踪、被监视、饭中有人下毒，属于

A. 被害妄想　　　　　　B. 被控制妄想

C. 嫉妒妄想　　　　　　D. 夸大妄想

E. 关系妄想

5. 抑郁症的核心症状组合，正确的是

A. 精力下降，兴趣减退，愉快体验缺乏

B. 思维迟缓，活动减少，木僵

C. 活动减少，话少，愉快体验缺乏

D. 食欲下降，早醒，消瘦

E. 兴趣减退，活动减少，自责自罪

6. 关于精神分裂症单纯型的临床表现，不正确的是

A. 发病多在青少年期

B. 发病缓慢

C. 以阴性症状为主

D. 行为常有作态表现

E. 几乎没有幻觉、妄想

7. 轻度精神发育迟滞的 IQ 值范围是

A. 85~71
B. 70~50

C. 49~35
D. 34~20

E. 20 以下

8. 诊断意义最小的听幻觉是

A. 评论性幻听
B. 争论性幻听

C. 原始性幻听
D. 命令性幻听

E. 辱骂性幻听

9. 下列症状不属于精神分裂症阳性症状的是

A. 思维破裂
B. 被控制感

C. 幻觉
D. 怪异行为

E. 注意力不集中

10. 关于精神症状的特点，下列描述不正确的是

A. 症状的出现不受患者意识的控制

B. 症状出现后不应伴有痛苦体验

C. 症状的内容与外在客观环境不相称

D. 症状一旦出现，难以通过转移令其消失

E. 症状均会给患者带来或轻或重的社会功能损害

11. 符合中枢性瘫痪的临床特征是

A. 肌群瘫痪为主
B. 有肌萎缩

C. 肌张力增高
D. 腱反射消失

E. 无病理反射

12. Horner 征的瞳孔变化是

A. 瞳孔缩小，对光反射灵敏

B. 瞳孔缩小，对光反射消失

C. 瞳孔扩大，对光反射灵敏

D. 瞳孔扩大，对光反射消失

E. 瞳孔没有改变

13. 某患者，已发生小脑幕切迹疝，颅压急剧增高，病情急转直下，其主要原因是

A. 中脑导水管受压，脑脊液循环受阻

B. 严重脑缺氧

C. 严重脑水肿

D. 呼吸循环紊乱

E. 延髓受压

14. 对鉴别上、下运动神经元瘫痪没有意义的是

A. 肌肉萎缩
B. 腱反射

C. 病理反射
D. 肌张力

E. 肌力

15. 脑外伤患者，CT 示右额颞顶部新月状高密度影像，其诊断为

A. 急性硬膜外血肿
B. 急性硬膜下血肿

C. 蛛网膜下腔出血
D. 脑内血肿

E. 高血压脑出血

16. 抑郁症的急性期，抗抑郁药治疗至少

A. 2 周
B. 4 周

C. 6 周
D. 8 周

E. 10 周

17. 精神疾病中自杀最多的疾病是

A. 神经衰弱
B. 精神分裂症

C. 抑郁症
D. 癔症

E. 强迫症

18. 下列反射对应的脊髓节段错误的是

A. 肱二头肌反射——颈 5、颈 6

B. 肱三头肌反射——颈 6、颈 7

C. 膝腱反射——腰 2、腰 4

D. 跟腱反射——骶 1、腰 2

E. 跖反射——骶 3、骶 4

19. 分离性感觉障碍，病变部位可能在

A. 周围神经
B. 脊髓后根

C. 脊髓前连合交叉
D. 脊髓前角

E. 脊髓前根

20. 问患者几岁时，患者答："三十三，三月初三生，三月桃花开，开花结果给猴吃，我是属猴的。"这个回答说明患者有何症状

A. 思维散漫
B. 病理性象征性思维

C. 强制性思维
D. 音联意联

E. 虚构

21. 关于思维迟缓和思维贫乏的说法，不正确的是

A. 思维贫乏常见于精神分裂症

B. 思维贫乏常见于抑郁症

C. 思维迟缓是联想的抑制，联想速度减慢，数量减少

D. 思维贫乏是联想数量减少，概念和词汇缺乏

E. 思维迟缓和思维贫乏的患者均可以出现言语动作的减少

22. 原发性和继发性三叉神经痛的主要鉴别点是

A. 疼痛的剧烈程度

B. 疼痛的分布区域

C. 是否有面部感觉或角膜反射障碍

D. 是否为反复发作

E. 对药物的治疗反应

23. 关于强迫观念，下列说法错误的是

A. 指某一概念在患者脑内反复出现

B. 可表现为强迫性回忆、计数

C. 可表现为强迫性穷思竭虑或强迫性怀疑

D. 强迫观念就是强制性思维

E. 强迫观念可以继发强迫行为

24. 精神运动性癫痫发作的特征是

A. 持续存在的精神异常

B. 持续存在的昏睡

C. 抑郁、幻觉、自制力低下

D. 发作性抽搐伴意识障碍

E. 发作性精神异常和自动症

25. 患者，女，35 岁。4 个月来，胸背部麻木，逐渐发展至双足部。2 个月来，双下肢无力，小便不易解出。体检双下肢肌张力增高，跟膝反射亢进，双侧巴氏征（＋），胸 10 以下针刺觉减退。诊断考虑为

A. 脊柱结核

B. 硬膜外转移性肿瘤

C. 脊髓内占位病变

D. 脊髓外硬膜下神经纤维瘤

E. 脊髓出血

26. 下列抗精神病药物为吩噻嗪类的是

A. 氟哌啶醇　　　　B. 氯普噻吨

C. 舒必利　　　　　D. 氯氮平

E. 氯丙嗪

27. 患者，男，40 岁。因单位效益差而下岗在家，3 个月后出现头疼、失眠、情绪低落、思维迟缓，责怪自己能力低，内疚，自觉连累了家人，曾有自伤行为。体检及神经系统检查未发现阳性体征。该患者诊断为抑郁症，下列治疗方法，不正确的是

A. 心理治疗　　　　B. 改良电抽搐治疗

C. 氟西汀　　　　　D. 多塞平

E. 奋乃静

28. 偏执性精神病与偏执型精神分裂症的鉴别在于后者

A. 以系统性妄想为主要临床相

B. 病前多有特殊的个性缺陷

C. 多在一定的精神因素作用下逐渐起病

D. 妄想内容有一定的现实性

E. 病程迁延不愈，易于导致人格衰退

29. 与精神分裂症有关的发病机制，在生化方面主要是

A. 去甲肾上腺素假说　　B. 5－羟色胺假说

C. 多巴胺假说　　　　　D. 乙酰胆碱假说

E. 乙酰谷酰胺假说

30. 对颅内动脉瘤患者，治疗错误的是

A. 手术夹闭动脉瘤　　　B. 手术加固动脉瘤

C. 介入治疗　　　　　　D. 放射治疗

E. 不需要治疗

31. 患者，男，56 岁。突然头晕，呕吐 8 小时。查体：血压 150/85mmHg，双眼向右水平眼震，指鼻和跟膝胫试验右侧不稳，颈轻度抵抗，肌力和感觉检查无明显异常。临床诊断为

A. 右大脑基底节区出血

B. 左大脑基底节区出血

C. 右小脑半球出血

D. 左小脑半球出血

E. 蛛网膜下腔出血

32. 患者，女，10 岁。进行性走路不稳 2 年。查体无肌张力变化，肌力正常，氨基转移酶高，家族中有类似病例。为明确诊断，最应该做的检查是

A. 头颅 MRI　　　　　B. 肌酶谱

C. 风湿三项　　　　　D. 角膜 K－F 环

E. 下肢肌肉肌电图

33. 患者，男，34 岁。1 年前行脑胶质瘤术，间断服用丙戊酸钠，今又再发四肢抽搐，小便失禁，意识丧失 40 多分钟，立即应采取的措施是

A. 口服丙戊酸钠

B. 肌内注射地西泮

C. 肌内注射苯巴比妥钠

D. 静脉注射地西泮

E. 冬眠疗法

34. 颅骨线形骨折最常合并的颅内血肿是

A. 硬膜外血肿　　　　　B. 硬膜下血肿

C. 脑内血肿　　　　　　D. 脑室内血肿

E. 迟发性外伤性血肿

35. 不属于下运动神经元瘫痪特点的是

A. 肌张力增高　　　　　B. 腱反射减低或消失

C. 无病理反射　　　　　D. 肌萎缩明显

E. 瘫痪以肌群为主

36. 颅内压增高的重要客观体征是

A. 展神经麻痹　　　　　B. 视力减退

C. 视野缩小　　　　　　D. 双侧视神经乳头水肿

E. 头皮静脉怒张

37. 患者，女，28 岁。看电视时突觉右侧上下肢不能活动，不能言语，无呕吐，无抽搐，有风湿性心脏病 10 年。最可能的诊断是

A. 脑出血　　　　　　　B. TIA

C. 脑血栓形成　　　　　D. 脑栓塞

E. 蛛网膜下腔出血

38. 患者，男，43 岁。饮酒史 15 年，几乎每天饮白酒近 500g，2 天前因查出胃溃疡而停止饮酒。现在突然出现看见并不存在的虫子，耳边听到并不存在的"嘤嘤"声，有时独处时还能听见别人骂他的声音。该患者最可能的诊断是

A. 胃溃疡所致精神障碍

B. 精神分裂症

C. 酒精性妄想症

D. 酒精性幻觉症

E. 酒精中毒性脑病

39. 正常人在下列情况下，不会出现错觉的是

A. 光线不足　　　　　　B. 恐惧

C. 放松状态　　　　　　D. 紧张情绪

E. 期待状态

40. 颅内压增高的三主征是

A. 头晕、呕吐、偏瘫

B. 头痛、呕吐、头晕

C. 头痛、呕吐、视神经乳头水肿

D. 恶心、呕吐、视神经乳头水肿

E. 头晕、呕吐、视神经乳头水肿

41. 正常思维的特征不包括

 A. 具体性   B. 目的性

 C. 实际性   D. 自觉性

 E. 逻辑性

42. 患者，男，80 岁。2 个月前轻微头部外伤，半月前出现头痛，间断呕吐，并出现左侧肢体无力。CT 见右侧顶枕新月形低密度阴影，中线明显移位。首选的治疗措施是

 A. 钻孔血肿引流   B. 静脉滴注抗生素

 C. 静脉滴注止血剂   D. 开颅手术血肿清除

 E. 静脉滴注脱水剂

43. 患者，男，65 岁。睡醒后发现右侧肢体无力，伴言语不利 1 小时。有高血压病史 10 年，未规律服药治疗。否认有糖尿病及血脂异常病史。神经系统查体：神志清楚，运动性失语，右侧肢体肌力 0 级，双侧躯体痛、温觉对称，右侧 Babinski 征（+）。头颅 CT 检查未见异常。最可能的诊断是

 A. 蛛网膜下腔出血   B. 缺血性脑卒中

 C. 脑肿瘤   D. 脑出血

 E. 脑炎

44. 锥体外系病变时不会出现的是

 A. 静止性震颤   B. 肢体瘫痪

 C. 假面具脸   D. 慌张步态

 E. 运动减少而缓慢

45. 下列不属于病理反射的是

 A. Chaddock 征   B. Babinski 征

 C. Oppenheim 征   D. Gordon 征

 E. Lasegue 征

46. 颅内压增高患者昏迷，治疗呼吸道梗阻最有效的措施是

 A. 通过鼻腔口腔导管吸痰

 B. 气管插管，呼吸机辅助呼吸

 C. 环甲膜穿刺

 D. 气管切开

 E. 用开口器侧卧位引流

47. 右眼直接对光反射消失，而间接对光反射存在，其病变部位在

 A. 右侧视神经   B. 右侧动眼神经

 C. 左侧视神经   D. 左侧动眼神经

 E. 中脑埃 – 魏核

48. 下列说法正确的是

 A. 越是新识记的事物越不容易遗忘

 B. 部分或全部不能再现以往的经验称为记忆错误

 C. 患者以想象的、未曾亲身经过的事件来填补亲身经历的记忆称为错构

 D. 将过去经历过的事件在具体时间、具体任务或地点上弄错，称为错构

E. 患者把从未见过的人当作熟人或朋友认识，称为虚构

49. 患者，男，39 岁。4 小时前突然剧烈头痛，伴呕吐多次。查体：颈部轻度抵抗，克氏征（+），体温 37.2℃，血压 135/85mmHg。其他神经系统检查阴性。诊断应首先考虑是

 A. 小脑肿瘤   B. 脑炎

 C. 脑出血   D. 蛛网膜下腔出血

 E. 偏头痛

50. 患者，女，25 岁。3 年来有发作性幻视，几分钟后幻视消失，即出现头痛，头痛持续数小时渐缓解。发作时无抽搐、无意识障碍，不发作时完全正常。神经系统检查（–）。诊断考虑为

 A. 头痛型癫痫   B. 颅内动脉瘤

 C. 肌紧张型头痛   D. 短暂性脑缺血发作

 E. 偏头痛

51. 患者，女，73 岁。因不自主震颤 8 年而就诊。检查肢体远端震颤明显，肌张力齿轮样增高，肢体活动少，始动困难，面部表情少，瞬目频率少，行走步态不稳，呈紧迫、细碎、拖地状。最可能的诊断是

 A. 特发性良性家族性震颤

 B. 甲状腺功能亢进症

 C. 老年性震颤

 D. 阿尔茨海默病

 E. 帕金森病

52. 患者，男，48 岁。诉自己的血液凝固，身体干枯，变成了僵尸。这种症状属于

 A. 思维逻辑障碍   B. 思维联想障碍

 C. 虚无妄想   D. 内脏幻觉

 E. 妄想

53. 患者，女，60 岁。糖尿病病史 5 年。3 小时前出现左侧上下肢无力，但可行走。查体左侧肌力 4 级，神经系统其他检查未见阳性定位体征。临床怀疑脑梗死，为进一步明确病变部位和大小，应选择的检查是

 A. DSA   B. 头颅 CT

 C. MRA   D. 头颅 MRI – DWI

 E. 头颅 MRI 平扫（T_1、T_2）

54. 视神经乳头水肿在临床诊断颅内病变的意义是

 A. 出现视神经乳头水肿，可肯定颅内有占位病变

 B. 无视神经乳头水肿，可排除颅内占位病变

 C. 视神经乳头水肿，对颅内占位病变性质有鉴别价值

 D. 无视神经乳头水肿，可排除颅内压增高

 E. 视神经乳头水肿，是颅内压增高的重要体征之一

55. 下列症状对精神分裂症有诊断意义的是

 A. 被害妄想   B. 嫉妒妄想

 C. 被控制感   D. 言语增多

 E. 夸大妄想

56. 抑郁症的核心症状是

 A. 情绪低落   B. 思维贫乏

C. 情绪高涨　　　　D. 幻觉

E. 入睡困难

57. 患者，男，40岁。从汽车上跌下，左枕部着地，出现进行性意识障碍，继而右侧瞳孔散大，诊断为

A. 左枕顶部硬膜外血肿

B. 左额颞硬膜外血肿

C. 左额颞硬膜下血肿

D. 右额颞硬膜外血肿

E. 右额颞硬膜下血肿

58. 枕骨大孔疝的诊断要点是

A. 昏迷，患侧瞳孔散大，对侧肢体偏瘫

B. 四肢共济障碍

C. 四肢瘫痪

D. 去大脑强直发作

E. 呼吸功能障碍早于意识障碍

59. 患者，女，30岁。因婚姻问题出现情绪低落，对生活失去信心，伴失眠，继而出现消极情绪而求医，诊断为抑郁症。下列症状不会为患者所有的是

A. 兴趣缺乏　　　　B. 言语动作迟缓

C. 自责和厌世感　　D. 睡眠障碍

E. 思维散漫

60. 患者，男，65岁。高血压史10余年，今晨发现左侧蹙额不能，左眼不能闭合，口角向右歪斜，左侧露齿、鼓腮动作均差，余神经系统检查均无异常。其病变部位在

A. 右侧内囊区　　　B. 左侧内囊区

C. 右侧面神经　　　D. 左侧面神经

E. 左动眼神经

61. 外伤后急性脑受压，最可靠的早期临床表现是

A. 血压升高，呼吸脉搏变慢

B. 头痛，呕吐，视盘水肿

C. 头痛，呕吐，进行性意识障碍

D. Gushing 反应

E. 瞳孔由正常变为不等大

62. 患者，女，40岁。朋友患肝炎后，近1年来总觉得自己的肝区疼痛、恶心、食欲减退，去多家医院重复检查肝功能指标均为正常，**B** 超、腹部 **CT** 检查也无异常，但患者总觉得不适而苦恼，怀疑患了严重的疾病。该患者的诊断可能是

A. 强迫症　　　　　B. 神经症

C. 疑病性神经症　　D. 焦虑症

E. 精神分裂症

63. 最易形成小脑幕裂孔疝的疾病是

A. 额叶肿瘤　　　　B. 颞叶肿瘤

C. 顶叶肿瘤　　　　D. 枕叶肿瘤

E. 小脑肿瘤

64. 患者，男，25岁。从不饮酒，在一次聚餐会时饮白酒150g（3两）后，瘫坐在地上，此症状最可能为

A. 急性酒精中毒　　B. 急性精神障碍

C. 行为障碍　　　　D. 情感障碍

E. 记忆障碍

65. 病理性意志增强常见于

A. 精神分裂症青春型　　B. 精神分裂症偏执型

C. 精神分裂症单纯型　　D. 精神分裂症紧张型

E. 慢性精神分裂症

66. 单一的幻嗅常见于

A. 精神分裂症　　　B. 强迫症

C. 躁狂症　　　　　D. 癔症

E. 颞叶癫痫

67. 关于思维破裂的说法，正确的是

A. 患者思维联想松弛，缺乏主题，段与段之间缺乏联系

B. 概念之间联想的断裂，各句之间缺乏联系，变成词句的堆积

C. 患者意识模糊，说出的话令人难以理解，句子之间缺乏联系，缺乏主题

D. 患者思维联想迂回曲折，枝节较多，对一些细节容易做详细地描述，难以打断及纠正

E. 患者思维过程突然中断，片刻后又重新说话，但所说内容与前面的话题无任何联系

68. 谵妄最多见的幻觉是

A. 听幻觉　　　　　B. 视幻觉

C. 味幻觉　　　　　D. 触幻觉

E. 嗅幻觉

69. 急性炎症性脱髓鞘性多发神经病不常有

A. 四肢对称性迟缓性瘫痪

B. 脑神经障碍

C. 脑脊液有细胞蛋白分离现象

D. 大小便功能正常

E. 病理反射持续阳性

70. 右侧皱额闭眼和提唇鼓颊不能，伴左侧肢体无力，病变应定位在

A. 左侧内囊　　　　B. 右侧中脑

C. 左侧中脑　　　　D. 右侧脑桥

E. 左侧脑桥

71. 幻觉是指

A. 对客观事物的错误感知

B. 对客观事物的胡思乱想

C. 一种丰富想象的思维过程

D. 在梦幻中的感觉

E. 缺乏相应的客观刺激时的感知体验

72. 关于精神分裂症单纯型，下列说法正确的是

A. 多在中青年起病　　B. 起病急骤

C. 常有意志行为增强　D. 常出现被害妄想

E. 很少出现幻觉

73. 关于病理性象征性思维，下列说法正确的是

A. 属于思维内容障碍的一种

B. 正常人不可能出现象征性思维

C. 是思维形式障碍的表现之一

D. 也称为象征性妄想

E. 可以被人们共同理解

74. 妄想，按起源可分为

A. 原发性妄想与继发性妄想

B. 系统性妄想与非系统性妄想

C. 被害妄想与夸大妄想

D. 疑病妄想与虚无妄想

E. 钟情妄想与物理影响妄想

75. 下列关于脊髓休克的描述，不正确的是

A. 病变以下肌张力降低

B. 病变以下弛缓性瘫痪

C. 病变以下腱反射消失

D. 病变以下痛温觉消失

E. 病变以下病理征阳性

76. 临床疑诊脑出血时，首选的辅助检查是

A. 脑 CT 检查   B. 脑 MRI 检查

C. 脑 MRA 检查   D. 脑 DSA 检查

E. 脑脊液检查

77. 青壮年脑栓塞的栓子来源最多的是

A. 风湿性心脏病伴房颤

B. 亚急性细菌性心内膜炎

C. 心肌梗死

D. 心脏黏液瘤

E. 动脉硬化性心脏病伴房颤

78. 癫痫的药物治疗原则中，不正确的是

A. 早期   B. 联合

C. 适量   D. 规律

E. 长程

79. 特发性面神经麻痹（面神经炎）不需应用的治疗是

A. 糖皮质激素   B. 维生素 B_{12}

C. 抗生素   D. 理疗

E. 眼膏眼罩

80. 有关抑郁症的发病机制，以下说法是正确的是

A. 抑郁发作时 5 - 羟色胺升高

B. 抑郁发作时 5 - 羟色胺降低

C. 抑郁发作时去甲肾上腺素升高

D. 抑郁发作时多巴胺代谢产物降低

E. 抑郁发作多巴胺代谢产物升高

81. 患者，女，25 岁，工人。1 个月前由于工作失误受到领导当众批评，患者感到委屈，觉得脸上无光，渐出现情绪低落、言语减少、动作迟缓、失眠、早醒表现。少与人交往，认为同事会看不起她，在背后议论她。近 3 天来，患者突然不语、不动、不食、口水潴留。此患者最可能的诊断是

A. 抑郁症   B. 反应性精神病

C. 癔症性精神病   D. 分裂情感性精神病

E. 精神分裂症

82. 广泛性焦虑障碍的主要临床表现是

A. 对自己躯体的健康过分担心

B. 与现实不符的过分紧张和担心

C. 对一些无意义的想法反复出现的不安

D. 面临现实危险时的恐惧反应

E. 濒死感，失控感

83. 下列不属于锥体束征的是

A. Chaddock 征   B. Babinski 征

C. Oppenheim 征   D. Gonda 征

E. Kernig 征

84. 以下疾病属于心理因素相关生理障碍的是

A. 神经性厌食   B. 焦虑症

C. 适应障碍   D. 神经衰弱

E. 躯体形式障碍

85. 一颅脑外伤患者，来院已昏迷，一侧瞳孔散大，紧急处理首选

A. CT 造影检查

B. 脑血管

C. 快速静脉滴注甘露醇

D. 脑室穿刺外引流

E. 钻孔探查

86. 关于紧张症的正确说法是

A. 在意识障碍的基础上发生

B. 指紧张性木僵

C. 包括紧张性木僵和紧张性兴奋

D. 过后不能回忆

E. 是指情绪的焦虑不安

87. 不会出现 Babinski 征的病变部位是

A. 延髓   B. 脊髓高颈髓

C. 脊髓颈膨大   D. 脊髓胸髓

E. 脊髓圆锥

88. 吉兰－巴雷综合征脑脊液蛋白细胞分离最明显的时间是

A. 起病后 3 天内   B. 起病后 1 周内

C. 起病后第 3 周   D. 起病后第 4 周

E. 起病后 2 个月

89. 蜡样屈曲发生的基础是

A. 木僵   B. 违拗症

C. 情感淡漠   D. 情绪不稳

E. 情感高涨

90. 关于精神分裂症单纯型，下列说法不正确的是

A. 多在青少年期起病   B. 病程缓慢

C. 生活疏懒   D. 兴趣及活动逐渐减退

E. 常伴有幻觉、妄想

91. 下列关于面神经炎的治疗措施，无效的是

A. 复合维生素 B   B. 糖皮质激素

C. 抗病毒药物   D. 物理治疗

E. 非甾体抗炎镇痛药

92. 脊髓炎急性期典型的临床表现是

A. 腱反射亢进，肌张力增高，手套－袜子感

B. 腱反射消失，肌张力降低，节段型感觉障碍

C. 腱反射消失，肌张力增高，节段型感觉障碍

D. 腱反射消失，肌张力降低，手套－袜子感

E. 腱反射亢进，肌张力增高，节段型感觉障碍

93. 患者，男，28 岁。车祸后出现短暂昏迷，醒后轻微头痛，逐渐至剧烈头痛、频繁呕吐，伤后 3 小时意识丧失。查体：昏迷，右侧瞳孔散大，对光反射消失，左侧肢体瘫痪。头颅 X 线片显示右颞骨骨折，且向颅底方向延伸。其主要的临床诊断是

A. 脑震荡　　　　　　　B. 脑干损伤

C. 颅底骨折　　　　　　D. 脑疝

E. 脑挫裂伤

94. 自知力是指

A. 对所服用药物的认知能力

B. 对既往身体状况的认知能力

C. 对躯体疾病的认知能力

D. 对未来身体状况的认知能力

E. 对自身精神状况的认知能力

95. 患儿，男，5 岁，喜欢啃指甲。家人带其到心理门诊寻求帮助，心理治疗师指导其每当出现该想法时就用力拉弹手腕上的橡皮筋，使其产生疼痛，从而逐步消除其强迫症状。这种治疗方法属于

A. 厌恶疗法　　　　　　B. 系统脱敏疗法

C. 习惯转换法　　　　　D. 冲击疗法

E. 代币疗法

96. 大脑中调控情绪的主要部位在于

A. 左半脑　　　　　　　B. 额叶

C. 右半脑　　　　　　　D. 顶叶

E. 枕叶

97. 抑郁症的核心症状是

A. 情绪低落　　　　　　B. 思维贫乏

C. 情绪高涨　　　　　　D. 幻觉

E. 入睡困难

A3/A4 型题

1.（共用题干）患者，男，46 岁，经理。自诉半小时前突然感到气急、憋闷、心悸、头晕、出汗，觉得生命垂危，要求紧急处理。近 1 个月来，这种情况发生过 3 次，每次持续 0.5～1 小时，发病间歇期一切正常，发病与饮食无明显关系。

（1）最大可能的诊断是

A. 心肌梗死　　　　　　B. 癔症发作

C. 低钾血症　　　　　　D. 内脏性癫痫

E. 惊恐发作

（2）最适宜的急诊处理是

A. 吸氧　　　　　　　　B. 地西泮注射

C. 抗癫痫治疗　　　　　D. 葡萄糖输入

E. 暗示治疗

2.（共用题干）患者，男，45 岁。无高血压病史，与他人争执后突发剧烈头痛，呕吐伴烦躁不安 5 天，查体：血压 140/90mmHg，心率 100 次/分，呼吸 20 次/分，体温

37℃，神志淡漠，烦躁、四肢活动正常，颈抵抗（＋），余神经系统检查（－）。

（1）最可能的诊断是

A. 蛛网膜下腔出血（SAH）

B. 脑出血

C. 脑梗死

D. 脑瘤卒中

E. TIA

（2）首选的检查是

A. MRI　　　　　　　　B. MRA

C. CT　　　　　　　　　D. 腰穿

E. 放射性核素扫描

3.（共用题干）患者，男，26 岁。病程 3 个月，首次住院，入院诊断为精神分裂症，首次使用抗精神病药物。

（1）该患者不适合使用的药物是

A. 利培酮　　　　　　　B. 奥氮平

C. 氯丙嗪　　　　　　　D. 奋乃静

E. 氟西汀

（2）该精神分裂症患者急性期的治疗时间为

A. 1 个月　　　　　　　B. 2 个月

C. 3 个月　　　　　　　D. 6 个月

E. 9 个月

（3）该精神分裂症患者维持期的治疗时间为

A. 3 个月　　　　　　　B. 2 个月

C. 1～2 年　　　　　　　D. 6～9 个月

E. 9 个月至 1 年

4.（共用题干）患者，男，63 岁。晨起时，言语不清，右侧肢体不能活动。既往无类似病史。发病后 5 小时入院查体发现：血压 120/80mmHg，神志清楚，失语，右侧中枢性面瘫、舌瘫，右上、下肢肌力 2 级，右半身痛觉减退，颅脑 CT 未见异常。

（1）病变的部位可能是

A. 左侧大脑前动脉　　　B. 右侧大脑前动脉

C. 左侧大脑中动脉　　　D. 右侧大脑中动脉

E. 椎－基底动脉

（2）病变的性质是

A. 脑出血　　　　　　　B. 脑栓塞

C. 脑肿瘤　　　　　　　D. 脑血栓形成

E. 蛛网膜下腔出血

（3）应选择的治疗方法是

A. 调整血压　　　　　　B. 溶栓治疗

C. 应用止血剂　　　　　D. 手术治疗

E. 应用脑保护剂

5.（共用题干）患者，男，18 岁。早晨起床洗脸照镜子时发现右眼不能闭合，口角左歪，流涎，四肢活动良好。

（1）最可能的诊断是

A. 腮腺炎　　　　　　　B. 面神经炎

C. 动眼神经麻痹　　　　D. 吉兰－巴雷综合征

E. 脑肿瘤

（2）急性期治疗应首选的是
    A. 电刺激
    B. 维生素
    C. 糖皮质激素
    D. 抗生素
    E. 手术

（3）如果患者左眼也闭合不全，面部表情动作消失，伴四肢无力，则最可能的诊断是
    A. 腮腺炎
    B. 面神经炎
    C. 动眼神经麻痹
    D. 吉兰 - 巴雷综合征
    E. 脑肿瘤

（4）如患者伴有左侧上下肢无力，则病变位于
    A. 右侧面神经
    B. 脊神经根
    C. 右侧中脑
    D. 右侧脑桥
    E. 右侧内囊

6. （共用题干）患者，男，53 岁。入院前 3 小时突然头痛、呕吐，CT 检查后入院，入院检查意识清，痛苦病容，四肢肌张力、肌力改变不明显，项强（+），头 CT 左侧裂池有高密度影像。

（1）诊断是
    A. 脑出血
    B. 脑梗死
    C. 蛛网膜下腔出血
    D. 脑供血不全
    E. 脑膜炎

（2）最多的出血来源是
    A. 脑动脉硬化
    B. 脑血管畸形
    C. 颅内动脉瘤
    D. 烟雾病
    E. 瘤卒中

（3）最根本的治疗方案是
    A. 冬眠物理降温
    B. 脱水治疗
    C. 止血治疗
    D. 绝对卧床休息
    E. 行动脉瘤夹闭术

7. （共用题干）患者，男，26 岁。无明显诱因出现担心门未锁好、煤气未关好，需反复检查，方可离去，为此影响生活、工作。

（1）这种症状是
    A. 躁狂症状
    B. 牵连观念
    C. 焦虑症状
    D. 强迫症状
    E. 强制性思维

（2）这种症状常见于
    A. 精神分裂症早期
    B. 偏执性精神病
    C. 广泛性焦虑
    D. 强迫症
    E. 恐怖症

（3）这类症状常用的治疗方法是
    A. 心理治疗
    B. 抗抑郁药物＋心理治疗
    C. 抗精神病药＋心理治疗
    D. ECT 治疗
    E. 苯二氮䓬类治疗

（4）患者数周后称，"这是为了防止有人捉弄我""这是自我防卫的需要"，并认为自己所作所为完全合理，此时要考虑诊断为
    A. 情感性精神病
    B. 精神分裂症
    C. 偏执性精神障碍
    D. 强迫症
    E. 脑器质性精神障碍

8. （共用题干）老年患者出现远事记忆受损，智力减退，难以胜任简单家务劳动，不能正确回答自己亲人的名字与年龄，饮食不知饥饱，外出找不到家门，举动幼稚，不知羞耻等表现。

（1）对于该老年患者的疾病诊断，正确的是
    A. 老年期痴呆早期
    B. 老年期痴呆中期
    C. 老年期痴呆晚期
    D. 老年期抑郁症
    E. 正常老年衰退

（2）该老年患者如果是老年期痴呆后期应有的症状是
    A. 丧失生活能力，需人照顾
    B. 幻觉
    C. 妄想
    D. 远记忆障碍
    E. 注意力不集中

（3）该老年患者如果是多发性梗死性痴呆会存在的因素是
    A. 颅内硬化动脉的血栓形成
    B. 颅内动脉破裂出血
    C. 颅外动脉的栓子
    D. 颅外肿瘤转移栓子
    E. 颅内肿瘤所致

9. （共用题干）患者，男，32 岁。突然短暂意识丧失，肢体抽搐，醒后剧烈头痛、呕吐。体检：神志模糊，双侧瞳孔直径：右 0.8cm、左 0.3cm，肢体有自主活动，颈项有抵抗。右侧眼底玻璃体下片状出血，体温 37℃，血压 130/75mmHg。

（1）临床的第一个诊断是
    A. 癫痫
    B. 蛛网膜下腔出血
    C. 急性硬膜下出血
    D. 脑膜炎
    E. 脑出血

（2）辅助检查首先考虑
    A. 脑电图
    B. 腰穿脑脊液检查
    C. 头颅 CT
    D. 血白细胞计数
    E. 心电图

（3）下列治疗中，不正确的是
    A. 休息 1 周
    B. 大剂量抗纤溶药物
    C. 钙通道阻滞剂，如尼莫地平等
    D. 抗癫痫药物，如苯妥英钠等
    E. 保持大便通畅

10. （共用题干）患者，男，38 岁。头部外伤 15 小时，当时昏迷 20 分钟，3 小时前开始神志渐差。查体：刺痛可以睁眼，语言含糊不清，双瞳孔等大、等圆，对光反射（+），刺痛可以定位但左侧肢体反抗力弱，左侧病理征（+）。

（1）此患者 Glasgow 昏迷评分为

　　A. 12 分　　　　　　B. 10 分

　　C. 8 分　　　　　　D. 6 分

　　E. 4 分

（2）最可能的诊断是

　　A. 右侧硬膜下血肿　　B. 左侧硬膜下血肿

　　C. 脑震荡　　　　　　D. 左侧硬膜外血肿

　　E. 右侧硬膜外血肿

11.（共用题干）患者，男，28 岁。突发剧烈头痛、呕吐 3 天，伴发热 1 天。体检：神志模糊，瞳孔右 6mm，对光反射消失，左 3mm，对光反射灵敏，四肢均有自主活动，颈有抵抗，Kernig 征（＋），体温 37℃，血压 140/75mmHg。

（1）临床的第一个诊断是

　　A. 脑膜炎　　　　　　B. 脑炎

　　C. 急性硬膜下出血　　D. 蛛网膜下腔出血

　　E. 脑出血

（2）为了明确诊断，首选的辅助检查是

　　A. 脑电图　　　　　　B. 腰穿脑脊液检查

　　C. 头颅 CT　　　　　D. 头颅 MRI

　　E. DSA 脑血管造影

（3）下列治疗中，不正确的是

　　A. 绝对卧床休息

　　B. 大剂量止血剂

　　C. 早期应用钙拮抗剂

　　D. 脱水降颅压

　　E. 保持大便通畅

12.（共用题干）患者，男，30 岁。1 年前下岗，近 5 个月来觉得邻居都在议论他，常不怀好意地盯着他，有时对着窗外大骂，自语、自笑，整天闭门不出，拨"110"要求保护。

（1）该病例最可能的诊断是

　　A. 反应性精神病　　　B. 躁狂抑郁症

　　C. 偏执性精神病　　　D. 分裂样精神病

　　E. 精神分裂症

（2）该患者不存在

　　A. 幻听　　　　　　　B. 关系妄想

　　C. 被害妄想　　　　　D. 情绪低落

　　E. 行为退缩

（3）治疗应首先选用

　　A. 碳酸锂　　　　　　B. 三环类抗抑郁药

　　C. 电休克　　　　　　D. 苯二氮䓬类

　　E. 氯丙嗪

13.（共用题干）患者，男，40 岁。间断头痛 1 年，有时呕吐，伴双眼视力下降，查体发现双眼视盘边缘模糊，隆起且有散在点状出血，余（－）。

（1）对此患者的初步印象是

　　A. 视神经炎　　　　　B. 垂体瘤

　　C. 颅内压增高　　　　D. 重症高血压

　　E. 神经性头痛

（2）为查找病因，首选的辅助检查是

　　A. 头颅 CT 扫描　　　B. MRI

　　C. 头颅 X 线摄片　　　D. 腰穿

　　E. 脑血管造影

14.（共用题干）患者，男，16 岁。2 小时前被从三楼掉下的花盆击伤左顶部，当时有短暂意识障碍，左顶部有 1.5cm 长头皮不全裂伤，局部头皮肿胀。正侧切位颅片示左顶 1.0cm 凹陷骨折，头颅 CT 示左顶凹陷骨折，局部头皮肿胀。

（1）诊断是

　　A. 脑震荡

　　B. 头皮裂伤

　　C. 开放性凹陷性颅骨骨折

　　D. 闭合性凹陷性颅骨骨折

　　E. 头皮血肿

（2）下列处理错误的是

　　A. 不全裂伤头皮有活动出血应止血

　　B. 应行凹陷骨折整复

　　C. 给予抗生素

　　D. 观察后无颅内血肿形成

　　E. 加压包扎

15.（共用题干）患者，女，74 岁。晨起发现左侧肢体无力，4 小时内进行性加重，糖尿病病史 8 年。体检：左鼻唇沟浅，伸舌偏左，左上肢肌力 0 级，左下肢肌力Ⅲ级，左侧面部和上肢感觉减退。血压 130/75mmHg，心率 70 次/分，偶有期前收缩。

（1）根据临床症状，最可能的诊断是

　　A. 脑栓塞　　　　　　B. 颅内硬膜下血肿

　　C. 脑出血　　　　　　D. 脑血栓形成

　　E. 脑瘤

（2）按体征考虑病变累及的脑血管是

　　A. 右大脑前动脉

　　B. 右颈内动脉

　　C. 右大脑中动脉皮质支

　　D. 右大脑中动脉主干

　　E. 右大脑后动脉

（3）进一步明确诊断的主要措施是

　　A. 追询补充有关病史

　　B. 脑电图

　　C. 腰穿脑脊液检查

　　D. 血糖、血脂和电解质检查

　　E. 头颅 CT

16.（共用题干）患者，男，56 岁。心房纤颤突然发生命名困难，近 2 周来共发生过 5 次，每次持续 2～15 秒。无神经系统异常，脑 CT 无异常。

（1）最可能的诊断是

　　A. 脑动脉瘤　　　　　B. 脑血栓形成

　　C. 脑出血　　　　　　D. 脑血管畸形

E. 短暂性脑缺血发作

（2）主要累及的血管是

    A. 基底动脉系   B. 椎动脉系

    C. 颈内动脉系   D. 大脑后动脉

    E. 大脑前动脉

（3）最适宜的预防治疗是

    A. 阿司匹林   B. 低分子右旋糖酐

    C. 丙戊酸钠   D. 胞磷胆碱

    E. 降纤酶

17.（共用题干）患者，女，53 岁。近 1 年来怕脏，不倒垃圾，不上公共厕所，在街上遇到垃圾车也害怕、回避，反复洗手，自己知道不应该，但不能控制，感到苦恼，而就诊。

（1）该患者的主要症状是

    A. 强迫症状   B. 焦虑症状

    C. 分离症状   D. 强迫症状

    E. 转换症状

（2）对该患者正确的治疗是

    A. 丁螺环酮治疗   B. 认知行为治疗

    C. 暗示疗法   D. 利培酮疗法

    E. 碳酸锂疗法

18.（共用题干）患者，男，71 岁。8 小时前于日常活动中出现右侧肢体无力，且逐渐加重。查体：BP 160/98mmHg，神志清，右鼻唇沟浅，右侧肢体肌力 4 级，右侧 Babinski 征阳性，右偏身痛觉减退，头颅 CT 未见异常。

（1）最可能的诊断是

    A. 脑血栓形成   B. 脑出血

    C. 短暂性脑缺血发作   D. 脑肿瘤

    E. 蛛网膜下腔出血

（2）对该患者最适宜的治疗措施是

    A. 溶栓治疗   B. 积极降压

    C. 抗血小板聚集   D. 止血治疗

    E. 加强脱水

B1 型题

1.（共用备选答案）

    A. 苯妥英钠   B. 丙戊酸钠

    C. 乙琥胺   D. 卡马西平

    E. ACTH

（1）大发作合并失神发作的首选药物是

（2）失神发作的首选药物是

2.（共用备选答案）

    A. 恐怖症   B. 急性焦虑发作

    C. 反应性抑郁   D. 躯体形式障碍

    E. 癔症

（1）患者，女，30 岁，2 年来常感到躯体不适、嗳气、反酸、恶心，四肢不固定部位疼痛，气短、胸闷、躯体及多项实验室检查均无异常发现。该患者可能的诊断是

（2）患者，男，16 岁。在与同学争吵以后表现为强烈恐

惧，并伴有出汗、面色苍白、震颤、心跳加快、呼吸加快、透不过气来的感觉。该患者可能的诊断是

3.（共用备选答案）

    A. 假性幻觉   B. 功能性幻觉

    C. 内脏性幻觉   D. 反射性幻觉

    E. 内感性不适

（1）患者告诉医生，每当他听到自来水的流动声时，就同时听到有人议论他的声音。可能的诊断为

（2）当某一感觉器官处于功能活动状态时，出现涉及另一感觉器官的幻觉。可能的诊断为

4.（共用备选答案）

    A. 谵妄综合征

    B. 痴呆综合征

    C. 老年期痴呆

    D. 麻痹性痴呆

    E. 多发性梗死性痴呆

（1）患者，男，65 岁。开始近记忆减退，性格变得主观任性，急躁易怒，多疑，夜眠差，以后远记忆受损，理解、判断、计算等智能活动明显减退，生活不能自理。考虑为

（2）患者，女，65 岁。出现意识障碍，昼轻夜重，注意力涣散，记忆减退，难以判断时间、人物和地点，并伴有视幻觉和错觉，有恐惧心理，答非所问，思维不连贯。考虑为

5.（共用备选答案）

    A. 椎 - 基底动脉血栓形成

    B. 大脑前动脉血栓形成

    C. 大脑中动脉血栓形成

    D. 蛛网膜下腔出血

    E. 小脑出血

（1）有眩晕、眼震、构音障碍、交叉性瘫痪，见于

（2）有偏瘫、同向性偏盲、偏身感觉障碍，见于

6.（共用备选答案）

    A. 伤后 3 小时内出现症状

    B. 伤后 3 天内出现症状

    C. 伤后 3 天～3 周内出现症状

    D. 伤后 3 周后出现症状

    E. 伤后 3 个月后出现症状

（1）急性颅内血肿指

（2）亚急性颅内血肿指

7.（共用备选答案）

    A. 精神症状   B. 内分泌功能紊乱

    C. 感觉障碍   D. 失语症

    E. 视野损害

（1）顶叶肿瘤会出现

（2）颞叶深部或枕叶肿瘤会出现

8.（共用备选答案）

    A. 延髓损伤   B. 脊髓高颈髓损伤

    C. 脊髓颈膨大损伤   D. 胸髓损伤

    E. 腰膨大损伤

（1）无脑神经障碍的痉挛性四肢瘫痪见于

（2）双下肢下运动神经元瘫痪见于

9.（共用备选答案）

A. 胸骨后甲状腺肿　　　B. 胸腺瘤

C. 畸胎瘤　　　　　　　D. 心包囊肿

E. 淋巴肉瘤

（1）对放疗敏感的肿瘤是

（2）X 线片可见骨骼或牙的肿瘤是

（3）常位于右心膈角的肿瘤是

10.（共用备选答案）

A. 头颅 X 线片　　　　　B. 脑电图

C. 脑血管造影　　　　　D. CT

E. MRI

（1）确定有无颅骨骨折的依据是

（2）蛛网膜下腔出血病因诊断的依据是

（3）颅内肿瘤的诊断依据是

11.（共用备选答案）

A. 头痛，呕吐，视盘水肿

B. 呼吸骤停

C. 昏迷，患侧瞳孔散大，对侧肢体偏瘫

D. 血压升高，脉搏变慢，出现潮式呼吸

E. 烦躁，高热，去大脑强直发作

（1）枕骨大孔疝的临床特点是

（2）小脑幕裂孔疝的临床特点是

（3）库欣反应的临床特点是

12.（共用备选答案）

A. 脊髓后索　　　　　　B. 后角

C. 侧角　　　　　　　　D. 前角

E. 脊髓侧索

（1）含有交感神经元胞体的是

（2）含有感觉神经元胞体的是

13.（共用备选答案）

A. 赘述症　　　　　　　B. 幼稚言语

C. 模仿言语　　　　　　D. 刻板言语

E. 思维散漫

（1）患者在回答问题时，机械地重复问题的答案，属于

（2）患者在叙述一件事时不紧不慢，但加大许多不必要的细节，无法使他讲得扼要一点，一定要按他原来的方式讲完，属于

14.（共用备选答案）

A. 搏动性突眼

B. 中间清醒期

C. 视神经盘水肿

D. 腰穿呈血性脑脊液

E. 两侧瞳孔不等大

（1）硬膜外血肿的特征是

（2）颈内动脉海绵窦瘘的典型症状是

15.（共用备选答案）

A. 真性延髓性麻痹伴四肢痉挛性瘫痪

B. 无脑神经障碍的四肢痉挛性瘫痪

C. 双上肢下运动神经元瘫痪，双下肢上运动神经元瘫痪

D. 双下肢痉挛性截瘫

E. 双下肢松弛性瘫痪

（1）延髓的临床特点为

（2）胸髓的临床特点为

16.（共用备选答案）

A. 阻断多巴胺 D_2 受体

B. 使突触间隙的 NA 浓度下降

C. 去甲肾上腺素和 5－羟色胺再摄取抑制剂

D. 选择性 5－羟色胺再摄取抑制剂

E. 单胺氧化酶抑制剂

（1）吗氯贝胺的药理作用为

（2）文拉法辛（博乐欣）的药理作用为

17.（共用备选答案）

A. 伤后无昏迷，3 小时后意识障碍

B. 伤后啼哭，抽搐

C. 伤后立即昏迷，伴去脑强直发作

D. 伤后昏迷，片刻后清醒

E. 伤后浅昏迷，脑脊液血性

（1）脑震荡的临床特点为

（2）原发性脑干损伤的临床特点为

（3）脑挫伤的临床特点为

（4）急性硬膜外血肿的临床特点为

18.（共用备选答案）

A. 上斜肌　　　　　　　B. 下斜肌

C. 外直肌　　　　　　　D. 眼轮匝肌

E. 瞳孔开大肌

（1）滑车神经支配的肌肉是

（2）动眼神经支配的肌肉是

19.（共用备选答案）

A. 情感淡漠　　　　　　B. 抑郁状态

C. 痴呆状态　　　　　　D. 脑衰弱综合征

E. 缄默状态

（1）意识清楚，记忆力差，生活自理能力下降，缺乏同情心，本能活动增多，属于

（2）意识清楚，兴趣减退，思维迟缓、言语动作减少，属于

20.（共用备选答案）

A. 非苯二氮䓬类

B. 苯二氮䓬类

C. 5－羟色胺再摄取抑制剂

D. 多巴胺和 5－羟色胺受体平衡拮抗剂

E. 心境稳定剂

（1）精神分裂症应选择的药物是

（2）抑郁症应选择的药物是

第十七章 运动系统

A1/A2 型题

1. 不属于骨折特有体征的是
　　A. 畸形　　　　　　　　　　B. 骨擦音
　　C. 局部肿胀　　　　　　　　D. 局部异常活动
　　E. 骨擦感

2. 关于骨软骨瘤临床表现的叙述，正确的是
　　A. X 线检查可见骨膜反应
　　B. 一般无症状，常表现为生长缓慢的骨性突起
　　C. 肿物与周围界线不清
　　D. 生长较快，伴明显疼痛
　　E. 肿块明显，皮肤有静脉怒张

3. 尿道损伤合并尿外渗及阴囊血肿时，有效的治疗方法是
　　A. 导尿
　　B. 经会阴尿道吻合 + 清除血肿及尿外渗
　　C. 清除会阴部血肿
　　D. 耻骨上膀胱造瘘
　　E. 经会阴尿道修补

4. 关于创伤时应用止血带的说法，正确的是
　　A. 止血带一般使用时间不超过 4 小时
　　B. 止血带每隔 2 小时松开 2 ~ 3 分钟
　　C. 紧急时可用电线充当止血带
　　D. 松开止血带时，伤口处不应加压，以免影响血供
　　E. 止血带的位置应在伤处的上一关节处

5. 下列开放性创伤中可以行清创缝合的是
　　A. 面部锐器伤 6 小时的伤口
　　B. 已有脓性分泌物的伤口
　　C. 有明显局部红、肿、热、痛的伤口
　　D. 刚被手术缝针刺伤的伤口
　　E. 四肢损伤超过 18 小时的伤口

6. 患儿，男，2 岁。股骨中段斜行骨折，短缩移位 3cm，其治疗最好采用
　　A. 手法复位，小夹板固定
　　B. 手法复位，髋关节"人"字形石膏固定
　　C. 用布朗架行持续骨牵引
　　D. 垂直悬吊皮牵引
　　E. 切开复位内固定

7. 患者，男，18 岁。右小腿中段伤口反复流脓，时有排出碎骨块 1 年。近 2 周高热，伤口流脓，周围红肿。X 线片示胫骨上段增粗，可见死骨块，周围有新生骨，目前最佳的治疗方案是
　　A. 死骨摘除术
　　B. 病灶清除 + 肌瓣填塞术
　　C. 病灶清除 + 植骨
　　D. 抗感染治疗
　　E. 穿刺抽脓，药物注入

8. 下列说法不正确的是
　　A. 股骨干骨折常产生短缩移位
　　B. 股骨干骨折移位与肌牵拉有关
　　C. 成人股骨干骨折可采用持续骨牵引治疗
　　D. 垂直悬吊牵引适用于 3 岁以下儿童股骨干骨折
　　E. 儿童股骨干骨折可允许 3cm 短缩移位

9. 患者，男，18 岁。9 个月前因左股骨下段骨肉瘤，行髋关节离断术，并进行系统化疗，最近 2 周出现左胸痛伴咳嗽，胸片检查示左肺上叶转移性肿瘤。分析其转移的途径可能是
　　A. 直接蔓延扩散　　　　　B. 通过动脉传播
　　C. 通过静脉回流　　　　　D. 通过淋巴转移
　　E. 手术种植转移

10. 下列骨折属于不稳定性骨折的是
　　A. 横行骨折　　　　　　　B. 斜行骨折
　　C. 青枝骨折　　　　　　　D. 嵌插骨折
　　E. 裂缝骨折

11. 患者胸部外伤 2 小时。查体：脉搏 120 次/分，血压 90/60mmHg，右胸可触到骨擦感和皮下气肿，叩诊鼓音，呼吸音消失，急救处理是
　　A. 输血，补液，抗休克
　　B. 立即行胸腔排气
　　C. 胶布固定
　　D. 应用升压药
　　E. 氧气吸入

12. 患儿，女，10 岁。背痛、低热、盗汗 6 个月。查体：轻度贫血貌，胸腰部后凸畸形，棘突叩痛（+），拾物试验（+）。首选的检查是
　　A. 血沉
　　B. 碱性磷酸酶
　　C. 摄胸腰段脊柱 X 线片
　　D. 血常规
　　E. 肿瘤系列

13. 骨与关节结核的手术禁忌证是
　　A. 有脊髓神经压迫症状
　　B. 单纯滑膜结核经保守治疗仍无法控制，可能发展成全关节结核时
　　C. 窦道经久不愈
　　D. 死骨形成
　　E. 合并有活动性肺结核

14. 良性骨肿瘤的 X 线表现是
　　A. 边缘清楚，无骨膜反应
　　B. 日光放射状阴影
　　C. 边缘不清楚，有明显的骨膜反应
　　D. 可见 Codman 三角
　　E. 呈多处虫蛀状

15. 患者，男，16 岁。右前臂尺桡骨开放性骨折，清创复位，石膏外固定后 36 小时，患者高热，脉快，白细胞计数明显增高，伤口剧痛，有大量恶臭渗出液，X 线片显示皮下有气体，触诊有握雪感，应首先考虑是
    A. 血肿吸收
    B. 组织坏死
    C. 伤口严重化脓感染
    D. 气性坏疽
    E. 骨筋膜室综合征

16. 再植的断手，最好的保存方法是
    A. 置于无菌生理盐水中
    B. 置于林格液中
    C. 置于 75% 的酒精溶液中
    D. 无菌纱布包裹常温保存
    E. 置于冰水中

17. 下列关于骨折功能复位的标准，错误的是
    A. 成人下肢骨折缩短不超过 1cm
    B. 长骨干骺端骨折对位 3/4 以上
    C. 儿童下肢骨折缩短移位不超过 2cm
    D. 长骨干横行骨折对位 1/3 以上
    E. 可有轻度侧方成角移位

18. 跟腱反射是检查
    A. 腰 2 神经根
    B. 腰 3 神经根
    C. 腰 4 神经根
    D. 腰 5 神经根
    E. 骶 1 神经根

19. 骨软骨瘤临床表现为
    A. 生长较快，伴明显疼痛
    B. 肿块明显，并可见其表面静脉怒张
    C. X 线摄片检查见骨膜反应
    D. 本身可无症状，但压迫周围组织可影响功能
    E. 肿块与周围界限不清

20. 引起下肢牵涉痛的神经组织是
    A. 脊神经前根
    B. 脊神经后根
    C. 交感神经
    D. 脊神经前支
    E. 脊神经后支

21. 桡骨小头半脱位常见的发生年龄及常用处理方法是
    A. 5～10 岁小儿，手法复位，三角巾悬吊
    B. 6～8 岁小儿，手法复位，石膏外固定
    C. 10 岁儿童，切开复位内固定
    D. 5 岁以下幼儿，手法复位，三角巾悬吊
    E. 成年人，切开复位内固定

22. 患者，女，65 岁。跌倒后右手掌着地，腕部疼痛；肿胀，压痛，无反常活动，餐叉状畸形明显。该患者最可能的诊断是
    A. 右腕关节脱位
    B. 右舟状骨骨折
    C. 右腕 Colles 骨折
    D. 尺骨茎突骨折
    E. 右腕关节挫伤

23. 对急性血源性骨髓炎的早期诊断最有价值的方法是
    A. 放射性核素骨扫描
    B. 局部分层穿刺
    C. X 线摄片
    D. 血培养
    E. CT

24. 了解下肢和足的血液循环最重要的检查是
    A. 足趾能主动活动
    B. 足是否肿胀或发凉
    C. 足趾被动活动是否疼痛
    D. 足背动脉触诊
    E. 足的感觉是否正常

25. 测定股骨大转子上移，可采取的方法是
    A. Bryant 三角
    B. Shenton 线
    C. Pauwels 角
    D. Codman 三角
    E. Schmorl 结节

26. 骨折后最易发生骨缺血性坏死的部位是
    A. 股骨头
    B. 肱骨头
    C. 桡骨远端
    D. 锁骨远端
    E. 胫骨内髁

27. 成人股骨颈的血液供应主要来源于
    A. 股骨头圆韧带内的小凹动脉
    B. 旋股内、外侧动脉分支
    C. 旋股内动脉
    D. 旋股外动脉
    E. 股骨干的滋养动脉

28. 患儿，女，3 岁。上楼梯时，其父向上牵拉右上肢，患儿哭叫，诉肘部疼痛，不肯用右手取物。最可能的诊断是
    A. 肘关节脱位
    B. 桡骨头骨折
    C. 桡骨头半脱位
    D. 肌肉牵拉伤
    E. 尺骨鹰嘴撕脱伤

29. 脊柱结核与脊柱转移性肿瘤的区别主要是
    A. 结核为持续性疼痛，肿瘤为夜间疼痛
    B. X 线片表现：脊柱结核一般椎间隙消失，而肿瘤椎间隙正常
    C. 结核血沉增快
    D. 结核活动受限
    E. 病变发生于脊柱的部位、节段不同

30. 关于腰椎间盘突出症的说法，不正确的是
    A. 常见于 20～50 岁人群
    B. 多发生于老年人
    C. 首次发病常是半弯腰持重过程中
    D. 男性发病率较女性高
    E. 患者多有弯腰工作史

31. 最常见的良性骨肿瘤是
    A. 内生软骨瘤
    B. 骨软骨瘤
    C. 骨巨细胞瘤
    D. 骨囊肿
    E. 尤文瘤

32. 关于骨软骨瘤的说法，错误的是
    A. 多见于青少年
    B. 多发生于长骨干骺端
    C. 一般应手术切除
    D. 1% 患者可以恶变
    E. 广基底的骨软骨瘤有明显恶变倾向

33. 运动系统最重要的体征是

A. 肿胀　　　　　　　　B. 波动

C. 肿块　　　　　　　　D. 压痛

E. 运动受限

34. 股骨颈骨折好发于

A. 儿童　　　　　　　　B. 青年人

C. 成年人　　　　　　　D. 老年人

E. 无年龄差别

35. 在治疗肱骨髁上骨折时，最应防止出现的畸形是

A. 向前成角畸形　　　　B. 肘内翻畸形

C. 肘外翻畸形　　　　　D. 旋转畸形

E. 向后成角畸形

36. Colles 骨折远端的典型移位是

A. 向尺侧及背侧移位　　　B. 向桡侧及背侧移位

C. 向尺侧及掌侧移位　　　D. 向桡侧及掌侧移位

E. 向背侧成角移位

37. 所谓单腿站立试验，是用来测试

A. 腰部是否有侧突畸形

B. 双下肢长短是否等长

C. 髋关节的臀中、小肌功能及股骨头与髋的关系是否正常

D. 臀大肌是否瘫痪

E. 髋关节是否强直

38. 骨盆骨折合并尿道完全断裂，最好的处理是

A. 采用橡皮导尿管导尿

B. 采用金属导尿管导尿

C. 膀胱穿刺

D. 膀胱造瘘

E. 尿道吻合术

39. 骨盆骨折最重要的体征是

A. 畸形

B. 反常活动

C. 局部压痛及间接挤压痛

D. 骨擦音及骨擦感

E. 肿胀及瘀斑

40. 骨折临床愈合后，骨痂的改造塑型决定于

A. 外固定的牢固性

B. 肢体活动和负重所形成的应力

C. 局部血液供应情况

D. 骨痂的多少

E. 是否配合治疗

41. 患者，女，30 岁。被摩托车撞伤右髋部，经 X 线摄片确诊为右股骨颈头下型骨折，严重移位，闭合复位未成功，故切开复位内固定术。发生并发症的可能性最大的是

A. 脂肪栓塞　　　　　　B. 坠积性肺炎

C. 急性骨萎缩　　　　　D. 关节强直

E. 缺血性骨坏死

42. 患者，女，60 岁。1 年前因股骨颈骨折，行三刃钉固定 术，髋关节活动仍有疼痛。X 线片示股骨头密度增高，纹理不清。应考虑为

A. 化脓性关节炎

B. 创伤性关节炎

C. 股骨头缺血发生坏死

D. 老年性退行性关节炎

E. 关节结核

43. 患者，女，65 岁。近半年来反复出现头痛、头晕，今晨在突然转头时感眩晕耳鸣，恶心、呕吐，摔倒在地，2 分钟后缓解。既往曾有类似发作 2 次。X 线片示颈 5 椎体后缘骨质增生，椎间孔明显缩小。最可能的诊断是

A. 神经根型颈椎病　　　B. 脊髓型颈椎病

C. 交感神经型颈椎病　　D. 椎动脉型颈椎病

E. 癫痫发作

44. 腰椎间盘突出症与椎管内肿瘤最有鉴别意义的辅助检查是

A. X 线片　　　　　　　B. CT

C. MRI　　　　　　　　D. 肌电图

E. 超声波

45. 颈椎病最常见的类型为

A. 神经根型　　　　　　B. 脊髓型

C. 交感神经型　　　　　D. 椎动脉型

E. 混合型

46. 肘关节提携角为

A. $1° \sim 5°$　　　　　　B. $6° \sim 9°$

C. $10° \sim 15°$　　　　　D. $16° \sim 19°$

E. $20° \sim 25°$

47. 患者，男，35 岁。因车祸致胫腓骨中下 1/3 处开放性粉碎性骨折，行彻底清创术，摘除所有的粉碎的骨片，术后行牵引治疗 8 个月后，骨折仍未愈合，其最可能的原因是

A. 骨折处血液供应差

B. 伤肢固定不确切

C. 清创时摘除了过多的碎骨片

D. 功能锻炼不够

E. 未做内固定

48. 患者已确诊为骨巨细胞瘤，局部皮肤表浅静脉怒张，肿胀与压痛均显著，触诊有乒乓球样感觉。X 线片：骨密质已破坏，断裂。病理报告：骨巨细胞瘤Ⅲ级。治疗应选择

A. 截肢术　　　　　　　B. 刮除植骨术

C. 刮除骨水泥充填术　　D. 刮除灭活植骨术

E. 刮除灭活骨水泥充填术

49. 骨折的专有体征是

A. 疼痛　　　　　　　　B. 功能障碍

C. 反常活动　　　　　　D. 肿胀

E. 瘀斑

50. 前臂缺血性肌挛缩多见于

A. 肱骨髁上骨折　　　　B. 桡骨骨折

C. 尺骨骨折
D. 尺、桡骨双折

E. Colles 骨折

51. 较稳定的股骨颈骨折是

A. 外展型
B. 内收型

C. 粗隆间型
D. 头下型

E. 颈基底部

52. 最可能出现 Froment 征阳性的疾病是

A. 尺神经损伤
B. 指深屈肌断裂

C. 指浅屈肌断裂
D. 桡神经损伤

E. 正中神经损伤

53. 患者，男，47 岁。从 3m 高处坠落致左胸外伤 8 小时。查体：T 36.5℃，P 95 次/分，R 16 次/分，BP 100/60mmHg，神清，气管居中反常呼吸运动，左胸壁可触及多根、多处肋骨断端，左肺呼吸音明显减弱，最佳的治疗方案首选

A. 镇静止痛，鼓励排痰

B. 胸壁加压包扎

C. 开胸探查，肋骨固定

D. 胸腔闭式引流

E. 胸腔穿刺，排气、排液

54. 患者，男，30 岁。右小腿贯穿性枪伤，X 线摄片检查未发现骨折及异物残留，正确的处理是

A. 清创，开放引流 3~5 天，延期缝合

B. 清创，去除异物，缝合

C. 清创，切除周围皮肤 3mm，缝合

D. 清创，充分引流，包扎伤口，直至愈合

E. 切开弹道全程，清创，缝合

55. 患者，女，25 岁。右小腿窦道反复流脓 5 年，近 10 天再次出现局部发热、红肿、疼痛，窦道口流出脓液增多。X 线片示右胫骨中段死骨形成，周围有新生骨，目前的最佳治疗是

A. 局部应用抗生素

B. 消除病灶，消灭无效腔

C. 肢体制动，抗生素治疗

D. 闭合伤口，放置引流

E. 穿刺抽液，药物注入

56. 患者，女，15 岁。左小腿近端持续性疼痛 3 个月，愈见加重。查体：左小腿近端局部肿胀，皮温增高。X 线片：左胫骨上段日光射线样改变。最可能的诊断是

A. 骨结核
B. 骨囊肿

C. 骨髓炎
D. 骨肉瘤

E. 骨软骨瘤

57. 患儿，男，8 岁。右小腿轻微外伤后发热（39.5℃）5 天，右小腿上端肿胀，剧痛，局部皮温高，肤色正常。白细胞计数 25×10⁹/L。X 线片未见明显变化。局部穿刺，针达骨膜下时抽出黄色脓汁。首先应考虑为

A. 急性蜂窝织炎
B. 化脓性膝关节炎

C. 化脓性骨髓炎
D. 滑囊炎感染

E. 胫骨上端骨结核转变为膝关节全关节结核

58. 患者，男，50 岁。双膝关节疼痛 5 个月，活动后加重，休息后减轻。查体发现关节肿胀，压痛，骨摩擦音，ESR 20mm/h，RF（-）。该患者最可能的诊断是

A. 强直性脊柱炎
B. 骨关节炎

C. 风湿性关节炎
D. 类风湿关节炎

E. 系统性红斑狼疮

59. 最容易导致上肢缺血性肌挛缩的骨折是

A. 肱骨髁粉碎骨折
B. Colles 骨折

C. 尺骨鹰嘴骨折
D. 桡骨小头骨折

E. 肱骨髁上骨折

60. 在临床上多发性骨髓瘤的突出症状是

A. 骨骼疼痛
B. 不规则发热

C. 广泛性出血
D. 反复感染

E. 贫血

61. 骨巨细胞瘤的典型 X 线表现是

A. 葱皮样骨膜反应

B. 骨质破坏，死骨形成

C. 日光放射状骨膜反应

D. 肥皂泡样骨质反应

E. 干骺端圆形边界清楚的溶骨性病灶

62. 患者，男，68 岁。1 年前无明显诱因出现髋关节疼痛，休息后可好转。查体：腹股沟区压痛（+），"4" 字试验阳性。X 线显示髋关节间隙正常。最可能的诊断是

A. 股骨头缺血性坏死
B. 髋关节结核

C. 类风湿关节炎
D. 强直性脊柱炎

E. 髋关节骨关节炎

A3/A4 型题

1.（共用题干）患儿，女，6 岁。跌倒时手掌着，查体肘关节半屈状，肘部明显肿胀及压痛，皮下有瘀斑，呈向外突出畸形，桡动脉搏动减弱，肘后三角存在，被动伸指时有剧烈疼痛。

（1）该患儿最可能的诊断是

A. 伸直型肱骨髁上骨折

B. 屈曲型肱骨髁上骨折

C. 肘关节脱位

D. 桡骨小头半脱位

E. 尺骨鹰嘴骨折

（2）该患儿正确的治疗方案是

A. 立即切开筋膜减压

B. 尺骨鹰嘴牵引

C. 手法复位，石膏托固定

D. 切开复位，内固定

E. 臂丛麻醉或应用血管扩张剂无效后，手术探查肱动脉，同时行骨折复位，内固定

2.（共用题干）患者，男，19 岁。左胫腓骨闭合骨折 1 小时来就诊，行手法复位石膏外固定，12 小时后出现患肢持续性剧烈疼痛，左足皮温降低。

（1）此时首先应采取的措施为

A. 予以确切有效的止痛药物

B. 立即解除石膏外固定

C. 调整石膏松紧度、抬高患肢、静脉滴注脱水药

D. 局部硫酸镁湿敷

E. 患肢冷敷

（2）若患肢由疼痛转为无痛，出现皮肤苍白、大理石花纹、感觉异常、肌力减弱，足背动脉搏动减弱或消失，应考虑为

A. 骨筋膜室综合征　　　　B. 缺血性肌挛缩

C. 脂肪栓塞综合征　　　　D. 下肢深静脉血栓

E. 动脉损伤

（3）本病首选的处理方法是

A. 应用改善微循环的药物

B. 手术探察血管

C. 立即切开筋膜

D. 立即施行截肢术

E. 大剂量糖皮质激素

3. （共用题干）患者，男，25岁。5小时前骑摩托车与汽车相撞，伤及右小腿后剧烈疼痛、伤口出血。查体：神清，烦躁，面色苍白，血压80/60mmHg，右小腿中段软组织广泛裂伤，胫骨骨折端外露，足背动脉搏动存在，右足背感觉麻木，右踝及足趾不能主动背伸，但能跖屈。

（1）关于骨折的诊断，最合适的是

A. 右胫骨中段骨折

B. 右胫腓骨中段骨折

C. 右胫骨中段骨折合并软组织裂伤

D. 右胫骨中段Ⅱ度开放性骨折

E. 右胫骨中段Ⅲ度开放性骨折

（2）目前最严重的并发症是

A. 感染　　　　　　　　B. 神经损伤

C. 骨筋膜室综合征　　　　D. 脂肪栓塞综合征

E. 休克

（3）此外，还有一个并发症是

A. 右胫前动脉损伤　　　　B. 右胫后动脉损伤

C. 右胫神经损伤　　　　D. 右腓总神经损伤

E. 右趾伸肌腱损伤

（4）目前首要的处理是

A. 手法复位骨折　　　　B. 清创术

C. 吻合神经　　　　　　D. 探查血管

E. 纠正休克

4. （共用题干）患儿，男，11岁。右肘部摔伤3小时。查体：右肘关节半屈位，活动受限，明显肿胀及压痛，肘后三角关系正常，桡动脉搏动消失。

（1）最可能的诊断是

A. 肘关节前脱位　　　　B. 肘关节后脱位

C. 桡骨小头半脱位　　　　D. 肱骨髁上骨折

E. 尺骨鹰嘴骨折

（2）治疗应采取

A. 持续牵引　　　　　　B. 立即手法复位

C. 立即切开减压　　　　D. 立即手术探查血管

E. 立即手术复位，同时探查血管

5. （共用题干）患者，男，23岁。下腰部及左腿痛3个月加重1周。查体：左直腿抬高试验40°，加强试验（+），左拇趾背伸肌力减弱。X线平片示腰椎曲度变直，骶椎裂。

（1）依据病史、体征及X线摄片检查，应考虑为

A. 腰肌劳损　　　　　　B. 脊柱先天畸形

C. 腰椎管狭窄症　　　　D. 腰椎间盘突出症

E. 隐性脊柱裂，脑脊膜膨出

（2）为明确诊断，既精确、安全又经济的检查是

A. CT　　　　　　　　B. B超

C. 脊髓造影　　　　　　D. MRI

E. 硬膜外造影

6. （共用题干）患者，男，18岁。工作时从10m高处坠落，40分钟后送到医院。查体：神清，腹痛，右大腿畸形、疼痛。

（1）医生应首先进行的检查是

A. 右股骨有无异常活动、骨擦音或骨擦感

B. 右足感觉、运动是否正常

C. 生命体征的检查

D. 诊断性腹腔穿刺

E. 摄右股骨正侧位X线片

（2）下列处理最妥的是

A. 立即行股骨内固定手术

B. 密切观察患者腹部情况及全身情况变化

C. 立即行剖腹探查术

D. 密切观察病情的同时对右下肢进行简单的外固定

E. 髋关节"人"字石膏固定

7. （共用题干）患者，男，55岁。双下肢无力半年，右侧明显，近2个月步态不稳，右手不能扣纽扣，无外伤史，无发热。体格检查：颈背部无明显压痛，两上肢前臂、手及上臂尺侧皮肤感觉减退，右侧尤其明显，四肢肌张力增高，肱二头肌反射亢进，双侧膝踝反射亢进，右髌阵挛阳性，右侧巴宾斯基征阳性。

（1）最可能的诊断是

A. 脑中风　　　　　　　B. 颈椎病

C. 颈椎肿瘤　　　　　　D. 颈椎结核

E. 颈神经根炎

（2）根据体格检查，确定病变节段为

A. 颈5～颈6　　　　　　B. 颈6～颈7

C. 颈7～胸1　　　　　　D. 颈4～颈5

E. 臂丛神经

（3）最有助于鉴别诊断的辅助检查为

A. 颈椎X线片　　　　　B. 颈段X线断层摄片

C. 肌电图　　　　　　　D. 颈段MRI

E. 放射性核素扫描

（4）应考虑的治疗是

A. 颈枕吊带牵引　　　　B. 激素治疗

C. 推拿按摩治疗　　　　D. 手术

E. 颈托围领

（5）该病的致病因素是
A. 病毒感染 　　　 B. 细菌感染
C. 退行性改变 　　 D. 变态反应
E. 高血压

8.（共用题干）患者，男，48岁。2天前突发右侧第一跖趾关节剧烈疼痛，局部红、肿、热，并伴有发热，T 39℃，局部不能碰，不能下地走路。

（1）该患者的初步诊断印象是
A. 类风湿关节炎 　　B. 痛风
C. 骨关节炎 　　　　D. 强直性脊柱炎
E. 化脓性关节炎

（2）能确定此诊断的检查是
A. 抗核抗体 　　　　B. 类风湿因子
C. 血沉 　　　　　　D. 血肌酐
E. 血尿酸

9.（共用题干）患者，男，30岁。右髋部疼痛1年，伴低热、盗汗、食欲缺乏及体重减轻。查体：右髋关节呈屈曲畸形，活动受限，Thomas征（＋），ESR 30mm/h。X线片示右髋关节间隙变窄，关节面有骨质破坏，右髋臼有直径2cm大小空洞，内有坏死骨片。

（1）最可能的诊断是
A. 化脓性髋关节炎 　　B. 髋关节滑膜结核
C. 髋关节骨型结核 　　D. 全髋关节结核
E. 类风湿性髋关节炎

（2）最佳的治疗方案是
A. 立即进行病灶清除
B. 髋关节"人"字形石膏固定
C. 患肢持续皮肤牵引
D. 抗结核治疗2～4周后行病灶清除术
E. 关节穿刺抽脓，注入抗结核药物

（3）在治疗期间右髋大转子处出现一8cm×6cm大小包块，表面皮肤红热，有波动感，体温39℃，为了解包块的性质，下列穿刺进针部位的选择正确的是
A. 脓肿波动明显处 　　B. 于脓肿低位处
C. 于脓肿高位处 　　　D. 于脓肿外周健康皮肤处
E. 只要能抽出脓液，进针部位不限

10.（共用题干）患者，女，23岁。近3个月来四肢关节肿胀，尤以双手腕关节、掌指关节、近端指间关节肿痛明显。

（1）如考虑为类风湿关节炎，在排除其他的结缔组织病时，应检查
A. 血常规，尿常规 　　B. 双手＋双足X线片
C. 抗核抗体谱检查 　　D. 类风湿因子
E. 以上均是

（2）若诊断类风湿关节炎基本明确，下列表现不是类风湿关节炎活动指标的是
A. X线片示关节破坏融合
B. CRP升高

C. 高滴度类风湿因子
D. 关节软组织肿胀或积液
E. ESR升高

11.（共用题干）患者，男，25岁。右股骨上1/3闭合性横行骨折1年余，曾行骨牵引、小夹板及石膏固定，但仍存在异常活动，X线摄片示两骨折端均被浓密的硬化骨质所封闭，髓腔不通。

（1）目前应诊断为
A. 右股骨骨折
B. 右股骨陈旧性骨折
C. 右股骨骨折延迟愈合
D. 右股骨骨折畸形愈合
E. 右股骨骨折不愈合

（2）治疗应采取
A. 继续观察
B. 闭合复位、带锁髓内钉固定
C. 切开复位钢板内固定
D. 切开复位、植骨、钢板或髓内钉固定
E. 切开复位、植骨、外固定

12.（共用题干）患者，男，35岁。1个月前搬重物时突然出现腰痛，经理疗1周，腰痛缓解，后逐渐出现右下肢放射痛，劳累、咳嗽、排便时症状加重，无低热、盗汗。查体：直腿抬高试验阳性。

（1）最可能的诊断是
A. 强直性脊柱炎 　　B. 腰椎骨折
C. 类风湿关节炎 　　D. 腰椎结核
E. 腰椎间盘突出症

（2）对其定位定性诊断最有帮助的检查是
A. 电生理检查 　　　B. X线片
C. 放射性核素扫描 　D. CT
E. B超

（3）目前首选的治疗方法是
A. 手术治疗
B. 加大腰部活动
C. 应用非甾体抗炎镇痛药
D. 背肌锻炼
E. 休息牵引

B1 型题

1.（共用备选答案）
A. Finkelstein试验 　　B. Mills征
C. Tinel征 　　　　　D. Dugas征
E. Allen试验
（1）检查桡骨茎突狭窄性腱鞘炎的特殊试验是
（2）检查肩关节脱位的特殊试验是

2.（共用备选答案）
A. 内骨痂 　　　　　B. 外骨痂
C. 两者都有 　　　　D. 两者全无
E. 纤维组织钙化
（1）膜内化骨可形成

（2）软骨内化骨可形成

3.（共用备选答案）

  A. 肩关节外展受限   B. 肩部疼痛、无活动受限

  C. 肘关节外侧疼痛   D. 肘关节活动受限

  E. Finkelstein 试验阳性

（1）肩关节周围炎的临床特点为

（2）颈椎病的临床特点为

（3）桡骨茎突狭窄性腱鞘炎的临床特点为

（4）肱骨外上髁炎的临床特点为

4.（共用备选答案）

  A. 股骨颈骨折   B. 股骨粗隆间骨折

  C. 股骨上 1/3 骨折   D. 股骨上中段骨折

  E. 股骨髁上骨折

（1）骨折近折段外展、外旋屈曲移位，可能的诊断是

（2）远折段向后倾斜移位，可能的诊断是

（3）下肢短缩、外展、极度外旋位，可能的诊断是

5.（共用备选答案）

  A. 切开复位内固定

  B. 闭合复位外固定支架固定

  C. 持续性皮肤牵引

  D. 手法复位石膏外固定

  E. 持续性骨牵引

（1）患者，女，67 岁。走路滑倒后左手掌着地，X 线片显示为 Colles 骨折，首选的治疗方案是

（2）患者，男，18 岁。从高处坠落，颈部挫伤出现不完全性截瘫，X 线片显示，颈 5 椎体骨折并向前脱位约 30%，首选的治疗方案是

6.（共用备选答案）

  A. 血管损伤   B. 神经损伤

  C. 骨的缺血性坏死   D. 骨筋膜室综合征

  E. 骨折不愈合

（1）胫骨上 1/3 骨折易引起

（2）腓骨头、颈骨折易引起

7.（共用备选答案）

  A. 肱骨髁上伸直型骨折

  B. 肱骨干骨折

  C. 桡骨远端骨折

  D. 锁骨骨折

  E. 尺骨上 1/3 骨折

（1）前臂缺血性肌挛缩多见于

（2）桡神经损伤多见于

（3）老年人常见的骨折是

第十八章 风湿免疫性疾病

A1/A2 型题

1. 下列药物中，不属于治疗风湿性疾病常用的药物是

  A. 布洛芬   B. 青霉胺

  C. 环磷酰胺   D. 泼尼松

  E. PGE（前列腺素）

2. SLE 病人最典型的面部表现是

  A. 痤疮   B. 湿疹

  C. 蝶形红斑   D. 色素沉着

  E. 紫癜

3. 晨僵在哪类关节炎中表现最为突出

  A. 骨性关节炎（OA）   B. 类风湿关节炎（RA）

  C. 强直性脊柱炎（AS）   D. 感染性关节炎

  E. 风湿性关节炎

4. 下列关于风湿性疾病的关节表现，不常见的是

  A. 晨僵   B. 关节肿胀

  C. 关节压痛   D. 膝关节不能完全伸直

  E. 手掌指关节向桡侧偏斜

5. 不符合 SLE 血液系统改变的是

  A. 白细胞减少

  B. 血小板减少

  C. 自身免疫性溶血性贫血

  D. 正细胞正色素性贫血

  E. 类白血病样改变

6. 关于 SLE 患者妊娠的叙述，不正确的是

  A. 易发生流产、早产

  B. 应病情稳定，心肾功能正常，方可妊娠

  C. 可出现新生儿狼疮

  D. 妊娠可使 SLE 病情恶化

  E. 妊娠头 3 个月内可应用免疫抑制剂

7. 风湿性疾病是指

  A. 累及关节及周围软组织的一大类疾病

  B. 过敏性疾病

  C. 嗜酸性粒细胞增多的一类疾病

  D. 病毒感染的一类疾病

  E. 血尿酸增高的一组疾病

8. 在风湿性疾病中，较少累及肾脏的是

  A. SLE   B. 皮肌炎（DM）

  C. 干燥综合征   D. 结节性多动脉炎（PN）

  E. 血管炎

9. 免疫病理检查显示，几乎所有 SLE 病人均可出现病变的脏器是

  A. 心脏   B. 肾

  C. 肺   D. 肝

  E. 胰腺

10. 关于风湿性疾病的概念，正确的是

  A. 风湿病就是胶原性疾病

  B. 风湿病就是结缔组织病

C. 风湿病只包括风湿热和类风湿关节炎

D. 风湿病、结缔组织病、胶原病均是同范畴的疾病

E. 结缔组织病、胶原病仅是风湿病的一部分，不能互相等同

11. 关于 SLE 关节病变，下列叙述错误的是

A. 关节肿痛

B. 呈多关节对称性损害

C. 近端指间关节多受累

D. 关节软骨破坏，关节畸形

E. 大关节很少受累

12. 患者，女，22 岁。持续高热 6 天，颜面出现水肿性皮肤损害，伴膝、踝关节肿痛，下肢浮肿，有散在瘀点。实验室检查：ESR 98mm/h，Hb 76g/L，网织红细胞 0.10，Coombs 试验（＋），PLT 40×10^9/L，尿检蛋白（＋＋＋），RBC 6～8/HP。本例最可能的诊断是

A. 风湿热

B. 慢性肾炎

C. SLE

D. 自身免疫性溶血性贫血

E. 特发性血小板减少性紫癜（ITP）

13. 患者，男，21 岁。因左膝关节痛 1 周就诊，腰痛 2 年。查体：左膝关节有压痛，右骶髂关节压痛阳性。对诊断最特异的检查方法是

A. 血沉

B. 类风湿因子

C. 抗 "O"

D. HLA－B27

E. CPR

A3/A4 型题

1.（共用题干）患者，女，30 岁。近 2 个月中度发热，全身肌痛，四肢关节肿痛，口腔溃疡。尿常规：红细胞（＋），蛋白（＋＋）。

（1）该患者行免疫学检查，最可能出现的抗体是

A. 抗核抗体

B. 抗 Jo－1 抗体

C. 抗 Scl－70 抗体

D. 类风湿因子

E. 抗中性粒细胞胞质抗体

（2）最可能的诊断是

A. 类风湿关节炎

B. 败血症

C. 皮肌炎

D. 系统性红斑狼疮

E. 急性肾小球肾炎

（3）为缓解病情，首选的药物是

A. 抗生素

B. 糖皮质激素

C. 非甾体抗炎药

D. 镇痛药

E. 抗疟药

2.（共用题干）患者，女，45 岁。双手和膝关节肿痛伴晨僵 1 年。查体：肘部可及皮下结节，质硬，无触痛。

（1）诊断首先考虑

A. 系统性硬化症

B. 骨关节炎

C. 痛风

D. 类风湿关节炎

E. 风湿性关节炎

（2）最有助于确定诊断的检查是

A. 关节影像检查

B. 滑液检查

C. 抗核抗体

D. ESR

E. CRP

3.（共用题干）患者，女，40 岁。反复手关节痛 1 年，曾诊断为类风湿关节炎，间断使用理疗和非甾体抗炎药，症状有缓解。近来低热，关节痛加重，肘后出现多个皮下结节，检查 ESR 40mm/h，心脏彩超发现少量心包积液，考虑为类风湿关节炎活动期。

（1）对该疾病活动诊断最有意义的检查是

A. C－反应蛋白检查

B. 心包积液病理检查

C. 类风湿因子滴度检查

D. 关节影像学检查

E. 补体检查

（2）最适宜的治疗措施是

A. 维持原治疗方案

B. 改用糖皮质激素

C. 加用青霉素

D. 选用慢作用的抗风湿药

E. 应用糖皮质激素加慢作用的抗风湿药

4.（共用题干）患者，女，20 岁。反复高热伴游走性关节痛，口腔干燥、溃疡，脱发月余，间断有血尿。实验室检查：尿蛋白（＋＋），颗粒管型 5/HP；RF 1：20，抗 SSA 抗体阳性，抗双链 DNA 抗体阳性。

（1）诊断首先考虑为

A. 风湿性关节炎

B. 类风湿性关节炎

C. 系统性红斑狼疮

D. 慢性肾小球肾炎急性发作

E. 干燥综合征

（2）首选治疗药物的最佳组合为

A. 抗疟药＋双氯芬酸

B. 非甾类抗炎药＋小剂量糖皮质激素

C. 糖皮质激素＋甲氨蝶呤

D. 雷公藤＋柳氮磺吡啶

E. 糖皮质激素＋环磷酰胺

5.（共用题干）患者，女，32 岁。发热、多关节疼痛、双侧胸腔积液、尿蛋白（＋）半年。实验室检查：ANA（＋），抗 SSA（＋），抗 Sm（＋）。

（1）最可能的诊断是

A. 原发性干燥综合征

B. 系统性红斑狼疮

C. 原发性血管炎

D. 类风湿关节炎

E. 结核性胸膜炎

（2）首选的治疗药物为

A. 非甾体抗炎药

B. 镇痛剂，如对乙酰氨基酚

C. 小剂量糖皮质激素

D. 免疫抑制剂

E. 糖皮质激素联合免疫抑制剂

B1 型题

1.（共用备选答案）
　　A. 颊部蝶形皮疹及蛋白尿
　　B. 对称性、多关节、指腕关节病变
　　C. 膝关节受累
　　D. 第一趾较剧烈疼痛
　　E. 大量龋齿

（1）系统性红斑狼疮（SLE）的临床特点为
（2）干燥综合征（SS）的临床特点为
（3）类风湿关节炎（RA）的临床特点为
（4）痛风的临床特点为

2.（共用备选答案）
　　A. 抗核抗体　　　　　　B. 抗 Sm 抗体
　　C. 抗双链 DNA 抗体　　D. 抗磷酯抗体
　　E. 类风湿因子

（1）易形成动、静脉血栓的 SLE 患者，常出现的阳性抗体是
（2）特异性高，但与 SLE 活动性无关的抗体是

（3）特异性高，效价随 SLE 病情缓解而下降的抗体是
（4）是 SLE 的标准筛选试验，但特异性小的抗体是

3.（共用备选答案）
　　A. 面部皮肤对称性红斑
　　B. 手关节天鹅颈样畸形
　　C. 口腔、阴部溃疡
　　D. 眼睑面部皮疹
　　E. 面容刻板、张口困难

（1）SLE 可出现
（2）类风湿关节炎可出现
（3）系统性硬化症可出现

4.（共用备选答案）
　　A. 血管炎　　　　　　B. 附着点炎
　　C. 滑膜炎　　　　　　D. 肉芽肿改变
　　E. 软骨增生

（1）类风湿关节炎的基本病理改变是
（2）系统性红斑狼疮的病理变化是

第十九章　儿科疾病

A1/A2 型题

1. 致小儿腹泻病且出现带泡沫豆腐渣样便的病原体是
　　A. 轮状病毒　　　　　B. 鼠伤寒沙门菌
　　C. 致病性大肠埃希菌　D. 金黄色葡萄球菌
　　E. 白色念珠菌

2. 唐氏综合征最常见的标准型染色体核型是
　　A. 46，XX（或 XY），−21，+t（21q21q）
　　B. 46，XX（或 XY），−22，+t（21q21q）
　　C. 46，XX（或 XY），−14，+t（14q21q）
　　D. 47，XX（或 XY），+21
　　E. 46，XX（或 XY）/47，XX（或 XY），+21

3. 治疗新生儿低体温的关键是
　　A. 给氧　　　　　　　B. 纠酸
　　C. 补液　　　　　　　D. 复温
　　E. 利尿

4. 新生儿生理性体重下降发生的时期是在出生后
　　A. 1~2 日内　　　　　B. 8~10 日内
　　C. 5~7 日内　　　　　D. 11~15 日内
　　E. 3~4 日内

5. 维生素 D 缺乏性佝偻病初期的临床表现是
　　A. 肌肉松弛
　　B. 非特异性神经精神症状
　　C. 运动减少
　　D. 免疫力低下
　　E. 语言发育落后

6. 新生儿胆红素脑病早期的主要临床特征是
　　A. 体温升高、体重减轻

　　B. 呼吸困难、发绀明显
　　C. 肢体痉挛、角弓反张
　　D. 前囟隆起、骨缝分离
　　E. 拒乳、嗜睡、肌张力低

7. 新生儿寒冷损伤综合征硬肿出现的顺序是
　　A. 大腿－小腿－臀部－上肢－面颊－全身
　　B. 小腿－大腿－臀部－面颊－上肢－全身
　　C. 臀部－大腿－小腿－面颊－上肢－全身
　　D. 面颊－上肢－臀部－大腿－小腿－全身
　　E. 上肢－面颊－小腿－大腿－臀部－全身

8. 猩红热的皮疹出现在发热后
　　A. 12 小时之内　　　　B. 12~48 小时
　　C. 49~60 小时　　　　D. 61~72 小时
　　E. 大于 72 小时

9. 咽结合膜热的病原体为
　　A. 流感病毒　　　　　B. 合胞病毒
　　C. 柯萨奇病毒　　　　D. 腺病毒
　　E. EB 病毒

10. 右心室、左心室增大，肺血多，主动脉结缩小的先心病是
　　A. 动脉导管未闭　　　B. 法洛四联症
　　C. 肺动脉狭窄　　　　D. 房间隔缺损
　　E. 室间隔缺损

11. 正常小儿后囟闭合的时间一般于生后
　　A. 3~5 周　　　　　　B. 6~8 周
　　C. 9~11 周　　　　　 D. 12~14 周
　　E. 15~18 周

12. 足月儿生后 1 小时后呼吸频率约是

    A. 110 次/分　　　　　　B. 90 次/分

    C. 70 次/分　　　　　　D. 50 次/分

    E. 30 次/分

13. 法洛四联症患儿喜蹲踞，是因为

    A. 使心脑供血增加

    B. 缓解漏斗部痉挛

    C. 使腔静脉回心血量增加

    D. 增加体循环阻力、减少右向左分流及回心血量

    E. 使劳累、气急缓解

14. 营养性缺铁性贫血的特点是

    A. 细胞免疫功能低下，常合并感染

    B. 红细胞呈体积小、重量重、分布宽的特点

    C. 智力倒退

    D. 补铁应连续 3~6 个月，以补充储存铁

    E. 以血红蛋白为评价有效的指标

15. 营养性贫血可输血治疗时，血红蛋白低于

    A. 60g/L　　　　　　　B. 90g/L

    C. 70g/L　　　　　　　D. 80g/L

    E. 100g/L

16. 足月顺产女婴，出生体重 3200g，生后 48 小时血清总胆红素 297.5μmol/L。在黄疸原因尚未明确诊断时，首选的治疗方法是

    A. 光照疗法　　　　　　B. 换血

    C. 口服苯巴比妥　　　　D. 白蛋白输注

    E. 输血浆

17. 早产儿病理性黄疸，黄疸持续时间是

    A. >2 周　　　　　　　B. >4 周

    C. >5 周　　　　　　　D. >6 周

    E. >8 周

18. 先天性心脏病最常见的类型是

    A. 室间隔缺损　　　　　B. 房间隔缺损

    C. 动脉导管未闭　　　　D. 法洛四联症

    E. 肺动脉狭窄

19. 女婴，30 天。过期产，出生体重 4500g，母亲无糖尿病病史。生后人工喂养，常鼻塞，时有呼吸困难，吃奶差。哭声弱、反应差、便秘。查体：T 35℃，P 90 次/分，皮肤轻度黄染。血常规：Hb 90g/L。RBC 3.6×10¹²/L，WBC 11×10⁹/L。对该患儿最主要的治疗是

    A. 应用抗生素抗感染　　B. 保肝、利胆、退黄

    C. 不需用药，继续观察　　D. 保暖给氧，支持呼吸

    E. 服用甲状腺制剂

20. 患儿，女，20 天，过期产儿。出生体重 4.5kg，哭声低哑，反应迟钝，食量少，黄疸至今未退，便秘，腹胀，体重低。该患儿最可能的诊断是

    A. 甲状腺功能减低症　　B. 苯丙酮尿症

    C. 先天愚型　　　　　　D. 先天性巨结肠

    E. 黏多糖病

21. 化脓性脑膜炎最可靠的诊断依据是

    A. 急起高热、惊厥、昏迷

    B. 剧烈头痛、喷射性呕吐

    C. 脑膜刺激征阳性

    D. 脑脊液细胞数明显增高

    E. 脑脊液中检出化脓性细菌

22. 营养性缺铁性贫血的治疗最恰当的是

    A. 硫酸亚铁 + 维生素 C + 高蛋白饮食

    B. 维生素 C + 叶酸

    C. 维生素 B₁₂ + 高蛋白饮食

    D. 硫酸亚铁 + 叶酸

    E. 以上都不是

23. 关于小儿消化道的解剖特点，正确的是

    A. 婴儿食管的黏膜纤弱，腺体丰富

    B. 新生儿胃容量 60~80ml

    C. 年龄越小每日喂食的次数应较年长儿少

    D. 新生儿胃呈垂直位

    E. 新生儿贲门括约肌发育不成熟，常发生胃食管反流

24. 患儿，女，1 岁。诊断为营养性缺铁性贫血，给予铁剂治疗，其疗程为用药

    A. 至临床症状完全消失

    B. 至血红蛋白含量恢复正常

    C. 至血红蛋白含量恢复正常后再用药 4 周

    D. 至血红蛋白含量恢复正常后再用药 6~8 周

    E. 至血红蛋白含量恢复正常后再用药 8~12 周

25. 小儿腹泻时，轻度脱水静脉补液总量应给予

    A. 30~50ml/kg　　　　　B. 50~70ml/kg

    C. 70~90ml/kg　　　　　D. 90~120ml/kg

    E. 130~150ml/kg

26. 小儿呼吸衰竭的诊断标准是

    A. $PaO_2 < 50mmHg$，$PaCO_2 > 50mmHg$，$SaO_2 < 95\%$

    B. $PaO_2 < 50mmHg$，$PaCO_2 > 50mmHg$，$SaO_2 < 85\%$

    C. $PaO_2 < 60mmHg$，$PaCO_2 > 50mmHg$，$SaO_2 < 85\%$

    D. $PaO_2 < 60mmHg$，$PaCO_2 > 60mmHg$，$SaO_2 < 95\%$

    E. $PaO_2 < 60mmHg$，$PaCO_2 > 60mmHg$，$SaO_2 < 85\%$

27. 患儿，男，3 岁。水肿 3 个月。实验室检查：尿蛋白（+++），红细胞 0~3 个/HP。血浆总蛋白 40g/L，白蛋白 20g/L，胆固醇 8.2mmol/L，尿素氮 8.0mmol/L。本例诊断最大的可能是

    A. 急性肾炎　　　　　　B. 良性持续性蛋白尿

    C. 单纯性肾病　　　　　D. 肾炎性肾病

    E. 以上都不是

28. 患儿，女，2 岁。麻疹后轻咳，食欲缺乏，消瘦 4 周，双肺无啰音，胸部 X 线摄片未见异常，PPD 试验（-）。该患儿最适当的处理是

    A. 随访观察

    B. 多晒太阳

    C. 加强营养

    D. 肌内注射丙种球蛋白增强抵抗力

    E. 抗结核治疗

29. 肾病综合征患儿，禁盐 2 个月，近 3 天频繁呕吐。水肿未消退，嗜睡，血压下降，惊厥 2 次，诊断可能为
    A. 肾病综合征伴病毒性脑炎
    B. 肾病综合征伴急性胃肠炎
    C. 肾病综合征伴低钙惊厥
    D. 肾病综合征伴低钠血症
    E. 肾病综合征伴低钾血症

30. 肾病综合征诊断标准中，24 小时尿蛋白总量临界值应为
    A. >0.4g/kg
    B. >0.3g/kg
    C. >0.2g/kg
    D. >0.1g/kg
    E. >0.05g/kg

31. 34 周新生儿，生后 8 小时出现呼吸困难，呻吟。查体：双肺呼吸音低，未闻及干湿啰音。胸片：双肺野可见均匀小颗粒及网状阴影。最可能的诊断是
    A. 吸入性肺炎
    B. 感染性肺炎
    C. 生后感染性肺炎
    D. 新生儿肺透明膜病
    E. 湿肺

32. 支气管淋巴结核出现痉挛样咳嗽可能是
    A. 淋巴结高度肿大压迫气管分叉处
    B. 淋巴结压迫支气管导致部分阻塞
    C. 淋巴结压迫支气管导致完全阻塞
    D. 支气管内膜结核
    E. 淋巴结压迫肺动脉

33. 患儿，女，12 岁。女孩，发热，双膝关节肿痛 1 个月，心尖区吹风性Ⅱ~Ⅲ级收缩期杂音，血沉第 1 小时 50mm/h，心电图示 P－R 间期 0.15 秒，RBC 300 × 10¹² /L。可能诊断
    A. 病毒性心肌炎
    B. 风湿热
    C. 链球菌感染后状态
    D. 贫血
    E. 风心病、二尖瓣关闭不全

34. 患儿，女，4 个月。被外院拟诊婴儿腹泻，中度脱水。经补液后脱水征消失，但突然出现呼吸变浅，反应差，腹胀而转来院。查体：体温 36.8℃，心率 140 次/分，呼吸 28 次/分，神志萎靡，面色苍白，前囟平，皮肤弹性可。心音低，腹胀，肠鸣音 1~2 次/分，膝反射消失。最可能的诊断是
    A. 败血症
    B. 重症肌无力
    C. 中毒性心肌炎
    D. 低钾血症
    E. 中毒性肠麻痹

35. 先天性心脏病按病理生理分三类，属于右向左分流型的先天性心脏病是
    A. 室间隔缺损
    B. 右位心
    C. 动脉导管未闭
    D. 法洛四联症
    E. 肺动脉瓣狭窄

36. 肾病综合征患儿，起病早期使用利尿剂后，出现烦躁不安，四肢湿冷，脉搏细数。血压下降，周身有花纹，则此患儿最可能合并
    A. 低钾血症
    B. 低钙血症
    C. 低血容量性休克
    D. 低钠血症
    E. 急性肾衰竭

37. 新生儿女婴，过期产，出生体重 4kg，2 个月后黄疸没完全消退。哭声低哑，手脚凉，吃奶慢，脐疝，便秘，大便 6~7 天 1 次，可能的诊断是
    A. 散发性先天性甲状腺功能低下
    B. 新生儿溶血病
    C. 21 – 三体综合征
    D. 先天性巨结肠
    E. 苯丙酮尿症

38. 治疗支气管肺炎时，抗生素应持续用至
    A. 临床症状基本消失后 2 天
    B. 临床症状基本消失后 3 天
    C. 临床症状基本消失后 4 天
    D. 临床症状基本消失后 5 天
    E. 临床症状基本消失后 1 周

39. 患儿，男，8 个月。单纯母乳喂养，近 1 个月表情呆滞，活动减少，稀便。查体：面色苍白，虚胖，四肢震颤，肝肋下 3cm。血常规：红细胞 2.3 × 10¹² /L，血红蛋白 90 g/L，白细胞 10 × 10⁹ /L，网织红细胞 0.005。首先考虑诊断为
    A. 营养性缺铁性贫血
    B. 营养性巨幼细胞贫血
    C. 慢性感染性贫血
    D. 溶血性贫血
    E. 失血性贫血

40. 满月婴儿，母乳喂养，家人要求补钙，下列最合适的是
    A. 母乳喂养儿不需补充维生素 D 和钙剂
    B. 应补充维生素 D 400IU/d
    C. 应口服元素钙 200mg/d
    D. 添加辅食，不需补钙
    E. 应补充维生素 D₃ 400U/d，连续 4 周

41. 患儿，男，1 岁。麻疹后 6 周，低热，食欲缺乏，消瘦，轻咳，两肺无啰音，胸透未见异常，PPD 试验（－）。下述检查最重要的是
    A. 血培养
    B. 血沉
    C. 血清麻疹抗体测定
    D. 痰培养
    E. 胸部 X 线摄片

42. 患儿，女，7 个月。呕吐、水样便 2 天，大便每天 10 次，高热 1 天，汗多，进食少，尿少，口渴。查体：烦躁不安，皮肤弹性差，心、肺正常，膝反射亢进。补充累积损失量应首选
    A. 3:2:2 液 50~60ml/kg
    B. 4:3:2 液 50~60ml/kg
    C. 1/3 张 60~80ml/kg
    D. 1/2 张 80~100ml/kg
    E. 10% 葡萄糖液 60~80ml/kg

43. 在维生素 D 的代谢中，活性最强的是
    A. 1，25 – 二羟维生素 D₃

B. 25 – 羟维生素 D

C. 麦角骨化醇

D. 胆骨化醇

E. 24，25 – 二羟维生素 D_3

44. 5 岁小儿腕部骨化中心的数目为

A. 4 个   B. 5 个

C. 6 个   D. 7 个

E. 8 个

45. 铁剂治疗缺铁性贫血应持续至红细胞和血红蛋白达到正常后

A. 2 周   B. 3 周

C. 4 ~ 5 周   D. 6 ~ 8 周

E. 1 年

46. 营养性缺铁性贫血铁剂治疗后，网织红细胞上升的时间是

A. 12 ~ 24 小时   B. 3 天以内

C. 1 周左右   D. 3 周左右

E. 4 周左右

47. 不会出现肉眼血尿的疾病是

A. 急性肾炎   B. 尿道感染

C. 病毒性肾炎   D. 单纯性肾病

E. 肾炎性肾病

48. 肾病综合征的低蛋白血症的临界值是

A. 血浆白蛋白 <40g/L

B. 血浆白蛋白 <30g/L

C. 血浆白蛋白 <20g/L

D. 血浆白蛋白 <15g/L

E. 血浆白蛋白 <10g/L

49. 葡萄球菌肺炎抗生素治疗的疗程是

A. 体温平稳后的 2 ~ 3 天

B. 体温平稳后的 5 ~ 7 天

C. 体温平稳后的 2 ~ 3 周

D. 症状、体征消失后的 2 ~ 3 天

E. 症状、体征消失后的 5 ~ 7 天

50. 支气管肺炎的主要体征为

A. 干性啰音   B. 细湿啰音

C. 粗湿啰音   D. 呼吸音减低

E. 管状呼吸音

51. 婴儿腹泻致高渗性脱水时，第 1 天补液的张力应为

A. 1/2 张   B. 1/3 张

C. 1/6 张   D. 等张

E. 2/3 张

52. 患儿，男，1 岁半。食欲差，智力落后，出牙 2 颗，身高 70cm，前囟 1cm × 1cm，家人要求补钙治疗。应首先做的检查是

A. 25 – OH – D_3 测定

B. Ca、P、AKP 测定

C. 1，25 –（OH）$_2D_3$ 测定

D. T_3、T_4、TSH 测定

E. 左腕掌正位放大像

53. 肺炎病原检测中，属于早期诊断的是

A. 病毒分离   B. IgG 抗体检测

C. IgM 抗体检测   D. 细菌分离

E. 支原体培养

54. 患儿，女，9 个月。身高 80cm，体重 15kg，每天户外活动 2 ~ 3 小时，近日出现多汗、烦躁、夜惊。查体：枕秃，轻度肋缘外翻。该患儿患佝偻病的可能原因是

A. 未补钙   B. 未加辅食

C. 生长过速   D. 未补充鱼肝油

E. 患有某些疾病

55. 婴儿腹泻伴低钾血症时，错误的治疗是

A. 轻度低钾血症可以口服药物治疗

B. 重度低钾血症需静脉补充

C. 静脉补钾浓度不应超过 0.3%

D. 补钾时速度宜快

E. 需持续补钾 4 ~ 6 天

56. 患儿，男，8 个月。呕吐腹泻 3 天，无尿 12 小时。查体：体温 37.8℃，嗜睡与烦躁交替，双眼凹陷，口唇干燥、樱桃红，皮肤弹性极差，四肢冷，脉细弱，呼吸 60 次/分，心率 160 次/分，心音低钝，腹胀，肠鸣音减少。血常规：Hb 150g/L，WBC 13 × 10^9/L，N 0.40，L 0.60。初步诊断婴儿腹泻伴

A. 重度脱水，代谢性酸中毒

B. 中度低渗性脱水，代谢性酸中毒

C. 重度脱水，低钾血症，代谢性酸中毒

D. 败血症，感染性休克，代谢性酸中毒

E. 重度高渗性脱水，代谢性酸中毒

57. 下列关于婴幼儿呼吸道的免疫特点的说法，不正确的是

A. 非特异性和特异性免疫功能均较差

B. 咳嗽反射差

C. 纤毛运动功能差

D. 免疫球蛋白 SIgA、IgA、IgG 和 IgG 亚类含量与成人接近

E. 肺泡巨噬细胞功能不足，乳铁蛋白、溶菌酶、干扰素、补体数量和活性不足

58. 可引起如心肌炎、心包炎、溶血性贫血等全身多系统损害的肺炎是

A. 呼吸道合胞病毒性肺炎

B. 腺病毒肺炎

C. 葡萄球菌肺炎

D. 流感嗜血杆菌肺炎

E. 肺炎支原体肺炎

59. 不符合肾炎性肾病特点的是

A. 血清补体下降   B. 肾功能障碍

C. 多为选择性蛋白尿   D. 高血压

E. 血尿

60. 急性肾炎小儿恢复上学的指标是

A. 尿蛋白消失   B. 血沉正常

C. 镜下血尿消失　　　　　　D. 抗链 "O" 正常

E. 阿迪计数正常

61. 营养性缺铁性贫血的主要病因是

A. 长期腹泻　　　　　　　　B. 生长发育过快

C. 先天储备不足　　　　　　D. 摄入量不足

E. 患有慢性失血性贫血

62. 法洛四联症随年龄增加而加重的主要畸形为

A. 主动脉骑跨　　　　　　　B. 右心室肥厚

C. 室间隔缺损　　　　　　　D. 房间隔缺损

E. 肺动脉狭窄

63. X 线片表现有主动脉结增大伴肺野充血的先天性心脏病是

A. 动脉导管未闭　　　　　　B. 肺动脉狭窄

C. 室间隔缺损　　　　　　　D. 房间隔缺损

E. 法洛四联症

64. 急性化脓性脑膜炎的典型脑脊液表现是

A. 压力高，细胞数高，中性高，蛋白高，糖减低，氯化物低

B. 压力高，细胞数正常，中性高，蛋白正常，糖减低，氯化物正常

C. 压力不高，细胞数正常，中性高，蛋白正常，糖减低，氯化物正常

D. 压力稍高，细胞数高，中性高，蛋白高，糖正常，氯化物正常

E. 压力不高，细胞数正常，中性高，蛋白高，糖减低，氯化物正常

65. 硬膜下积液每次每侧穿刺放液量为

A. ＜5ml　　　　　　　　　B. ＜10ml

C. ＜15ml　　　　　　　　　D. ＜20ml

E. ＜30ml

66. 母乳喂养是指

A. 出生 3 个月内采用纯母乳喂养

B. 出生 2～4 个月内采用纯母乳喂养

C. 出生 4～6 个月内采用纯母乳喂养

D. 出生 4～8 个月内采用纯母乳喂养

E. 出生 6～8 个月内采用纯母乳喂养

67. 确诊结核性脑膜炎最可靠的依据为

A. 结核中毒症状

B. 脑膜刺激征

C. 肺部原发感染灶

D. 脑脊液中糖和氯化物同时降低

E. 脑脊液中找到结核菌

68. 关于结核性脑膜炎的前驱期的描述，错误的是

A. 小儿主要表现为少言、懒动、易倦、烦躁

B. 婴幼儿可有蹙眉、皱额、凝视、嗜睡

C. 年长儿可有头痛

D. 有结核中毒症状

E. 有脑神经障碍

69. 患儿，男，1 岁。发现双下肢青紫 1 个月。查体：胸骨左缘第 2 肋间可闻及粗糙响亮的连续性机器样杂音。考

虑诊断为

A. 房室隔缺损　　　　　　　B. 室间隔缺损

C. 动脉导管未闭　　　　　　D. 法洛四联症

E. 肺动脉狭窄

70. 患儿，女，2 岁 8 个月。尚不会独立行走，智力落后于同龄儿。体检：表情淡漠，眼睑轻度水肿，鼻梁较塌，手指粗短，皮肤粗糙，心率 78 次/分，腹较膨隆。下述检查对诊断有帮助的是

A. 染色体核型分析

B. 测血钙、磷、碱性磷酸酶

C. 腕部摄片测骨龄

D. 尿三氯化铁试验

E. 做智能筛查

71. 6 个月小儿出现低钙性手足抽搐，正确的处理是

A. 补钙→止抽

B. 止抽→补钙

C. 补维生素 D_3→止抽→补钙

D. 补钙→补维生素 D_3→止抽

E. 止抽→补钙→补维生素 D_3

72. 患儿，男，3 岁。咳嗽伴高热 1 周，红霉素治疗无效。查体：一般状况差，呼吸 52 次/分，心率 160 次/分。X 线胸片示有圆形密度增深阴影伴液气胸，应考虑为

A. 病毒性肺炎　　　　　　　B. 霉菌性肺炎

C. 支原体肺炎　　　　　　　D. 肺结核

E. 金黄色葡萄球菌肺炎

73. 患儿，女，2 个月。腹泻 3 天，大便每天 10 多次，呈蛋花汤样，伴呕吐，尿少，精神萎靡，拒奶，面色苍白，前囟、眼窝凹陷，口唇樱红色，皮肤弹性差。除诊断婴儿腹泻、中度脱水外，还应考虑

A. 低血容量性休克　　　　　B. 代谢性碱中毒

C. 低镁血症　　　　　　　　D. 代谢性酸中毒

E. 低钙血症

74. 患儿，女，2 岁。出生时曾接种卡介苗，1 岁半时 PPD 试验为 6mm×6mm，最近 PPD 试验为 13mm×14mm。考虑可能性较大的原因是

A. 卡介苗反应所致　　　　　B. 曾经有结核感染

C. 新近有结核感染　　　　　D. 非结核性杆菌感染

E. 假阳性反应

75. 肾病综合征患儿开始应用泼尼松治疗，口服泼尼松后，尿蛋白已经转阴，并且已经开始隔日顿服，突发上呼吸道感染，尿蛋白又（＋＋＋），经常规抗感染治疗后，尿蛋白仍（＋＋＋），下一步治疗应采用

A. 治疗不变，泼尼松仍然隔日顿服

B. 泼尼松重新开始起始治疗量，每日 3 次口服

C. 应用环磷酰胺

D. 应用激素＋环磷酰胺

E. 以上均不对

76. 重度脱水是指脱水量占体重的

A. 5%   B. 5% ~8%
C. 8% ~10%   D. 10%以上
E. 15%以上

77. 关于抗生素治疗支气管肺炎的原则，说法错误的是
A. 根据病原菌选用敏感药物
B. 早期用药
C. 只选用一种抗生素
D. 选用渗入下呼吸道浓度高的药物
E. 重症宜静脉给药

78. 肺炎支原体肺炎首选的抗生素是
A. 红霉素   B. 青霉素
C. 万古霉素   D. 头孢拉啶
E. 阿莫西林 + 克拉维酸

79. 下列关于风湿性心脏炎的说法，不正确的是
A. 40% ~50%的小儿风湿热可累及心脏
B. 一般于起病1 ~2 周内出现心脏炎的症状
C. 心脏受累以心肌炎和心内膜炎多见
D. 均有典型的临床症状
E. 严重者可导致心力衰竭

80. 关于结核性脑膜炎的说法，错误的是
A. 是小儿结核病中最严重的一型
B. 常在结核原发感染 1 年后发生，尤其是初染结核 6 个月后最易发生
C. 多见于 <3 岁婴幼儿，约占 60%
D. 常为全身性粟粒性结核病的一部分
E. 由血行播散造成

81. 患儿，男，7 岁。高热 1 周，咳嗽明显。胸片示右肺下野可见一大片影。患儿一般情况较好，无呼吸困难。实验室检查：血沉明显增快，WBC $13.2 \times 10^9/L$，N 0.56，L 0.44。本例应首选的实验室检查是
A. 血培养
B. PPD 试验
C. 四氮唑蓝试验（NBT）
D. 鲎珠溶解物试验
E. 冷凝集试验

82. 治疗具有严重细胞免疫缺陷病患者的唯一有效措施是
A. 保护性隔离   B. 抗生素预防性治疗
C. 输新鲜血   D. 免疫重建
E. 免疫球蛋白替代疗法

83. 关于高渗性脱水的说法，错误的是
A. 电解质的损失比水分少
B. 血浆渗透压比正常高
C. 血清钠 >150mmol/L
D. 细胞内液无明显的变化
E. 细胞外液呈高渗状态

84. 小儿腹泻的治疗原则中，不正确的是
A. 禁食   B. 预防和纠正脱水
C. 合理用药   D. 加强护理
E. 预防并发症

85. 叶酸和维生素 B_{12} 缺乏，导致贫血的主要机制是
A. 影响 DNA 合成，使红细胞生成速度减慢
B. 影响 RNA 合成，使血红蛋白减少
C. 影响 DNA 合成，使血红蛋白减少
D. 影响 RNA 合成，使红细胞生成速度减慢
E. 以上均不是

86. 新生儿生理性黄疸的主要原因是
A. 喂奶较迟   B. 胎便排出延迟
C. 红细胞破坏增多   D. 胆红素肠肝循环增加
E. Y 蛋白、Z 蛋白合成不足

87. 产后感染的新生儿败血症，其病原菌常见的入侵途径中，不包括
A. 脐部   B. 皮肤、黏膜损伤处
C. 呼吸道和消化道   D. 消化道发育畸形处
E. 各种导管或插管破坏皮肤黏膜屏障后侵入

88. 婴儿结核性脑膜炎早期主要表现为
A. 发热、盗汗、消瘦
B. 蹙眉、皱额、凝视、嗜睡
C. 便秘
D. 食欲下降、呕吐
E. 惊厥

89. 下列肺炎的突出表现为喘憋的是
A. 呼吸道合胞病毒性肺炎
B. 腺病毒肺炎
C. 金黄色葡萄球菌肺炎
D. 流感嗜血杆菌肺炎
E. 肺炎衣原体肺炎

90. X 线片表现为易变性的肺炎为
A. 呼吸道合胞病毒性肺炎
B. 腺病毒肺炎
C. 肺炎支原体肺炎
D. 流感嗜血杆菌肺炎
E. 金黄色葡萄球菌肺炎

91. 小儿应有的乳牙数为
A. 12 颗   B. 14 颗
C. 16 颗   D. 20 颗
E. 24 颗

92. 4 个月的佝偻病患儿可能出现的表现是
A. 颅骨软化   B. 鸡胸
C. 上肢弯曲   D. 方颅
E. X 形腿

93. 患儿，男，1.5 岁。近 1 年来反复重症化脓性感染，下列检查最有价值的是
A. 血培养   B. 胸部 X 线片
C. 结核菌素试验   D. 血清免疫球蛋白测定
E. 补体测定

94. 患儿，女，5 岁。平时常"感冒"，易患肺炎。体检时发现胸骨左缘第 3、4 肋间可闻及 IV 级粗糙全收缩期杂音。诊断考虑

A. 房间隔缺损   B. 室间隔缺损

C. 动脉导管未闭   D. 法洛四联症

E. 肺动脉狭窄

95. 患儿，女，10 岁。学校常规体检时发现胸骨左缘第 2 肋间可闻及Ⅲ级收缩期杂音，经心脏彩超诊断为房间隔缺损。该患儿杂音产生的原理是

A. 二尖瓣相对狭窄   B. 三尖瓣相对狭窄

C. 主动脉瓣相对狭窄   D. 肺动脉瓣相对狭窄

E. 缺损口处的血液湍流

96. 下列关于风湿热的说法，错误的是

A. 是一种累及多系统的炎症性疾病

B. 初发或再发多与 A 组乙型溶血性链球菌感染有关

C. 临床表现为发热，多数伴有关节炎、心脏炎

D. 环形红斑和皮下结节、舞蹈病常见

E. 发病年龄以 6 ~ 15 岁多见

97. 高钾血症的临床表现不包括

A. 神经 – 肌肉兴奋性降低

B. 精神萎靡、嗜睡

C. 腱反射消失

D. 心音低钝、心律失常

E. T 波平坦

98. 患儿，男，4 个月。烦躁、夜惊、枕秃，最合适的检查是

A. 尿钙测定   B. Ca、P、AKP 测定

C. 25 – OH – D_3 测定   D. 左腕放大影像

E. 骨碱性磷酸酶

99. 下列关于肾炎性肾病的临床表现，正确的是

A. 多数患儿血压正常

B. 多系选择性蛋白尿

C. 血浆总蛋白浓度降低

D. 血清 α_2 球蛋白减少

E. 可有持续性镜下血尿

100. 无甲状腺组织的先天性甲状腺功能减退症出现症状的时间是

A. 出生时   B. 婴儿早期

C. 3 ~ 6 个月   D. 6 ~ 9 个月

E. 9 ~ 10 个月

101. 下列对诊断化脓性脑膜炎最有意义的是

A. 头痛，呕吐，惊厥

B. CSF 中细胞数明显增高

C. 脑膜刺激征阳性

D. CSF、涂片找到 G^+ 杆菌

E. CSF 蛋白增高，葡萄糖降低，氯化物正常

102. 患儿，男，2 岁。出生后喂养一直困难，生长发育差，易感冒，智力低下，眼距宽，常伸舌流涎，通贯手，皮肤松弛，染色体检查确诊为先天愚型。家长准备生第 2 胎来遗传咨询，其再发风险率为

A. 1%   B. 2%

C. 5%   D. 10%

E. 20%

103. 患儿，男，11 个月。生后常便秘、腹胀、少哭。体检：体温36℃，心率 70 次/分，腹较膨隆，脐疝。四肢粗短，唇厚，舌大。最可能的诊断是

A. 先天性甲状腺功能减低症

B. 21 – 三体综合征

C. 苯丙酮尿症

D. 黏多糖病

E. 软骨发育不良

104. 患儿，女，9 个月。7kg，腹泻 2 天，蛋花汤样大便，白天 20 多次，尿少，前囟及眼窝明显凹陷，皮肤弹性极差，脉细弱，$CO_2 – CP$ 6.75mmol/L。关于前 8 小时补液的说法，错误的是

A. 液体为第 1 天总量的 1/2

B. 首先用 1.4% 碳酸氢钠液 140ml 静脉滴注

C. 扩容后选用生理维持液 600ml 静脉滴注

D. 补液速度为每小时 8 ~ 10ml/kg

E. 见尿补钾按 0.2% 浓度补给

105. 支气管肺炎有缺氧表现，鼻导管给氧的流量为

A. 0.2 ~ 0.5L/min   B. 0.5 ~ 1L/min

C. 1 ~ 2L/min   D. 2 ~ 3L/min

E. 2 ~ 4L/min

106. 患儿，女，5 岁。弛张高热，气促，咳嗽，有黄痰，突然出现明显的呼吸困难、烦躁、剧烈咳嗽、面色发绀、不能平卧。查体：胸廓饱满，叩诊上方呈鼓音，下方呈实音，听诊呼吸音减弱，心率 140 次/分，肝肋下 2.0cm。可能合并了

A. 心力衰竭   B. 气胸

C. 脓气胸   D. 肺不张

E. 中毒性脑病

107. 可能出现周围血管征的先天性心脏病是

A. 肺动脉狭窄   B. 法洛四联症

C. 动脉导管未闭   D. 房间隔缺损

E. 室间隔缺损

108. 患儿，男，10 岁。患急性肾炎，近 2 天尿更少，气急，不能平卧。体检：呼吸 48 次/分，心率 100 次/分，两肺后下可闻少许中小水泡音，肝右肋下 2cm。最可能为急性肾炎伴

A. 代谢性酸中毒   B. 肺炎

C. 支气管炎   D. 严重循环充血

E. 急性肾功能不全

109. 缺铁性贫血的骨髓象表现是

A. 红细胞增生受到抑制

B. 以早幼红细胞为主

C. 铁粒幼细胞减少，甚至消失

D. 粒细胞与有核红细胞的比例显示粒细胞明显增高

E. 巨核细胞数减少

110. 婴儿腹泻导致等渗性脱水时，第 1 天补液的张力应为

A. 1/2 张   B. 1/3 张

C. 1/4 张　　　　　D. 等张

E. 1/5 张

111. 小儿腹泻导致中度脱水时，静脉补液总量应给予
A. 50～70ml/kg　　　B. 70～90ml/kg
C. 90～120ml/kg　　D. 120～130ml/kg
E. 120～150ml/kg

112. 以颅底病变为主的脑膜炎为
A. 化脓性脑膜炎　　　B. 结核性脑膜炎
C. 病毒性脑膜炎　　　D. 隐球菌脑膜炎
E. 无菌性脑膜炎

113. 下列关于结核病的说法，不正确的是
A. 小儿吸入带结核菌的飞沫或尘埃后即可引起感染
B. 少数经消化道传染
C. 经皮肤和胎盘传染者少见
D. 本病与遗传因素无关
E. 组织相容性抗原 Bw35 阳性者发生结核的风险较高

114. 关于低渗性脱水的说法，错误的是
A. 电解质的损失比水多
B. 血浆渗透压降低
C. 血清钠 <130mmol/L
D. 水从细胞内进入到细胞外
E. 脱水症状重

115. 患儿，女，8 岁。干咳 1 周伴咽痛、低热，右下肺呼吸音减弱，无明显干、湿啰音。肺部 X 线片示两下肺呈云雾状浸润影。该患儿最可能的诊断是
A. 大叶性肺炎
B. 肺结核
C. 金黄色葡萄球菌肺炎
D. 腺病毒肺炎
E. 肺炎支原体肺炎

116. 患儿，女，8 岁。颜面、眼睑水肿伴尿少 10 天。尿常规示蛋白（＋＋），红细胞（＋＋）。血化验示胆固醇 3.1mmol/L；总蛋白 65g/L，白蛋白 35g/L，补体 C3 下降，血 ASO 600U。该患儿最可能的诊断是
A. 急性链球菌感染后肾炎
B. 单纯性肾病
C. 肾炎性肾病
D. 慢性肾炎急性发作
E. 病毒性肾炎

117. 关于风湿热实验室结果的判断，不正确的是
A. ASO 增高是风湿热活动的指标
B. 舞蹈病患儿 ASO 可不增高
C. 血沉增快是风湿热活动的标志
D. C-反应蛋白阳性提示风湿活动
E. 20% 的风湿热患者 ASO 可不增高

118. 患儿，男，4 岁。诊断为先天性甲状腺功能减退症，给予甲状腺素片治疗，医生嘱咐，出现下列情况考虑为甲状腺素片过量，除外
A. 食欲好转　　　　　B. 心悸

C. 发热　　　　　D. 多汗

E. 腹泻

119. 患儿，女，2 岁。常有活动后气促、发绀，胸骨左缘可闻及收缩期粗糙杂音，经心脏彩超诊断为室间隔缺损。近 1 个月来上述症状加重，口唇呈现青紫，心脏杂音明显减轻而肺动脉瓣区第二心音显著亢进。该患儿可能合并了
A. 中毒性心肌炎　　　B. 心力衰竭
C. 肺水肿　　　　　D. 亚急性细菌性心内膜炎
E. 艾森曼格综合征

120. 胸部 X 线片表现为多样性的肺炎是
A. 呼吸道合胞病毒性肺炎
B. 腺病毒肺炎
C. 金黄色葡萄球菌肺炎
D. 肺炎支原体肺炎
E. 衣原体肺炎

121. 最能反映婴儿营养状况的体格发育指标是
A. 头围、胸围　　　B. 牙齿数
C. 身长　　　　　D. 体重
E. 前囟大小

122. 下列关于结核性脑膜炎的脑脊液改变的特点，错误的是
A. 外观透明或毛玻璃状
B. 静置 12～24 小时后可有薄膜形成
C. 白细胞数在（50～500）×10^9/L，分类以淋巴细胞为主
D. 蛋白含量一般在 1.0～3.0g/L
E. 糖含量减少，氯化物正常

123. 结核菌素试验的注射部位为
A. 左前臂掌侧面中、下 1/3 交界处皮内
B. 左前臂掌侧面中、下 1/3 交界处皮下
C. 左前臂中、下 1/3 交界处
D. 右前臂掌侧面中、下 1/3 交界处皮内
E. 右前臂掌侧面中、下 1/3 交界处皮下

124. 关于等渗性脱水的说法，不正确的是
A. 水和电解质成比例地丢失
B. 血浆渗透压在正常范围
C. 血清钠浓度为 130～150mmol/L
D. 循环血容量和间质液均明显减少
E. 细胞内液减少

125. 急性肾炎引起水肿的主要机制是
A. 大量蛋白尿引起低蛋白血症
B. 血压增高引起急性心力衰竭
C. 肾小球滤过率下降
D. 全身毛细血管通透性增加
E. 抗利尿激素分泌过多

126. 肾病患儿最早出现的症状为
A. 血尿　　　　　B. 水肿
C. 尿少　　　　　D. 腹泻

E. 发热

127. 营养性巨幼细胞贫血的血常规表现是
A. 红细胞数减少较血红蛋白量降低为著
B. 血红蛋白量降低较红细胞数减少为著
C. 呈小细胞低色素性贫血
D. 红细胞中央淡染区扩大
E. 网织红细胞百分比明显增高

128. 铁剂治疗缺铁性贫血时，最早显示疗效的是
A. 血红蛋白及红细胞增多
B. 网织红细胞增多
C. 血清铁增多
D. 口唇色泽开始变红
E. 血小板增多

129. 新生儿肺透明膜病最主要见于
A. 巨大儿　　　　　　　B. 早产儿
C. 足月儿　　　　　　　D. 急产儿
E. 窒息

130. 小儿出生后多久中性粒细胞与淋巴细胞所占比例相等
A. 1～2 天和 1～2 个月
B. 4～6 天和 2～3 个月
C. 4～6 天和 4～6 岁
D. 1～2 个月和 2～3 岁
E. 2～4 个月和 4～6 岁

131. 人类维生素 D 的主要来源是
A. 紫外线照射皮肤产生维生素 D_3
B. 猪肝提供维生素 D_3
C. 蛋类提供维生素 D_3
D. 植物类提供维生素 D_3
E. 以上都不是

132. 一腹泻患儿体重 8kg，中度脱水，该患儿体液丢失量约为
A. 1200ml　　　　　　　B. 800ml
C. 400ml　　　　　　　 D. 200ml
E. 100ml

133. 下述说法不正确的是
A. 人乳中电解质浓度远比牛乳低，与婴儿肾脏功能相适应
B. 人乳对酸碱的缓冲力低，不会影响胃液的酸度
C. 人乳含钙量比牛乳大，因此钙的吸收好
D. 人乳铁吸收率远高于牛乳
E. 人乳锌吸收率明显高于牛乳

134. 苯丙酮尿症最重要的治疗原则是
A. 限制蛋白质摄入　　　B. 大量维生素
C. 补充 5－羟色胺　　　 D. 限制苯丙氨酸摄入
E. 对症处理

135. 患儿，女，7 岁。高热、咳嗽 1 周余，干咳无痰，较剧烈，左肺下野大片阴影，一般状况良好，无呼吸困难。实验室检查：WBC 13.5×10^9/L，N 0.55，L 0.45，血沉明显增快。本例患者在病因未明确时的首选药物应考虑
A. 青霉素　　　　　　　B. 氨苄西林
C. 红霉素　　　　　　　D. 氯霉素
E. 先锋霉素

136. 患儿，男，5 个月。生后反复患支气管肺炎和心力衰竭，平时常于吃奶或哭闹后口唇发绀，生长缓慢，已确诊为室间隔缺损，缺损直径为 12mm。以下说法正确的是
A. 患儿已合并肺动脉高压
B. 1 岁后再行手术治疗
C. 应尽早进行手术治疗
D. 患儿已失去手术治疗的机会
E. 容易并发脑脓肿

137. 患儿，男，3 岁。平时易感冒，有活动后气促，已确诊为动脉导管未闭。以下说法错误的是
A. 胸骨左缘可闻及粗糙的连续性机器样杂音
B. 心电图检查可出现左心室肥大
C. X 线摄片检查显示主动脉弓有增大
D. 心导管检查可发现肺动脉血氧含量较右心室为低
E. 可行手术治愈

138. 新生儿败血症最常见的并发症是
A. 化脓性脑膜炎　　　　B. 骨髓炎
C. 肝脓肿　　　　　　　D. 肺炎
E. 关节炎

139. 新生儿硬肿症发病的内因是
A. 体内热量不足，皮下脂肪中饱和脂肪酸含量多
B. 体内热量不足，皮下脂肪中不饱和脂肪酸含量多
C. 因体内含棕色脂肪较多
D. 早产
E. 感染或窒息

140. 新生儿肺透明膜病出现呼吸困难的时间一般不超过
A. 生后 2 小时内　　　　B. 生后 6 小时内
C. 生后 12 小时内　　　 D. 生后 24 小时内
E. 生后 72 小时

141. 婴幼儿最常见的贫血是
A. 溶血性贫血
B. 缺铁性贫血
C. 失血性贫血
D. 营养性巨幼细胞贫血
E. 再生障碍性贫血

142. 1 岁以后儿童完成计划免疫复种的第 1 个疫苗是
A. 乙脑疫苗　　　　　　B. 百白破疫苗
C. 乙肝疫苗　　　　　　D. 麻疹疫苗
E. 卡介苗

143. 麻疹患儿合并肺炎时应隔离至出疹后
A. 10 天　　　　　　　　B. 14 天
C. 7 天　　　　　　　　 D. 21 天
E. 5 天

144. 患儿，女，3 岁。因生长迟缓伴智力低下来诊。查体：

身高 75cm，体重 13kg，表情呆板，毛发稀少，皮肤粗糙，塌鼻梁，舌头宽厚，心音低钝，腹胀，有脐疝，最有诊断价值的检查是

  A. 甲状腺功能   B. 尿有机酸分析

  C. 染色体核型分析   D. 骨龄

  E. 头颅 CT

145. 患儿，男，2 岁。偏食，不喜欢吃鱼、肉、蛋和蔬菜，喜欢啃泥土，常患口腔炎。实验室检查：Hb 90g/L，血涂片示红细胞大小不等，小细胞为多。该患者的主要病因是

  A. 铁消耗过多   B. 先天储铁不足

  C. 铁摄入不足   D. 红细胞破坏增加

  E. 生长发育快

146. 患儿，男，5 岁。上腹部创伤高位肠瘘 5 天，血压 90/60mmHg，血 pH 7.2，HCO_3^- 15mmol/L。该患者酸碱失衡的类型是

  A. 呼吸性碱中毒   B. 代谢性碱中毒

  C. 呼吸性酸中毒   D. 代谢性酸中毒

  E. 呼吸性酸中毒合并代谢性碱中毒

147. 评价新生儿窒息程度的 Apgar 评分指标不包括

  A. 呼吸   B. 拥抱反射

  C. 心跳   D. 肌张力

  E. 皮肤颜色

148. 足月产是指

  A. 妊娠满 36 周至不满 42 足周

  B. 妊娠满 36 周至不满 40 足周

  C. 妊娠 37 周至不满 40 足周

  D. 妊娠 37 周至不满 42 足周

  E. 妊娠满 38 周至不满 42 足周

149. 苯丙酮尿症属于

  A. 染色体畸变

  B. 常染色体显性遗传

  C. 常染色体隐性遗传

  D. X 连锁显性遗传

  E. X 连锁隐性遗传

A3/A4 型题

1. （共用题干）患儿，男，3 岁。高热、咳嗽伴呼吸急促 1 天入院。入院查体：T 40℃，呼吸 54 次/分，脉搏 168 次/分。精神差，面色苍白，烦躁不安，皮肤见猩红热样皮疹，气管右移，左侧胸廓饱满，听诊呼吸音减低，右侧可闻及较多的细湿啰音，心率 168 次/分，心音低钝，律齐，腹软，肝脏不大。

（1）该患儿最可能的诊断是

  A. 呼吸道合胞病毒性肺炎

  B. 腺病毒肺炎

  C. 肺炎支原体肺炎

  D. 肺炎球菌肺炎

  E. 金黄色葡萄球菌肺炎

（2）该患儿的紧急治疗措施，应首选

  A. 大剂量的抗生素静脉滴注

  B. 加强止咳

  C. 退热降温

  D. 强心治疗和吸氧

  E. 胸腔闭式引流

（3）对该病的治疗应选用

  A. 红霉素   B. 青霉素

  C. 青霉素 + 氨苄西林   D. 先锋霉素

  E. 耐青霉素酶的青霉素

2. （共用题干）足月儿，母亲 G4P1，患儿出生时一般情况好，无青紫窒息，纯母乳喂养，生后 12 小时即出现黄疸，其母孕期体健，前 3 胎中，第 1 胎为人工流产，第 2、第 3 胎在生后均因黄疸死亡。

（1）该患儿黄疸的原因最可能为

  A. 生理性黄疸   B. 新生儿溶血病

  C. 新生儿败血症   D. 新生儿肝炎

  E. 以上都不是

（2）检查发现患儿血红蛋白 100g/L，血清胆红素 386μmol/L，此时下列检查最重要的是

  A. 血培养   B. 母婴血型鉴定

  C. 肝功能   D. 肝炎标志物检查

  E. TORCH 检查

3. （共用题干）患儿，男，5 岁。平素健康，4 天来高热、寒战咳嗽，伴右侧胸痛，胸片提示右下肺片影伴右侧中等量胸腔积液。

（1）正确的胸腔穿刺操作与目的是

  A. 胸腔穿刺沿肋骨下缘进针

  B. 穿刺抽液越多越快越好

  C. 出血性疾病也可进行胸腔穿刺

  D. 有助于确定诊断

  E. 胸腔穿刺应选择第 2 肋间

（2）不是胸腔渗出液特点的是

  A. 比重大于 1.018

  B. 蛋白量大于 30g/L

  C. 李凡他试验（+）

  D. 细胞数小于 200/μl

  E. 胸水蛋白/血清蛋白大于 0.5

（3）可能的病原体是

  A. 卡氏肺囊虫   B. 呼吸道合胞病毒

  C. 军团菌   D. 结核菌

  E. 金黄色葡萄球菌

4. （共用题干）女婴，营养状况良好，能坐，见生人即哭，前囟 2cm×2cm，有 2 颗乳牙。

（1）该女婴的月龄为

  A. 4～5 个月   B. 5～6 个月

  C. 6～8 个月   D. 8～9 个月

  E. 10～12 个月

（2）该婴儿的头围约为

  A. 34cm   B. 40cm

C. 46cm　　　　　　　　D. 50cm

E. 48cm

（3）该婴儿的腕部骨化中心数目是

A. 1个　　　　　　　　B. 2个

C. 3个　　　　　　　　D. 4个

E. 5个

（4）该婴儿不能做的动作是

A. 握拳　　　　　　　　B. 侧卧

C. 独自站立片刻　　　　D. 翻身

E. 用手摇玩具

5. （共用题干）患儿，男，2岁。生后即发现有青紫现象，久站喜蹲踞，心脏听诊可在胸骨左缘第2肋间闻及Ⅱ级喷射性杂音，肺动脉瓣听诊区第二心音减低。

（1）该患儿最可能的诊断是

A. 房间隔缺损　　　　　B. 室间隔缺损

C. 动脉导管未闭　　　　D. 法洛四联症

E. 肺动脉狭窄

（2）为进一步明确诊断，首选的检查是

A. 心电图

B. 胸部 X 线摄片检查

C. 多普勒彩色血流显像

D. 心血管造影

E. 磁共振成像

（3）如行胸部 X 线摄片检查，最可能的改变是

A. 右房、右室大，肺动脉段凸出，肺野充血

B. 左房、左室大，肺动脉段凹陷，肺野充血

C. 左室、右室大，肺动脉段凸出，肺野充血

D. 右室大，肺动脉段凸出，肺野清晰

E. 右室大，肺动脉段凹陷，肺野清晰

（4）若患儿突发偏瘫，检查血常规示白细胞 12.6×10^9/L，红细胞 5.7×10^{12}/L，则可能并发了

A. 亚急性细菌性心内膜炎

B. 脑脓肿、脑栓塞

C. 病毒性脑炎

D. 脑积水

E. 艾森曼格综合征

6. （共用题干）患儿，男，6岁。出生后，哭闹后面色青紫，6个月后明显，平时喜蹲踞。哭闹时有突发呼吸急促，青紫加重，严重时伴晕厥。此次因同样发作而入院，体检：口唇和指、趾甲青紫，杵状指、趾，胸骨左缘2~3肋间Ⅲ~Ⅳ级收缩期喷射性杂音，肺动脉瓣区第二心音减弱。

（1）该患儿最可能诊断为

A. 单纯肺动脉狭窄

B. 室间隔缺损伴重度肺动脉高压

C. 法洛四联症

D. 大动脉转位

E. 房间隔缺损伴轻度肺动脉狭窄

（2）上述患儿最典型的心电图改变是

A. 右心房扩大　　　　　B. 右心室肥厚

C. 左心室肥厚　　　　　D. 不完全右束支传导阻滞

E. 预激综合征

（3）上述患儿杂音形成是由于

A. 血液经室间隔缺损自左室流入右室

B. 血液经室间隔缺损自右室流入左室

C. 经主动脉的血流增多

D. 右心室流出道狭窄

E. 右心室肥厚收缩力量增强

7. （共用题干）患儿，男，3个月。因发热6天，反复呕吐1天伴抽搐4次就诊。体查：体温40℃，脉搏140次/分，呼吸50次/分，神志清楚，前囟隆起，颈有抵抗感，巴氏征阳性，踝阵挛阳性。左上臂三角肌处可见"卡痕"。外周血象白细胞 16.6×10^9/L，中性 0.79，淋巴 0.21。

（1）该患儿最可能的诊断是

A. 病毒性脑炎　　　　　B. 化脓性脑膜炎

C. 结核性脑膜炎　　　　D. 真菌性脑膜炎

E. 脑脓肿

（2）进一步确定诊断，最重要的检查是

A. 腰穿做脑脊液检查　　B. 脑电图检查

C. 头部 CT　　　　　　D. 结核抗体检测

E. 血培养

（3）本病的治疗方案不包括

A. 抗生素治疗　　　　　B. 抗结核治疗

C. 降颅压治疗　　　　　D. 短期使用地塞米松

E. 止惊及退热处理

8. （共用题干）患儿，女，4岁。发热3天伴流涕、咳嗽、流泪就诊。T 40℃，结膜充血，心肺检查阴性，耳后发际处可见少许红色斑丘疹。

（1）该患儿应考虑为

A. 麻疹　　　　　　　　B. 风疹

C. 幼儿急疹　　　　　　D. 猩红热

E. 水痘

（2）为明确诊断，应立即做的检查是

A. 血常规

B. 血、尿或鼻咽部分泌物检查检出病原体

C. 大便常规

D. 血清抗体检查

E. 皮疹印片

（3）在患儿的处理中，不正确的是

A. 烦躁时可用少量镇静剂

B. 高热时用少量退热剂

C. 大量抗生素治疗

D. 剧咳时可用镇咳祛痰剂

E. 在维生素 A 缺乏区的患儿应补充维生素 A

9. （共用题干）患儿，女，6个月。发热腹泻5天，气促、面色苍白、烦躁1天，心率 78 次/分，律不齐，心音低钝，心电图示高度房室传导阻滞。

（1）该患儿最可能的诊断是

A. 化脓性心包炎　　　　B. 中毒性心肌炎

C. 病毒性心肌炎　　　　D. 腹泻病伴低钾血症

E. 腹泻病伴低钠血症

（2）有助于诊断的实验室检查是

A. 血电解质检查　　　　B. 血清 CK－MB

C. 大便病毒分离　　　　D. 血液病毒分离

E. 血培养

（3）不宜采用的治疗措施是

A. 吸氧　　　　　　　　B. 镇静

C. 糖皮质激素　　　　　D. 大剂量维生素 C

E. 心包穿刺

10.（共用题干）5 个月健康小儿，体重为 6kg，用牛奶人
工喂养。

（1）每天需要的总能量应为

A. 450kcal　　　　　　B. 500kcal

C. 550kcal　　　　　　D. 600kcal

E. 660kcal

（2）如采用 8% 的牛奶，每天应给

A. 500ml　　　　　　　B. 550ml

C. 600ml　　　　　　　D. 660ml

E. 700ml

（3）除牛奶外，还应给予的水量为

A. 200ml　　　　　　　B. 240ml

C. 280ml　　　　　　　D. 300ml

E. 350ml

（4）现在该小儿可以添加的辅食，除了

A. 菠菜泥　　　　　　　B. 白菜泥

C. 米粉　　　　　　　　D. 肉末

E. 苹果泥

11.（共用题干）患儿，女，6 个月。因腹泻 4 天，呕吐 2
天而入院。每天排出水样便 7～10 次。查体：精神萎
靡，哭时泪少，尿少，前囟及眼窝凹陷，皮肤弹性差，
心肺（－）。实验室检查：血钠为 135mmol/L。

（1）其脱水程度及性质为

A. 轻度低渗性脱水　　　B. 轻度等渗性脱水

C. 中度低渗性脱水　　　D. 中度等渗性脱水

E. 重度等渗性脱水

（2）患儿脱水纠正后，已排尿，考虑补钾。此时补液瓶中
有液体 250ml，最多可加 10% 氯化钾的量为

A. 4ml　　　　　　　　B. 5ml

C. 7ml　　　　　　　　D. 10ml

E. 12ml

（3）在静脉补钾过程中，患儿突然出现抽搐，考虑为

A. 低血糖症　　　　　　B. 低镁血症

C. 低钾血症　　　　　　D. 低钠血症

E. 低钙血症

12.（共用题干）患儿，男，5 岁。发热、咳嗽 2 天，出现

皮疹 1 天就诊。体查：T 38℃，面色发红，口周可见苍
白圈，全身皮肤可见弥漫性、针尖样大小的红色丘疹，
呈鸡皮样。

（1）该患儿考虑为

A. 麻疹　　　　　　　　B. 风疹

C. 幼儿急疹　　　　　　D. 猩红热

E. 水痘

（2）最有助于诊断的检查为

A. 血常规　　　　　　　　B. 痰培养

C. 咽拭子培养　　　　　　D. 血培养

E. 尿常规

（3）在该患儿的治疗和护理中，错误的是

A. 应用青霉素抗感染

B. 不必进行呼吸道隔离

C. 补充水分和营养

D. 保持皮肤清洁

E. 防止继发感染

13.（共用题干）患儿，男，10 个月。不能独坐，尚不能认
识亲人与陌生人。平时少哭少动，经常便秘，进食少。
查体：表情呆板，前囟未闭，头大，颈短，眼距宽，眼
睑水肿，舌大常伸出口外，头发稀少，心率 86 次/分，
心音稍低钝，腹部膨隆，腹胀明显。

（1）该患儿最可能的诊断是

A. 佝偻病

B. 先天愚型

C. 先天性巨结肠

D. 先天性甲状腺功能减低症

E. 黏多糖病

（2）为明确诊断，应进行的检查是

A. 血钙、磷及碱性磷酸酶测定

B. 染色体检查

C. 腹部 B 超

D. 血 T_3、T_4、TSH

E. 骨骼 X 线片

（3）该患儿的治疗药物首选是

A. 维生素 D　　　　　　B. 钙剂

C. 甲状腺素　　　　　　D. 特殊饮食疗法

E. 胃肠动力药

14.（共用题干）34 周早产儿，出生时 Apgar 评分 7 分。生
后 4 小时出现进行性呼吸困难及发绀，两肺呼吸音低，
深吸气末少量细湿啰音。

（1）该患儿发生呼吸困难的原因，最可能是

A. 大量羊水吸入

B. 胎粪阻塞细支气管

C. 宫内感染

D. 缺乏表面活性物质

E. 肺内液体潴留较多

（2）最可能的诊断是

A. 感染性肺炎　　　　　B. 羊水吸入综合征

C. 湿肺　　　　　　　　D. 肺透明膜病

E. 持续肺动脉高压

15.（共用题干）患儿，女，10个月。腹泻伴呕吐5天，大便每日10余次，呈蛋花汤样，呕吐2～3次/日，尿量减少。查体：体重8kg，眼窝凹陷，皮肤弹性差，四肢尚暖。实验室检查：血钠125mmol/L，粪便镜检WBC 0～2/HP。

（1）该患儿可能的诊断是

A. 轮状病毒肠炎

B. 金黄色葡萄球菌肠炎

C. 空肠弯曲菌肠炎

D. 抗生素相关性腹泻

E. 真菌性肠炎

（2）该患儿腹泻、脱水的程度与性质是

A. 重度低渗性脱水　　B. 中度等渗性脱水

C. 中度低渗性脱水　　D. 轻度低渗性脱水

E. 轻度等渗性脱水

（3）第1天补液所采用的液体种类是

A. 1/4含钠液　　　　B. 1/3含钠液

C. 1/2含钠液　　　　D. 2/3含钠液

E. 等张含钠液

16.（共用题干）患儿，男，5岁。发热2天伴咽痛。查体：咽部充血，咽腭弓、悬雍垂、软腭处可见白色颗粒物。

（1）最可能的诊断是

A. 急性上呼吸道感染　　B. 麻疹

C. 疱疹性咽峡炎　　　　D. 急性扁桃体炎

E. 手足口病

（2）其病原体最可能为

A. 柯萨奇A组病毒　　B. 呼吸道合胞病毒

C. 腺病毒　　　　　　D. 鼻病毒

E. 冠状病毒

17.（共用题干）男孩，5岁，因体格和智力发育落后来诊，查体：身材矮小，眼距宽，鼻梁低，头围小，通贯手，胸骨左缘第3～4间可闻及3/6级收缩期杂音。

（1）最可能的诊断为

A. 软骨发育不良

B. 21－三体综合征

C. 先天性甲状腺功能减退症

D. 佝偻病

E. 苯丙酮尿症

（2）为明确诊断，最合适的检查是

A. 智力测定

B. 血T3、T4检测

C. 头颅CT

D. 超声心动图检查

E. 染色体核型分析

B1型题

1.（共用备选答案）

A. 细胞数200×10⁶/L、蛋白正常、糖降低、氯化物正常

B. 细胞数200×10⁶/L、蛋白稍高、糖正常、氯化物正常

C. 细胞数1200×10⁶/L、蛋白增高、糖降低、氯化物正常

D. 细胞数400×10⁶/L、蛋白升高、糖降低、氯化物降低

E. 细胞数200×10⁶/L、蛋白降低、糖正常、氯化物正常

（1）化脓性脑膜炎的脑脊液特征是

（2）病毒性脑膜炎的脑脊液特征是

（3）结核性脑膜炎的脑脊液特征是

2.（共用备选答案）

A. 腺病毒肺炎

B. 肺炎支原体肺炎

C. 金黄色葡萄球菌肺炎

D. 肺炎球菌肺炎

E. 急性毛细支气管炎

（1）X线摄片检查示改变较体征出现早，显示大片状阴影，考虑为

（2）X线摄片检查可见小片浸润影或小脓肿或肺大疱，考虑为

3.（共用备选答案）

A. 有链球菌感染证据，心脏有杂音

B. 胸骨左缘第3肋间2～3级收缩期杂音，体瘦，反复呼吸道感染

C. 1岁以内发病，充血性心力衰竭，X线摄片检查示左心室肥大、左心缘搏动减弱

D. 贫血、脾大、皮肤瘀斑，血培养阳性，超声心动图可看到赘生物

E. 心脏无杂音，但常有心律失常，实验室检查可发现病毒感染证据

（1）病毒性心肌炎的诊断要点是

（2）风湿性心脏病的诊断要点是

（3）感染性心内膜炎的诊断要点是

4.（共用备选答案）

A. 等渗性脱水　　　　B. 低渗性脱水

C. 高渗性脱水　　　　D. 低钙血症

E. 高钾血症

（1）Ⅱ度营养不良患儿，腹泻迁延不愈，其脱水多为

（2）婴儿腹泻在补液和纠正酸中毒后可出现

（3）平素身体健康的小儿患腹泻，病程短，其脱水多为

5.（共用备选答案）

A. 麦角骨化醇　　　　B. 胆骨化醇

C. 维生素D₂　　　　D. 25－（OH）－D₃

E. 1，25－（OH）₂D₃

（1）内源性维生素D是

（2）常用来评估个体营养状况的是

（3）经肾脏羟化后的维生素D是

6.（共用备选答案）

A. 室间隔缺损　　　　B. 房间隔缺损

C. 动脉导管未闭　　　D. 法洛四联症

E. 肺动脉狭窄

（1）靴形心常见于

（2）股动脉枪击音常见于

（3）毛细血管搏动征常见于

（4）脑脓肿常见于

（5）杵状指（趾）常见于

7.（共用备选答案）

　　A. 47，XY，+21

　　B. 46，XY（XX）/47，XY（XX），+21

　　C. 46，XY（XX），−14，+t（14q21q）

　　D. 46，XY（XX），−21，+t（21q21q）

　　E. 46，XY，+21

（1）21−三体综合征标准型的核型为

（2）21−三体综合征 D/G 易位型的核型为

（3）21−三体综合征 G/G 易位型的核型为

（4）21−三体综合征嵌合型的核型为

8.（共用备选答案）

　　A. 尿三氯化铁试验

　　B. 尿蝶呤分析

　　C. 染色体分析

　　D. 血清铜蓝蛋白测定

　　E. Guthrie 试验

（1）苯丙酮尿症新生儿期筛查试验为

（2）苯丙酮尿症较大儿童筛查试验为

（3）苯丙酮尿症各型鉴别试验为

9.（共用备选答案）

　　A. 喘憋，呼气性呼吸困难明显

　　B. 症状与肺部体征不符，一般无呼吸困难

　　C. 中毒症状重，易并发脓气胸

　　D. 稽留高热，肺部体征出现较晚

　　E. 易迁延并导致支气管扩张

（1）腺病毒肺炎的临床特点为

（2）呼吸道合胞病毒的临床特点为

（3）肺炎支原体肺炎的临床特点为

10.（共用备选答案）

　　A. 50～90ml/（kg·d）

　　B. 150～180ml/（kg·d）

　　C. 150～200ml/（kg·d）

　　D. 90～120ml/（kg·d）

　　E. 120～150ml/（kg·d）

（1）重度脱水第 1 天的补液总量为

（2）轻度脱水第 1 天的补液总量为

（3）中度脱水第 1 天的补液总量为

11.（共用备选答案）

　　A. 生理性黄疸　　　　　B. 新生儿溶血病

　　C. 新生儿败血症　　　　D. 新生儿肝炎

　　E. 新生儿肺炎

（1）实验室检查为红细胞减少，网织红细胞增高，未结合胆红素增高为主，考虑为

（2）实验室检查为血红蛋白正常，网织红细胞正常，未结合胆红素增高为主，考虑为

（3）实验室检查为血红蛋白轻度降低，网织红细胞正常，未结合胆红素与结合胆红素均增高，考虑为

12.（共用备选答案）

　　A. 水样便

　　B. 黏液脓血便

　　C. 黄色稀便，泡沫较多，含豆腐渣样细块

　　D. 金黄色糊状便

　　E. 赤豆汤样便

与下列治疗方案相匹配的临床情况是

（1）抗生素治疗的是

（2）抗真菌药物治疗的是

13.（共用备选答案）

　　A. <6 个月的婴儿无热性支气管肺炎

　　B. 年长儿发热、咳嗽，同时伴有其他器官受累，中毒症状不重

　　C. 新生儿及婴幼儿多见，肺部体征出现早，中毒症状重

　　D. 6 个月以内婴儿多见，中毒症状不明显，胸片以气肿改变为主

　　E. 6 个月至 2 岁小儿多见，中毒症状重，肺部体征出现晚

（1）呼吸道合胞病毒性肺炎的临床特点为

（2）金黄色葡萄球菌肺炎的临床特点为

14.（共用备选答案）

　　A. 生理性黄疸

　　B. 新生儿溶血病

　　C. 新生儿败血症

　　D. 先天胆道闭锁

　　E. 母乳性黄疸

（1）生后 1～3 个月仍有黄疸，但一般不需要治疗的是

（2）血红蛋白下降，网织红细胞升高，血清总胆红素增多的是

第二十章　传染病、性传播疾病

A1/A2 型题

1. 疟疾的传播途径是

　　A. 蚊虫叮咬　　　　　　B. 蜱虫叮咬

　　C. 尾蚴叮咬　　　　　　D. 体虱叮咬

　　E. 跳蚤叮咬

2. 患儿，女，1 个月。发热 3 天，热退后出皮疹。最可能的诊断是

　　A. 水痘　　　　　　　　B. 猩红热

　　C. 麻疹　　　　　　　　D. 幼儿急疹

　　E. 风疹

3. 急性淋病的治疗首选药物是

    A. 青霉素   B. 大观霉素

    C. 头孢曲松   D. 红霉素

    E. 阿奇霉素

4. 患儿，女，2 岁。高热 4 天，皮疹 1 天。伴咳嗽、流涕、流泪。查体：T 39.5℃，P 120 次/分，睑结膜充血。耳后，发际，额面及颈部间散在红色斑丘疹，疹间皮肤正常，心肺无异常。最可能的诊断是

    A. 猩红热   B. 水痘

    C. 幼儿急疹   D. 风疹

    E. 麻疹

5. 疑诊中心静脉导管感染时的首要处理措施是

    A. 预防感染性休克   B. 应用广谱抗生素

    C. 控制高热   D. 应用抗真菌药物

    E. 拔出导管，同时导管尖端送细菌培养

6. 下列关于中毒诊治过程的描述，错误的是

    A. 待毒物标本检验结果汇报后治疗

    B. 了解工作环境，毒物接触史

    C. 留取可能含毒物的相关标本

    D. 了解既往史，药物服用史

    E. 进行系统的体格检查

7. 传染病的诊断依据

    A. 临床症状，体检，生化检查

    B. 临床资料，流行病学资料，实验室检查

    C. 临床资料，疫苗注射情况，实验室检查

    D. 临床症状，流行病学资料，病原学检查

    E. 流行病学的检查，病原学

A3/A4 型题

1.（共用题干）患者，男，20 岁。近 3 个月来出现颈部、腋下淋巴结肿大，伴顽固性腹泻，每日数十次稀便，体重明显下降达 10kg，3 年前在国外居住期间，因手术而输血 400ml，术后无特殊情况。

（1）最可能的诊断是

    A. 肠结核合并淋巴结结核

    B. 恶性组织细胞病

    C. 淋巴瘤

    D. 艾滋病

    E. 克罗恩病

（2）确诊的首选检查是

    A. 淋巴结穿刺或活检   B. 骨髓穿刺

    C. 血浓缩找恶性组织细胞   D. PPD 试验

    E. 抗 HIV 抗体及 CD_4^+ 淋巴细胞计数

（3）如病程过程中出现咳嗽气促、发绀，动脉血氧分压降低，则应首先考虑

    A. 粟粒性肺结核   B. 间质性肺炎

    C. 心功能不全   D. 肺孢子菌肺炎

    E. 军团菌肺炎

（4）皮肤出现紫红色浸润斑或结节应考虑是

    A. 全身血管炎   B. 药物疹

    C. 卡波西肉瘤   D. 结节病

    E. 过敏性紫癜

2.（共用题干）患者，男，35 岁。城市居民，夏季去血吸虫病疫区河中游泳后出现发热、皮疹、腹痛、腹泻及肝脾大。

（1）最可能的诊断是

    A. 急性血吸虫病   B. 慢性血吸虫病

    C. 伤寒   D. 钩端螺旋体病

    E. 过敏性反应

（2）确诊的首选方法是

    A. 外周血象、嗜酸性粒细胞绝对计数

    B. 骨髓穿刺

    C. 肥达反应

    D. 血培养

    E. 免疫学试验（环卵沉淀试验）

（3）首选的药物治疗措施是

    A. 吡喹酮   B. 阿苯达唑

    C. 硝硫氰胺   D. 酒石酸锑钾

    E. 呋喃妥因

3.（共用题干）患者，女，20 岁。下水道工人，因发热、全身酸痛、乏力 5 天入院。体检：球结合膜充血明显，腹股沟淋巴结蚕豆大，伴压痛，腓肠肌轻压痛。外周血象：白细胞 $13.2 \times 10^9/L$，中性粒细胞 0.80。钩端螺旋体凝集溶解试验阳性。

（1）该患者应首选的治疗是

    A. 青霉素每次 40 万 U 肌内注射，每天 120 ~ 160 万 U

    B. 青霉素每次 80 万 U 肌内注射，每天 240 万 ~ 320 万 U

    C. 青霉素每次 80 万 U + 链霉素 0.5g 肌内注射，每天 2 次

    D. 青霉素每次 480 万 U 静脉注射，每天 960 万 U

    E. 青霉素每次 960 万 U 静脉注射，每天 2 ~ 3 次

（2）青霉素治疗钩端螺旋体病，治疗后加重反应一般发生于用药后

    A. 0.5 ~ 1 小时   B. 0.5 ~ 4 小时

    C. 0.5 ~ 24 小时   D. 4 ~ 6 小时

    E. 24 小时

（3）若该患者对青霉素过敏，可选用的药物是

    A. 红霉素   B. 螺旋霉素

    C. 甲硝唑   D. 庆大霉素或多西环素

    E. 头孢他啶

4.（共用题干）患儿，男，10 岁。发热头痛呕吐 3 天，嗜睡半天，于 7 月 10 日入院。既往体健。查体 T 38.6℃，P 112 次/分，R 20 次/分，BP 130/75mmHg。神志不清，皮肤无瘀斑，心肺未见异常，腹软，压痛及反跳痛（-），肝脾肋下未触及，脑膜刺激征（+）。实验室检查血 WBC $124 \times 10^9/L$，中性粒细胞 0.70，淋巴细胞 0.30。腰穿脑脊液检查压力 200cmH_2O，WBC $170 \times 10^9/L$，单核 0.66，多核 0.34，蛋白 11g/L，糖 42mmol/L，氯化物 115mmol/L。

（1）该患者最可能的诊断是

  A. 流行性乙型脑炎　　　B. 肾综合征出血热

  C. 流行性脑脊髓膜炎　　D. 结核性脑膜炎

  E. 隐球菌性脑膜炎

（2）最有助于确诊的检查是

  A. 血清特异性 IgM 抗体

  B. 脑脊液涂片找细菌

  C. 脑脊液培养

  D. 血培养

  E. 结核菌素试验

B1 型题

1.（共用备选答案）

  A. 变质性炎　　　　　　B. 浆液性炎

  C. 纤维素性炎　　　　　D. 化脓性炎

  E. 增生性炎

（1）流行性脑脊髓膜炎的病变性质为

（2）流行性乙型脑炎的病变性质为

2.（共用备选答案）

  A. 肾综合征出血热，轻型

  B. 肾综合征出血热，非典型

  C. 肾综合征出血热，中型

  D. 肾综合征出血热，重型

  E. 肾综合征出血热，危重型

（1）临床表现是 T≥40℃，中毒症状及渗出严重，有休克、皮肤瘀斑和腔道出血，少尿时间＜5 天的患者，诊断为

（2）临床表现是 T≥40℃，并出现难治性休克、无尿＞2 天；或出现其他器官功能损害的患者，诊断为

（3）临床表现是 T＜39℃，中毒症状轻，仅见少许出血点，

无休克和少尿的患者，诊断为

3.（共用备选答案）

  A. HBsAg、HBeAg、Anti－HBc 阳性

  B. anti－HBs、anti－HBe、anti－HBc 阳性，HBV－DNA 阴性

  C. anti－HBs 阳性

  D. anti－HAV IgM 阴性，anti－HAVIgG 阳性

  E. HBsAg、anti－HBc 阳性，anti－HCV 阳性

（1）接种过乙肝疫苗的实验室检查是

（2）既往感染过甲型肝炎，获得了特异性免疫力的实验室检查是

（3）乙型病毒性肝炎患者或病毒携带者的实验室检查是

（4）乙型病毒性肝炎与丙型病毒性肝炎病毒重叠感染，可能为现症感染，也可能为病毒携带者的实验室检查是

4.（共用备选答案）

  A. 玫瑰疹　　　　　　　B. 皮肤瘀点、瘀斑

  C. 淋巴结肿大　　　　　D. 关节痛

  E. 少尿

（1）流行性脑脊髓膜炎可有的临床表现是

（2）伤寒病可有的临床表现是

5.（共用备选答案）

  A. anti－HEV 阳性

  B. 抗核抗体（ANA）阳性

  C. anti－HCV 阳性

  D. HBsAg 阳性

  E. anti－HAV IgM 阳性

（1）甲型病毒性肝炎患者，血清学检查表现为

（2）乙型病毒性肝炎患者，血清学检查表现为

（3）丙型病毒性肝炎患者，血清学检查表现为

第二十一章　其他

A1/A2 型题

1. 手术创伤并在术后禁食期间，患者机体代谢变化为

  A. 蛋白分解减少、糖异生减少、脂肪分解减少

  B. 蛋白分解增加、糖异生减少、脂肪分解增加

  C. 蛋白分解增加、糖异生增加、脂肪分解增加

  D. 蛋白分解增加、糖异生减少、脂肪分解减少

  E. 蛋白分解减少，糖异生增加、脂肪分解减少

2. 下列情况可以行保留乳房的乳腺癌切除术的是

  A. 不同象限的多个病灶

  B. 患侧乳腺内有弥漫钙化灶

  C. 合并有硬皮病的患者

  D. 外上象限直径 2cm 肿瘤为 $T_1N_0M_0$ 期

  E. 曾接受过胸部放疗的患者

3. 治疗和预防创伤后发生气性坏疽的措施是

  A. 注射破伤风抗毒素

  B. 快速补液与输血

  C. 应用大剂量青霉素

  D. 即刻予高压氧治疗

  E. 尽早行彻底清创术

4. 手术区皮肤消毒范围边缘距手术切口的距离是至少

  A. 15cm　　　　　　　B. 13cm

  C. 10cm　　　　　　　D. 20cm

  E. 17cm

5. 消毒用医用酒精的常用浓度是

  A. 40%　　　　　　　　B. 30%

  C. 90%　　　　　　　　D. 75%

  E. 50%

6. 患儿，男，26 岁。服甲胺磷后昏迷半小时急送医院。查体：双肺布满湿啰音，为治疗肺水肿，首选的药物是

  A. 阿托品　　　　　　　B. 毛花苷丙

  C. 哌替啶　　　　　　　D. 呋塞米

  E. 硝普钠

7. 有机磷杀虫药中毒的表现中，用阿托品治疗无效的是
   A. 呼吸困难　　　　　　　B. 流涎
   C. 肌束震颤　　　　　　　D. 腹痛
   E. 多汗

8. 下列良性肿瘤的特点中，错误的是
   A. 永不威胁生命
   B. 多呈膨胀性生长
   C. 细胞分化程度高
   D. 包膜与周围有明显界限
   E. 少数可以恶变

9. 提高恶性肿瘤疗效的关键在于
   A. 综合治疗　　　　　　　B. 早期治疗
   C. 手术治疗　　　　　　　D. 免疫治疗
   E. 中西医结合疗法

10. 关于清除进入人体尚未被吸收的毒物，不正确的是
    A. 吞服强腐蚀性毒物者不宜洗胃
    B. 插胃管时应避免误入气管
    C. 洗胃液以热水为宜
    D. 洗胃液每次注入量不宜超过 250ml
    E. 应反复灌洗，直至回收液澄清为止

11. 用九分法计算成人烧伤面积，下列错误的是
    A. 头颈 9%　　　　　　　B. 两上肢 18%
    C. 躯干 27%　　　　　　　D. 两臀 9%
    E. 双下肢 41%

12. 急性乳腺炎最常见于
    A. 妊娠期妇女　　　　　　B. 初产哺乳的妇女
    C. 哺乳半年后的妇女　　　D. 长期哺乳的妇女
    E. 乳头凹陷的妇女

13. 长期采用全胃肠外营养的理想静脉为
    A. 颈内或锁骨下静脉　　　B. 颈外静脉
    C. 头静脉　　　　　　　　D. 大隐静脉
    E. 上肢静脉

14. 乳腺囊性增生病的处理是
    A. 药物治疗
    B. 放射治疗
    C. 肾上腺皮质激素治疗
    D. 全乳腺切除
    E. 增生部位局部切除术

15. 患者，女，49 岁。烧伤后 3 小时入院。双大腿、小腿及足部布满大小不等水疱，可见潮红创面，疼痛明显。该患者的烧伤面积是
    A. 45%　　　　　　　　　B. 20%
    C. 40%　　　　　　　　　D. 35%
    E. 32%

16. 乳腺癌第 1 期患者，同时出现血尿及膀胱刺激症状，检查后认为是癌肿转移。按国际分期，该患者属于
    A. $T_1N_0M_1$　　　　　　B. $T_1N_1M_0$
    C. $T_2N_0M_0$　　　　　　D. $T_2N_1M_0$
    E. $T_3N_1M_0$

17. 患者，女，52 岁。患类风湿关节炎已 12 年，双膝，双髋关节严重的屈曲畸形，四肢肌肉萎缩，不能行走，整天坐轮椅或卧床，四肢关节无肿胀，个别关节有疼痛，ESR 10mm/h，血尿常规均正常，X 线示双髋关节间隙消失，关节破坏融合。该患者的治疗应选择
    A. 雷公藤总苷片
    B. 非甾体抗炎镇痛药
    C. 甲氨蝶呤 + 氯喹 + 柳氮磺胺吡啶
    D. 外科治疗，如关节置换等手术治疗
    E. 甲氨蝶呤 + 激素

18. 患者，男，60 岁。溃疡穿孔单纯修补术后 7 天。体温 38℃，右上腹痛，肝区叩痛，右肺下野呼吸音弱，X 线片示右膈升高。可能并发了
    A. 右下肺炎　　　　　　　B. 急性胆囊炎
    C. 再穿孔　　　　　　　　D. 右膈下脓肿
    E. 急性胰腺炎

19. 在全国通用的烧伤补液公式中，下列正确的是
    A. 是 Ⅰ、Ⅱ、Ⅲ 度烧伤面积之和
    B. 胶体液首选是全血
    C. 第一个 8 小时应输入总量的 1/3
    D. 基础水分量是 3000ml
    E. 胶体液和电解质溶液的比例是 0.5∶1，重者 1∶1

20. 化脓性感染形成脓肿后，外科治疗的基本原则是
    A. 全身加大抗生素剂量
    B. 改用其他抗生素
    C. 加用肾上腺皮质激素
    D. 配合局部物理疗法
    E. 立即切开引流

21. 患者，女，40 岁。月经正常，右乳腺根治术后，病理报告为右乳腺浸润性导管癌，右腋窝淋巴结（4/20）转移，雌激素和孕激素受体检测均为阴性。最适合的治疗是
    A. 应用芳香化酶抑制剂
    B. 卵巢化疗
    C. 化疗
    D. 应用雄激素受体抑制剂
    E. 卵巢切除

22. 一患者在硬膜外麻醉下行胆囊切除术，胸 7 ~ 胸 8 穿刺，首次给予 1.33% 利多卡因 30ml，给药后 20 分钟医生做切口时发现血色发紫，刀口不渗血，诊断心跳停止。应进行的抢救措施是
    A. 头部降温
    B. 脱水治疗
    C. 胸内心脏按压
    D. 气管插管及胸外心脏按压
    E. 口对口人工呼吸

23. 患者，女，26 岁。发现左乳房外上象限内直径 3cm 圆形光滑肿块已 8 个月，质韧，活动佳。可能为
    A. 早期乳癌　　　　　　　B. 纤维腺瘤
    C. 柏哲乳头病　　　　　　D. 乳房囊性增生病

E. 结核

24. 痈最常见的发生部位是
　　A. 腰部　　　　　　　　B. 背部
　　C. 面部　　　　　　　　D. 胸部
　　E. 四肢

25. 对抗中性粒细胞抗体（ANCA）胞浆型阳性的诊断有很高的特异性的疾病是
　　A. 系统性红斑狼疮　　　B. 显微镜下多动脉炎
　　C. 干燥综合征　　　　　D. Wegener 肉芽肿
　　E. 多发性大动脉炎

26. 非甾体抗炎镇痛药的作用机制是
　　A. 抑制体液免疫　　　　B. 增强 NK 细胞活性
　　C. 抑制 B 细胞　　　　　D. 抑制 T 细胞
　　E. 抑制前列腺素合成

27. 有机磷杀虫剂在人体分布最多的器官为
　　A. 肺　　　　　　　　　B. 肝
　　C. 肾　　　　　　　　　D. 脾
　　E. 脑

28. 心肺复苏时最常用的药物是
　　A. 异丙肾上腺素　　　　B. 阿托品
　　C. 利多卡因　　　　　　D. 氯化钙
　　E. 肾上腺素

29. 治疗急性中毒的原则是
　　A. 加强地方性水源管理
　　B. 加强毒物管理
　　C. 加强宣传
　　D. 严格按医嘱服药，注意不要过量
　　E. 立即脱离中毒现场

30. 伤口附近出现"红线"是
　　A. 浅层静脉炎　　　　　B. 深层静脉炎
　　C. 网状淋巴管炎　　　　D. 浅层管状淋巴管炎
　　E. 深层管状淋巴管炎

31. 重度营养不良时，清蛋白低于
　　A. 35g/L　　　　　　　B. 29g/L
　　C. 25g/L　　　　　　　D. 15g/L
　　E. 21g/L

32. 诊断丹毒最有意义的临床表现是
　　A. 头痛、畏寒、高热　　B. 好发部位
　　C. 色鲜红，界限清楚　　D. 局部发生水泡
　　E. 所属淋巴结肿大

33. 因消化道恶性肿瘤转移最早受累的器官是
　　A. 肺　　　　　　　　　B. 肾
　　C. 肝　　　　　　　　　D. 脾
　　E. 胰

34. 心跳呼吸停止后，最容易出现的继发性病理改变是
　　A. 肾小管坏死　　　　　B. 心肌损伤
　　C. 脑缺血缺氧性改变　　D. 肺水肿
　　E. 肝坏死

35. 腹部手术后切口化脓性感染，错误的处理是
　　A. 聚维酮碘纱布湿敷
　　B. 局部理疗
　　C. 局部应用抗感染药物
　　D. 拆除缝线，换药
　　E. 切口清创后立即缝合

36. 急性乳腺炎脓肿未形成前的主要治疗方法是
　　A. 应用广谱抗生素　　　B. 促使乳汁通畅排出
　　C. 局部注射抗生素　　　D. 切开引流
　　E. 局部热敷

37. 急性乳腺炎的病因是
　　A. 全身和局部抵抗力的下降
　　B. 乳腺组织发育不良
　　C. 乳汁淤积加细菌入侵
　　D. 哺乳次数过多
　　E. 乳腺分泌障碍

38. 用碘解磷定和氯解磷定治疗效果差的有机磷农药中毒的种类是
　　A. 美曲膦酯　　　　　　B. 甲胺磷
　　C. 内吸磷　　　　　　　D. 对硫磷
　　E. 甲拌磷

39. 下列选项对诊断有机磷中毒最有意义的是
　　A. 中枢神经系统症状
　　B. 血中胆碱酯酶活性降低
　　C. 确切的接触史
　　D. 阿托品试验阳性
　　E. 毒蕈碱样和烟碱样症状

40. 有机磷酸酯农药抑制的酶是
　　A. 胆碱酯酶　　　　　　B. 己糖激酶
　　C. 琥珀酸脱氢酶　　　　D. 柠檬酸合成酶
　　E. 异柠檬酸脱氢酶

41. 患者，男，50 岁。在洗浴时昏倒，被人发现送来急诊。查体：昏迷状，血压 170/100mmHg。口唇呈樱桃红色，两肺满布湿鸣音，双侧巴氏征（＋）。该患者最可能是
　　A. 脑出血　　　　　　　B. 心肌梗死
　　C. 糖尿病酮症酸中毒　　D. 低血糖昏迷
　　E. 一氧化碳中毒

42. 患者，女，38 岁。四肢大小关节肿痛 12 年，X 线片示双手指关节及腕关节有多处骨质破坏，关节检查仍有多个关节肿痛，脾肋下 2cm 触及，质中偏硬，血常规示 WBC 2×10^9/L，PLT 60×10^9/L，ESR 56mm/h，尿常规（－），10 年来一直服用非甾体抗炎镇痛药。该患者最可能的诊断是
　　A. 肝硬化脾亢　　　　　B. 骨性关节炎
　　C. Felty 综合征　　　　D. 系统性红斑狼疮
　　E. 药物性再生障碍性贫血

43. 患者，女，16 岁。服敌敌畏 30ml 后 1 小时入院。体检：昏迷，脸色苍白，皮肤湿冷，面部肌肉小抽搐，瞳孔缩小，两肺散布湿鸣音，全血胆碱酯酶活力为 0。确诊为

急性有机磷中毒，先用 2% 碳酸氢钠溶液洗胃，直到洗出液澄清、无异味为止。同时用用阿托品与碘解磷定治疗，8 小时后神志清醒，随即将阿托品与碘解磷定减量，12 小时后停用上述药物，但在停药的 10 小时后突然再次昏迷，继而呼吸停止。导致本例病情突然恶化的原因为

A. 服毒量过多　　　　　B. 来院较迟
C. 抢救不及时　　　　　D. 维持用药时间不够
E. 用药剂量不足

44. 乳腺的淋巴输出途径，不正确的是
A. 锁骨下和锁骨上淋巴结之间互相有交通
B. 两侧乳房间皮下有交通淋巴管
C. 两侧胸骨旁淋巴结没有直接的淋巴交通
D. 胸骨旁淋巴结主要在第 2、第 3 肋间，沿胸廓内动静脉分布
E. 一些淋巴结位于胸大小肌之间

45. 不是乳癌的临床表现的是
A. 乳头溢液　　　　　　B. 周期性乳房胀痛
C. 乳房肿块　　　　　　D. 腋淋巴结肿大
E. 乳头内陷

46. 关于手术后拆线时间的说法，不正确的是
A. 四肢 10 ~ 12 天　　　B. 下腹部 5 ~ 6 天
C. 减张缝合 2 周　　　　D. 胸、上腹部 7 ~ 8 天
E. 头、颈部 4 ~ 5 天

47. 女性，右乳房内肿块 4cm×3cm，皮肤略回缩，基底不固定，右腋下有 2.5cm×1.5cm 活动的淋巴结 2 个，质硬，病理证实为乳癌腋下淋巴结转移。按国际标准，应属于
A. $T_2N_1M_0$　　　　　　B. $T_1N_1M_0$
C. $T_3N_2M_0$　　　　　　D. $T_3N_3M_0$
E. $T_2N_2M_0$

48. 恶性肿瘤最重要的诊断依据是
A. 病程短、发展快
B. 肿块质硬、固定
C. 血清酶学及免疫学检查
D. X 线摄片、放射性核素或超声波检查
E. 病理学检查

49. 创伤、感染后的神经 - 内分泌反应，导致下列激素分泌减少的是
A. 胰岛素　　　　　　　B. 肾上腺素
C. 胰高血糖素　　　　　D. 去甲肾上腺素
E. 抗利尿激素

50. 破伤风患者的治疗原则是
A. 预防和抢救休克　　　B. 早期行气管切开术
C. 高压氧治疗　　　　　D. 应用破伤风类毒素
E. 清除毒素来源，中和毒素，控制和解除痉挛

51. 贯通伤是指
A. 创伤后深部体腔与外界相通
B. 开放性创伤
C. 投射物击中人体，造成一个入口和一个出口

D. 一般是指开放性颅脑伤
E. 可等同于穿透伤

52. 下列关于深 Ⅱ 度烧伤的临床表现的说法，错误的是
A. 有时在大腿可见树枝状栓塞血管
B. 创面多有水泡
C. 创面痛觉迟钝
D. 如无感染、创面 3 ~ 4 周愈合
E. 愈合后多有增生性瘢痕

53. 气性坏疽的临床特点是
A. 局部胀痛不明显
B. 病情发展缓慢
C. 感染较局限
D. 进行性肌肉坏死，有血性分泌物恶臭
E. 靠抗生素可控制住感染

54. 患者，女，28 岁。冬天室内烤炉，被发现时昏迷不醒，口角有食物残渣，旁边有农药瓶。该患者考虑诊断为
A. 急性一氧化碳中毒　　B. 急性有机磷中毒
C. 急性脑出血　　　　　D. 急性脑梗死
E. 急性苯中毒

A3／A4 型题

1.（共用题干）一患者车祸后 2 小时送至医院，诉咳嗽、胸部疼痛。查体：体温 36.5℃，心率 130 次/分，呼吸 30 次/分，血压 90/60mmHg，神清，右胸部压痛明显，右肺呼吸音低，右下肢骨折征。胸片示：右侧液气胸。

（1）拟诊为
A. 联合伤　　　　　　　B. 混合伤
C. 多发伤　　　　　　　D. 多处伤
E. 复合伤

（2）首先应采取的处理是
A. 止痛　　　　　　　　B. 骨折固定
C. 镇静　　　　　　　　D. 胸腔闭式引流
E. 吸氧

2.（共用题干）患儿，男，10 岁。头面部，四肢及会阴部火焰烧伤 4 小时，烧伤总面积 50％BSA，深 Ⅱ 度 20％，Ⅲ 度 30％，烦躁不安，手足湿冷，心率 160 次/分，呼吸 25 次/分，伤后无尿。

（1）首选的诊断是
A. 火焰烧伤　　　　　　B. 烧伤休克
C. 急性肾衰竭　　　　　D. 呼吸道吸入性损伤
E. 大面积特重度烧伤

（2）实验室检查最可能的发现是
A. 血白细胞总数增高，血小板低
B. 血电解质检查异常
C. 红细胞比容增高
D. 血 CO_2 CP 降低，尿素氮增高
E. 尿蛋白阳性，有血红蛋白尿

（3）首选的紧急处理是
A. 立即吸氧　　　　　　B. 迅速建立静脉输液通路
C. 气管切开　　　　　　D. 无痛性清创

E. 及时使用抗生素

B. 手术切除坏死液化组织

C. 对症治疗，大量抗菌药物控制感染

D. 即行切开引流排脓

E. 疏通乳管，中医中药

3.（共用题干）患者，男，30 岁。四肢、躯干烧伤，面积 70%，其中Ⅲ度占 20%，深Ⅱ度占 50%。由于初期抗休克治疗及创面治疗不当，6 天后高热、谵妄，周身皮疹，创面有较多黄稠脓性分泌物。

（1）此时应考虑是

  A. 金黄色葡萄球菌感染败血症

  B. 链球菌感染败血症

  C. 大肠埃希菌感染败血症

  D. 铜绿假单胞菌感染败血症

  E. 真菌感染败血症

（2）该患者经积极治疗，支持疗法，联合应用大量广谱抗生素，病情好转，但仍有低热。抗生素一直持续应用，15 天后患者又突发寒战，高热达 40℃，神志淡漠，嗜睡，休克，白细胞计数 25×10^9/L。此时应考虑并发

  A. 中毒性休克

  B. 革兰阳性细菌败血症

  C. 革兰阴性细菌败血症

  D. 铜绿假单胞菌败血症

  E. 真菌性败血症

（3）对该患者高热原因的进一步确诊，应采用的可靠方法是

  A. 胸部 X 线摄片

  B. 抽血做厌氧菌培养

  C. 尿和血液做真菌检查和培养

  D. 抽血做普通细菌培养

  E. 骨髓细菌培养

（4）该患者经血、尿检查及培养，上述诊断成立。此时应做的处理是

  A. 加大已应用的广谱抗生素量

  B. 输血抗休克治疗

  C. 药物降温

  D. 停止使用原抗生素，改用抗真菌药物

  E. 人工冬眠治疗

4.（共用题干）患者，女，25 岁。产后 20 天，左乳胀痛伴发热。查体：体温 39.0℃，左乳外上象限皮温高，红肿，有一痛性肿块，直径约 4cm，有波动感。

（1）最可能的诊断是

  A. 炎性乳癌   B. 乳房脂肪液化

  C. 急性乳腺炎   D. 乳房脓肿

  E. 积乳症

（2）为进一步明确诊断，应首选的检查方法是

  A. 软 X 线（钼靶）摄片检查

  B. B 超检查

  C. 穿刺检查

  D. CT 检查

  E. 细胞学检查

（3）最恰当的治疗原则是

  A. 行乳癌根治术

5.（共用题干）患者，男，40 岁。体重 50kg，烧伤后 3 小时入院。入院时患者诉口渴，疼痛剧烈，特别是在面颈部和胸腹部。查体：面色苍白，四肢发冷，烦躁不安、心率 150 次/分，血压 85/65mmHg，发声无嘶哑，呼吸平稳，两肺听诊闻及干、湿啰音，尿检阴性。局部创面情况：整个面部、颈部肿胀，头皮完好，面颈部皮肤可见大小水疱，胸、腹、背和会阴部也布满大小不等水疱，部分水疱破溃，可见潮红创面。两上肢除右手背无潮红、无水疱外，余创面苍白，部分成焦黄色，无水疱，毛发易拔除，无痛觉，两下肢及臀部未烧伤。

（1）该患者的烧伤总面积为

  A. 7.5%   B. 50%

  C. 45%   D. 52.5%

  E. 55%

（2）该患者Ⅱ度、Ⅲ度烧伤面积各为

  A. Ⅱ度 30.5%、Ⅲ度 17%

  B. Ⅱ度 35%、Ⅲ度 17.5%

  C. Ⅱ度 33%、Ⅲ度 17%

  D. Ⅱ度 33%、Ⅲ度 22%

  E. Ⅱ度 30%、Ⅲ度 15%

6.（共用题干）患者，女，28 岁。煤气中毒 1 天后转送医院，神志不清，瞳孔等大，对光反射弱，体温、血压正常，心脏听诊无异常，两肺呼吸音粗，腹部（－），腱反射存在，病理反射（＋），血常规无异常。

（1）抢救措施中，最重要的是

  A. 甘露醇输注   B. 地塞米松输注

  C. 高压氧治疗   D. 高能量补液

  E. 保护脑细胞

（2）若不采用上述治疗措施，该患者则可能发生

  A. 肾功能损害   B. 肝功能损害

  C. 记忆力减退   D. 迟发性脑病

  E. 肺功能损害

（3）关于急性一氧化碳中毒的发病机制的说法，不正确的是

  A. 主要为组织缺氧

  B. CO 与 Hb 有较强的亲和力

  C. COHb 失去携氧能力

  D. COHb 易解离

  E. 全身和中枢缺氧症状为主

（4）血 COHb 的结果为零，其可能的原因是

  A. 有中枢缺氧症状

  B. 化验不准确

  C. 心肺无异常

  D. 脱离现场已久

  E. CO 中毒的诊断可能存在错误

7. (共用题干) 患者，女，25 岁。口服乐果 40ml 入院。神清，经洗胃和应用阿托品 56mg 治疗后，瞳孔散大，烦躁，皮肤潮红，心率 136 次/分，肺部仍有散在湿啰音，有尿潴留。

(1) 该患者此时的状况应为
 A. 阿托品化   B. 阿托品过量
 C. 阿托品不足   D. 中毒性肺水肿
 E. 低渗状态

(2) 在该患者的后续治疗中，哪一项治疗措施是最重要的
 A. 反复洗胃
 B. 输入新鲜血液
 C. 继续加大阿托品用量
 D. 血液透析
 E. 监测并及时处理水、电解质平衡紊乱

8. (共用题干) 患者，女，50 岁。右乳外上象限肿物，1.5cm×1.5cm，质硬，活动差，腋淋巴结未触及。

(1) 假设诊断为乳癌，分期是
 A. $T_2N_1M_0$ B. $T_1N_1M_0$
 C. $T_1N_0M_0$ D. $T_2N_0M_0$
 E. $T_1N_2M_1$

(2) 治疗方法是
 A. 病灶切除术   B. 乳癌根治术
 C. 局部放疗   D. 生物治疗
 E. 化疗

9. (共用题干) 患者，女，55 岁。发现右乳腺肿物 1 周。查体：右乳外上象限肿物 1.5cm×1.0cm，质硬，活动度小。

(1) 如果想确定肿物性质，最可靠的方法是
 A. 针吸细胞学
 B. 钼靶 X 线摄影
 C. 放射性核素扫描
 D. 活组织冷冻切片
 E. 术后病检

(2) 最可能的诊断是
 A. 乳腺癌   B. 乳腺囊性增生病
 C. 乳腺纤维腺病   D. 乳腺结核
 E. 乳腺炎

10. (共用题干) 患者，女，52 岁。发现右乳外上象限肿块 3 个月，约 3cm×2.5cm 大小，同侧腋窝触及肿大、质硬淋巴结，全身情况良好。

(1) 为确诊肿块性质最好采用
 A. 红外线摄影   B. 钼靶 X 线摄影
 C. 穿刺活检   D. 切除活检
 E. 切取活检

(2) 如确诊为乳癌，较理想的治疗方案为
 A. 乳癌根治术
 B. 乳癌根治术加放射治疗
 C. 乳癌根治术免疫治疗

 D. 乳癌根治术加中医治疗
 E. 乳癌根治术加内分泌治疗

11. (共用题干) 患者，女，28 岁。哺乳期间左侧乳房胀痛、发热 3 天。查体：T 39.2℃，P 106 次/分，左乳房外上象限 6cm×4cm 红肿，有明显压痛和波动感。

(1) 最可能的诊断是
 A. 腐生葡萄球菌
 B. 金黄色葡萄球菌
 C. 溶血性链球菌
 D. 表皮葡萄球菌
 E. 厌氧菌

(2) 该患者经治疗后康复，为避免再次发生的预防措施不包括
 A. 注意婴儿口腔卫生
 B. 防止乳头损伤
 C. 预防性应用抗生素
 D. 养成定时哺乳的习惯
 E. 避免乳汁淤积

B1 型题

1. (共用备选答案)
 A. HCO_3^-↓，pH↓，PCO_2 正常
 B. HCO_3^-↑，pH↑，PCO_2 正常
 C. HCO_3^- 正常，pH↓，PCO_2↑
 D. HCO_3^- 正常，pH↓，PCO_2↓
 E. HCO_3^-↓，pH↑，PCO_2↓

(1) 呼吸性碱中毒的血气分析特点是
(2) 代谢性碱中毒的血气分析特点是

2. (共用备选答案)
 A. 清创及一期缝合
 B. 清创后不予缝合
 C. 清创及植皮
 D. 清创后缝合
 E. 清创后不植皮

(1) 大面积皮肤剥脱伤的治疗方法是
(2) 受伤 6~8 小时内的战地伤口的治疗方法是

3. (共用备选答案)
 A. 急性肠梗阻   B. 感染性休克
 C. 肺炎高热   D. 慢性十二指肠瘘
 E. 挤压综合征

(1) 低渗性脱水的常见病因是
(2) 代谢性酸中毒最易发生于
(3) 高钾血症的常见病因是

4. (共用备选答案)
 A. 肌内注射破伤风抗毒素 1500U
 B. 肌内注射破伤风抗毒素 3000U
 C. 肌内注射破伤风抗毒素 1000U
 D. 肌内注射破伤风抗毒素 1ml
 E. 肌内注射破伤风抗毒素 750U

（1）5 岁儿童下肢皮肤撕裂伤后，应进行的处理为

（2）伤口污染严重者，受伤已超过 12 小时，应进行的处理为

5.（共用备选答案）

  A. 不必特殊处理

  B. 毛花苷丙 0.4mg 加入 25% 葡萄糖 20ml，静脉缓慢推注

  C. 皮下注射阿托品 0.5mg

  D. 口服地高辛 0.25mg，每日 1 次

  E. 少量多次输血

（1）偶发性期前收缩的患者手术前的处理是

（2）冠心病患者且心室率 50 次/分以下者，手术前的处理是

（3）心房纤颤患者心室率在 100 次/分以上者，手术前的处理是

6.（共用备选答案）

  A. 多在 1～2 周内发生

  B. 通常 24 小时内发生

  C. 早期有出血症状

  D. 引流管有鲜血外溢

  E. 血红蛋白及血压偏低

（1）手术后早期出血的含义是指

（2）手术后继发性出血的含义是指

7.（共用备选答案）

  A. 低渗性缺水   B. 等渗性缺水

  C. 高渗性缺水   D. 低钾血症

  E. 高钾血症

（1）临床表现为慢性肠瘘，四肢无力，属于

（2）临床表现为急性大量丧失消化液后，脉搏细速，肢端湿冷，血压下降，属于

（3）临床表现为高热大汗，患者诉口渴、烦躁，属于

8.（共用备选答案）

  A. 急性完全性输入段梗阻

  B. 慢性不完全性输入段梗阻

  C. 吻合口梗阻

  D. 输出段梗阻

  E. 碱性反流性胃炎

（1）患者胃大部切除术后 2 年，剑突下持续性疼痛，进食后加重，常有胆汁性呕吐，呕吐后仍有疼痛，抗酸剂无效。考虑为

（2）患者胃大部切除术后，餐后 20 分钟上腹部胀痛，随后呕吐大量胆汁，不含食物，呕吐后症状缓解。考虑为

（3）患者胃大部切除术后，餐后上腹部饱胀，伴呕吐物既含胆汁，又有食物。考虑为

9.（共用备选答案）

  A. 氮平衡试验

  B. 三头肌皮褶厚度

  C. 血清转铁蛋白

  D. 上臂中部周长

  E. 肌酐/身高指数

（1）反应机体蛋白质营养状况的是

（2）评价患者营养摄入水平和分解代谢状况的是

第二十二章　实践综合

A1/A2 型题

1. 脾大最显著的疾病是

  A. 急性粒细胞白血病

  B. 急性淋巴细胞白血病

  C. 急性单核细胞白血病

  D. 慢性粒细胞白血病

  E. 慢性淋巴细胞白血病

2. 中心型发绀常具有的特点是

  A. 常出现在肢体末梢

  B. 见于严重休克时

  C. 见于右心衰竭时

  D. 伴有皮肤温度降低

  E. 见于发绀型先天性心脏病时

3. 中性粒细胞碱性磷酸酶活性明显增高见于

  A. 慢性粒细胞白血病

  B. 类白血病反应

  C. 急性粒细胞白血病

  D. 急性淋巴细胞白血病

  E. 淋巴瘤

B1 型题

1.（共用备选答案）

  A. Kussmaul 呼吸 B. Biots 呼吸

  C. 端坐呼吸   D. 呼气时间延长

  E. 病理性呼吸音

（1）气胸时出现

（2）糖尿病酮症时出现

（3）左心功能不全时出现

2.（共用备选答案）

  A. 左房黏液瘤   B. 二尖瓣狭窄

  C. 二叶式主动脉瓣 D. 主动脉瓣关闭不全

  E. 二尖瓣脱垂

（1）Austin Flint 杂音最常见于

（2）开瓣音最常见于

3.（共用备选答案）

  A. Kussmaul 呼吸 B. Biots 呼吸

  C. 端坐呼吸   D. 呼气时间延长

E. 病理性呼吸音

（1）脑炎时出现

（2）肺气肿时出现

4.（共用备选答案）

    A. 左侧卧位　　　　　B. 坐位身体前倾

    C. 仰卧位　　　　　　D. 右侧卧位

    E. 从卧位或下蹲位迅速站立

    下列疾病，听诊时采用上述哪一种呼吸或体位，杂音最清晰

（1）主动脉瓣关闭不全

（2）肥厚型心肌病

5.（共用备选答案）

    A. 支气管哮喘

    B. 支气管扩张

    C. 慢性支气管炎、肺气肿

    D. 支气管肺癌

    E. 特发性肺间质纤维化

（1）固定性湿啰音见于

（2）双肺布满哮鸣音，呼气相延长见于

6.（共用备选答案）

    A. 放射状切口

    B. 末节指侧面纵切口

    C. 指末端鱼口状切口

    D. "＋"字形切口

    E. 弧形切口

（1）脓性指头炎切开引流的正确切口是

（2）痈切开引流的正确切口是